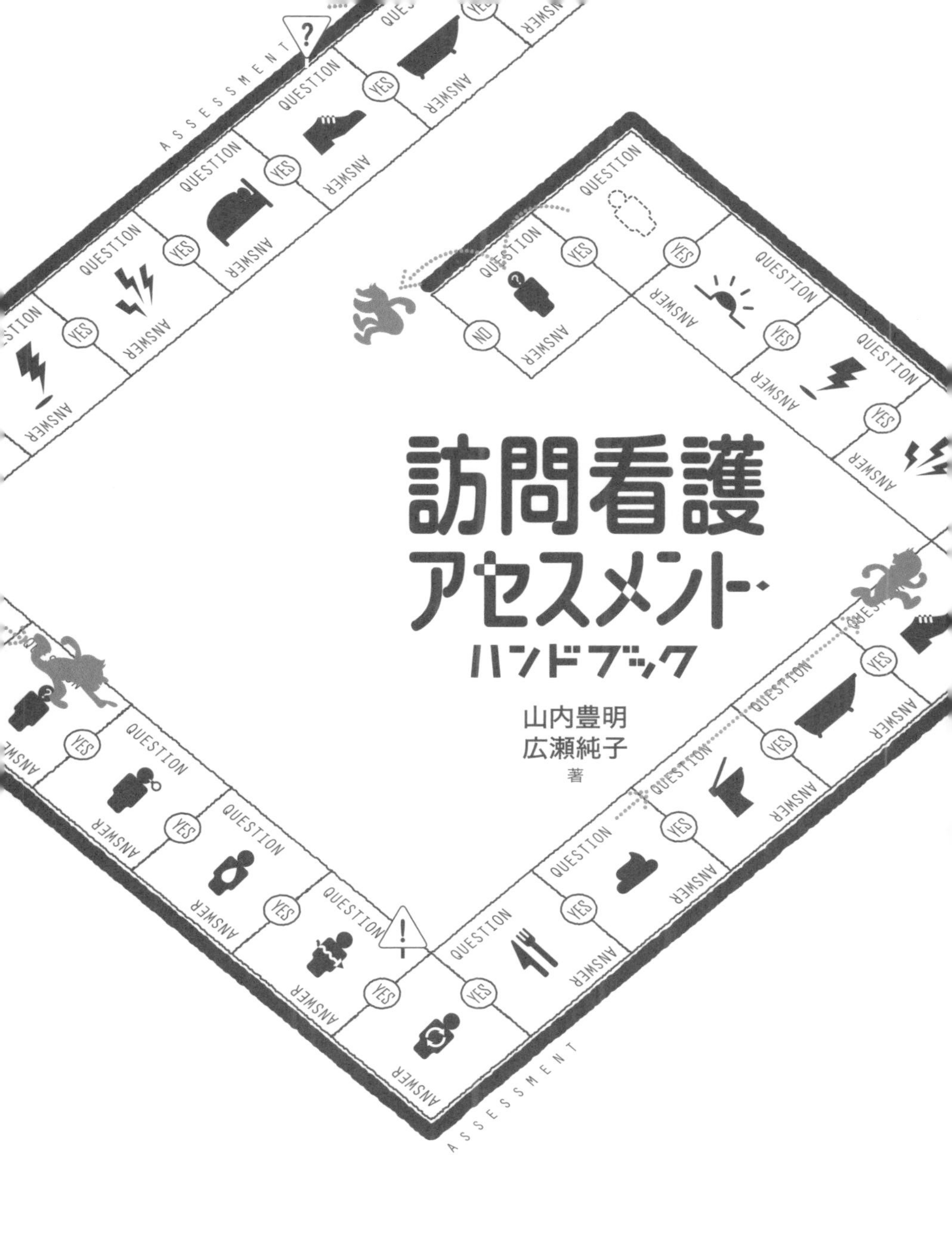

訪問看護アセスメント・ハンドブック

山内豊明
広瀬純子
著

中央法規

はじめに

訪問に出かける際には，どの道を通って行こうか考えますね。もちろん，訪問先が行き慣れたお宅であるならば，ほぼ無意識に足が向くことでしょうが，初めてお邪魔するお宅にも無事にたどり着くことができるのは，地図があって，それによる道案内を頼ることができるからです。

訪問看護において，場面に合わせたふさわしいケアが提供できるのも同様かと思われます。意識することなく素晴らしいケアが提供できている場面も多いでしょうが，あれ!?　どうしようかな？　と思っても，適切なガイドがあれば安心して場面に臨み，ふさわしいケア提供を行うことができるでしょう。

そうなると，場面に合わせたふさわしいケアが提供できるためには，まずはしっかりとしたガイドが必要となります。しかし，それだけではケア実践にまでつながりません。そのガイドを使いこなす力量があることも必要です。

ガイドとなるものには，学術的に裏付けされた理論や理屈によるものもあるでしょうし，多くの先輩たちの豊かな臨床経験から見いだされ可視化されたものもあります。それらを詳細な地図のように整理したものが，「訪問看護アセスメント・プロトコル」なのです。ですから，このガイドとなる「訪問看護アセスメント・プロトコル」に準じて状況判断を進めていけば，豊かな臨床経験に基づく知見があなたのケア実践をサポートしてくれるのです。

しかし一方で，たとえ詳細であるからといって，訪問する際にいつも大きな住宅地図を持ち歩くことは難しいですね。でも，地図は見たい。その際にはどうしているでしょうか？　すべての道を暗記していくことは難しく，地図の要点を書き写したメモを持って出かけることもありましょう。でも，メモにないような場面に出くわしたら困惑しますね。

今ならば，スマホの地図アプリで道を確かめながら行くこともありませんか？本ハンドブックは，ある意味，訪問看護場面における地図アプリのようなものです。地図アプリでも，あらゆる情報が画面に表示されてしまっては，かえって使いづらいと思います。ポイントが過不足なく表示されるほうが便利で望ましいアプリでしょう。

必要な場合は「訪問看護アセスメント・プロトコル」という詳細地図を確かめつつ，現場でパッと参照できるハンディなアプリとして本書を活用してください。

2020年8月
山内豊明

目次

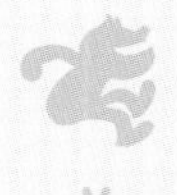

2 生活をするためのしくみ

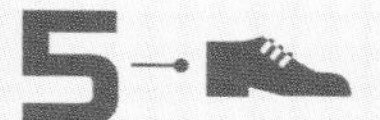

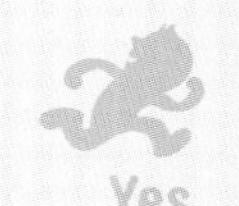

Yes

3 サブアセスメント

第1章
訪問看護における アセスメントの 考え方

Yes

ケア目的の設定

ケアを進めるということを，食事を準備することと対比して考えてみましょう。

食事といっても献立は何にしましょうか？　まずはこれが決まらないと始まりませんね。この決め方にはいくつかあるでしょう。何が食べたいかによって決まる場合もあれば，冷蔵庫の中身と相談して何ならば用意できそうかと考えることもあるでしょう。いずれにしろ，決めた献立によって必要な食材が決まってきます。もちろん一方で，冷蔵庫にあるからといってもその献立には使わない食材もあります。

ケアプランの立案も，献立決めに近いものがあります。患者さん本人やご家族といったクライエントのニーズがまずは基本です。それとともに，入手可能なリソース（医療的資源や介護力などの社会的資源など）との調整も欠かせません。どうしても必要なリソースならば，その入手に尽力すべきです。一方，その場面では無理に使わなくとも事足りるリソースもあることでしょう。

ですから，まずは食事の献立を決めるのと同様に，真っ先に取り組むべきことはケア目的の設定です。

ケアを進める両輪「手順」と「技術」が不可欠

では，献立に必要な食材が過不足なく入手できたとしましょう。すると，次は調理ですね。調理をするならば，どのような順番で進めていくかの段取りと，それぞれのステップでどのように食材を見極めて加工するかの技が必要です。

ケアを進めるにあたっても，段取りに相当する「ケア手順」と技に相当する「ケア技術」が不可欠です。

この段取りに相当するものは，これまでは多くの場合，経験によって得られ用いられてきました。この暗黙の経験知を「見える化（可視化）」する作業は非常に難儀なものでした。

それは，いつも無意識にうまくこなしている調理の手順を，レシピとして書き出すようなことです。無意識に難なく調理している者にとっては，このレシピの整理作業はとても面倒なことです。

この難儀な作業が，「訪問看護アセスメント・プロトコル」というフローチャートの作成でした。そこでの成果物はすでに刊行し，好評につき改訂もしてあります（『生命・生活の両面から捉える　訪問看護アセスメント・プロトコル　改訂版』中央法規出版，2015年）。その際に整理したレシピは架空の世界の料理ではありません。さまざまな個別性をもったあらゆる実際の患者さんに対して，豊かな経験から得られた知恵をもとに，科学的知見に照合して論理的に整理しました。ですから，非常に現場の感覚にマッチしているとの評価をいただいております。

病院のようにいつも誰かが近くにいるということは，お料理の上手な人が常に傍らにいるようなものです。しかし訪問看護という活動は，たいてい一人で実践に出かけます。そのような場面でこそ，正しくわかりやすいレシピが必要なのです。

「訪問看護アセスメント・プロトコル」は，いつでも誰でも適切に運用できるように整理したので，経験の多寡にかかわらず，誰でも間違いなく調理することができるようになったのです。

ケア技術のなかには，状況を把握するアセスメント技術と介入技術があります。調理に例えるならば，食材の見極め力と食材の加工の技能でしょう。後者は料理教室などでトレーニングを積むことで，その技量を高めていくことが可能です。つまり，比較的伝承が容易な，動作を具現化する形式知の領域です。動作を定める形式知が整っていれば，それはいずれ人でなくとも機械化されるものであり，現にさまざまな調理ロボットも多く見かけます。

他方，食材の見極め力は言語化・数値化することが困難であり，なかなか経験知が形式知化されにくい認知領域です。すなわち，機械に置き換えることが困難なもので，究極の「人間ならではの能力」でこそ進めることが可能な領域，とされています。

しかしこの領域もまったく手がつけられないものばかりでもありません。観察技法であるフィジカルイグザミネーションも，経験知を可視化しつつあります。そのことによって標準化された観察が成り立つのです。なぜマグロの目利きは尻尾の切り口を見るのでしょうか？　それは，そこで脂の乗り具合がわかるからですね。

》標準化されたケアを目指して

本書はなかなか可視化されがたかった観察技法を，段取り手順書である「訪問看護アセスメント・プロトコル」に沿って整理したものです。経験から得られた観察技法に可能な限りの科学的・論理的説明を施しました。どのような観察行為をなすべきかには，まだまだ完全には言語化できないまでも，かなりの論理的合理性があり，それなりに説明できるようにもなってきました。

もちろん，実際の観察が進められなければなりませんので，各々の動作・手技についての説明は丁寧に準備しました。しかし，それだけでは理由もわからずただ単に動くだけの機械になってしまいかねません。ケアのプロフェッショナルとして，自らの行動・動作について納得したうえで進めるべきでしょう。

「訪問看護アセスメント・プロトコル」というフローチャート式の段取りと，本書で示す科学的・合理的な観察手技を両輪として，標準化されたケアを進めていきましょう。

Yes

第2章

集めた情報からアセスメントを導く

第2章の読み方・活用の仕方

本章では，訪問看護において必要なアセスメントの手順（プロトコル）についてまとめられたフローチャートに沿って，収集した情報からアセスメントを確実に導く方法，また，それぞれの場面で必要とされる観察の手技や介入技術を整理しました。

基本的な構造の解説とともに，フローチャートと本文の見方などを最初にお示ししますので，参考にしながら，各項目を読み進めていってください。

》「1　生命を維持するしくみ」について

「1　生命を維持するしくみ」は，「呼吸」「水分」「代謝」「循環」の４項目で構成されています。

①生命維持を確認するための４項目

訪問看護の一番大きな役割は，次の訪問までの間に「生命を維持し，在宅生活を維持するための看護」を提供することです。そこで，本書のプロトコルでは，「呼吸」「水分」「代謝」「循環」の４項目をアセスメント対象としました。なぜなら，生命維持を阻害するリスク判断に必要な徴候は，この４項目のどこかに現れるからです。

②アセスメントの視点と指標

４項目にはそれぞれ生命維持における役割があります。その役割が果たせないということは生命危機につながる可能性があるため，緊急性の判断も欠かせません。

〈呼吸〉

生命維持に不可欠な酸素が体内で各細胞に取り込まれていく様子は，肉眼では確認できません。ここでは「呼吸回数」「呼吸リズム」で緊急性を予測し，「呼吸音」の聴取で肺の状態を把握します。また，呼吸状態の悪化要因となることから，感染もここでアセスメントを行い，迅速な治療につなげます。

〈水分〉

人体の60%は水分でできているといわれています。この水分，すなわち体液は，毎日入れ替わっています。そして，その量は常に一定のバランスを保つように，通常はin（飲水量・食事量・若干の代謝水）とout（尿・便・汗など）で調節されています。このバランスが何らかの理由で崩れると，不良を知らせる身体症状が出ます。ところが，高齢者の場合は身体症状が現れにくいこともあり，重症化しやすいのです。そのため，水分バランスの状態を生命維持に必須のアセスメント項目としています。

〈代謝〉

生命維持には，「適切な質と量の栄養を摂取」し，摂取した「栄養を体内でエネルギー転換」しなければなりません。言い換えると，代謝のアセスメントの目的はこの２点にあります。代謝は食生活の結果です。このいずれか，あるいは両方に問題が起こると，体重の増減など身体上の変化が現れます。訪問看護のアセスメントでは，こうした「見た目の変化」も重要な手がかりとして，緊急性の判断に役立てます。

〈循環〉

生命維持に不可欠な酸素や水分，栄養素などを全身に運ぶ機能が循環です。この運搬機能の要となるのが心臓のポンプ機能。これが低下した状態（心不全）になると，運搬は滞って各組織に影響を及ぼし，最悪の場合は死に至ります。そのためここでは，循環における最大リスクを「心不全」として，心不全症状・徴候を指標として循環機能をアセスメントしていきます。

》「2　生活をするためのしくみ」について

「食事がしたい」「排便したい」「トイレに行きたい」「入浴したい」「外出したい」「眠りたい」「痛みのない生活をしたい（非がん性疼痛）」「痛みのない生活をしたい（がん性疼痛）」の8項目で構成されています。

①生活をするための8項目

「1　生命を維持するしくみ」で展開した「生命を維持する」ことの先には「生活」が見えます。そして，「その人らしい生活」や「その人が望む生活」ができるように支援することは，訪問看護の大きな役割でもあります。具体的な生活支援のテーマは，本人や家族の「したいこと」，あるいは「してもらいたいこと」から導き出されます。したがって，「生活をするためのしくみ」は，「生活のニーズを支えるしくみ」と言い換えてもいいでしょう。

本書では，この「～したい（してほしい）」というニーズのうち，訪問看護で求められることの多い8項目を取り上げました。

②アセスメントの視点

アセスメントは，「〜したい（してほしい）」を阻む要因探しではなく，阻害要因に応じた対応を導き出すためにあります。そのために大切にしたいのが次の2点です。一つ目は，「〜したい（してほしい）」という欲求に根差す心情への理解と配慮。そして，現時点での状況に応じて「〜したい（してほしい）」という欲求を満たすための具体的な支援策を提案することです。

例えば，「食事がしたい」「排便したい」「トイレに行きたい」「眠りたい」というのは基本的欲求でもあり，排泄にかかわるニーズは尊厳や羞恥心にも根差しています。「痛みのない生活をしたい」での本人にしか感じられない苦痛の緩和には，抱えている痛みの意味や程度を理解してもらうことも含まれています。そして，「食事がしたい」「入浴したい」「外出したい」という「生活」には，それぞれに「心の楽しみ」も含まれていることを理解しましょう。

»「3　サブアセスメント」について

「生命を維持するしくみ」と「生活をするためのしくみ」を補完するために，サブアセスメントを設けました。サブアセスメントのプロトコルは，「浮腫」「皮膚トラブル」「認知症」の3項目で構成されています。

①サブアセスメントの3項目とその視点

〈浮腫〉

浮腫のある部位の状態と浮腫の分布や症状に着目し，緊急度の判断と原因の絞り込みを進めながら，適切な看護につなげます。

〈皮膚トラブル〉

皮膚トラブルにはさまざまな原因と症状があります。例えば，治療に不可欠な医療材料挿入による刺激や圧迫が皮膚トラブルの原因になったり，創傷の治癒を妨げていたりする場合があります。このサブアセスメントでは，「なぜ治癒しないのか」を出発点にして，療養環境と症状の改善を図ります。

〈認知症〉

フローチャートに「知的水準の低下はないか？」という問いが出てくることがあります。本書では，「認知症の疑いあり（知的水準の低下あり）」として，日常的な生活行動が認知症によって阻害されている可能性がある場合，その徴候を把握して迅速な医療受診や適切な生活支援につなげるために，サブアセスメントに認知症のフローチャートを設けました。

②サブアセスメントの活用方法

「浮腫」と「認知症」は，「生命を維持するしくみ」と「生活をするためのしくみ」のフローチャートで必要性が生じた場合に，サブアセスメントに移動するように導かれています。「皮膚トラブル」は，このサブアセスメントで単独で存在しています。アセスメントの必要に応じて活用してください。

›› フローチャートと本文の見方

①プロトコルの概要

「訪問看護アセスメント・プロトコル」は，2009年に山内豊明教授（当時：名古屋大学大学院教授。現在：放送大学大学院教授，名古屋大学名誉教授）とセントケア株式会社の訪問看護アセスメント・プロトコル開発チームによって開発されました。

このアセスメントを使用して問題領域（解決すべき課題）を特定化すれば，標準的な看護計画が設定できることを意図しました。

訪問看護アセスメント・プロトコルは，３つのカテゴリーと合計15項目のフローチャートで構成されています。第２章はこのフローチャートに沿って展開しています。

②フローチャートの見方

訪問看護師のアセスメント過程を可視化する表現手法としてフローチャート形式を採用しています。またフローチャートは，下記のようなルールに基づいてつくられています。

1）いずれも左上からアセスメントをスタートします。

2）看護師の思考過程に沿い，かつ，より身体に危険を及ぼすリスクの高い項目から判断を進めるように構成されています。

3）どのＱでも，判断は「Yes」または「No」のいずれか１択です。曖昧な判断はありません。

4）アセスメントの結果として，問題領域（解決すべき課題）が特定化されます。

5）問題領域にはアルファベットが付記されています。これは，a，b，c～の順に，リスクの高さを示しています。フローチャートをパッと見て，左側にあるほどリスクが高く，右に進むほどリスクが軽減していくことを示しています。

6）アセスメントの結果，緊急医療の受診が必要な場合にはのアイコンをつけてあります。は24時間以内に対応すべきこと，は次回受診日までに対応すべきこととしています。参考にしてください。

③本文の活用方法

〈Q & A〉

冒頭にQ，そして「Yes」または「No」の判断に対応して取るべき行動と問題領域（解決すべき課題）を示しています。Qに即答できる場合は，ここだけ活用してもOKです。

〈ゴール〉

Qが何を見抜こうとしているか，そして，その判断結果をどのように看護に活かすのかを説明しています。

〈アセスメントテクニック：進め方〉

当該のQについて，アセスメントの手順や方法，言葉かけの例などを紹介しています。

〈アセスメントテクニック：理由〉

なぜそのよう判断になるのか，アセスメントの根拠などを示しています。

〈CHECK BOX〉

確認すべき点をまとめました。

〈アクション〉

アセスメント結果に対応し，確定された問題領域を解決するための行動指針をまとめています。「No」のほうがリスクが高いため，先に示すようにしています。

〈プラスα〉

知っておくと役に立つ知識を付記しました。

〈コラム〉

適宜，コラムを挿入しました。アセスメントや記録をするにあたって気をつけなければならないことなどをまとめました。

1
生命を維持するしくみ

1 「呼吸」のアセスメント

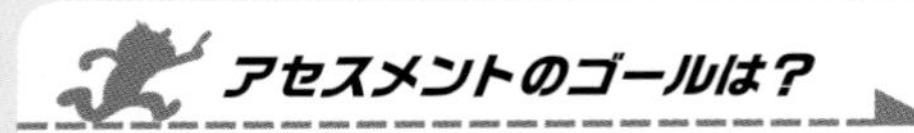

目には見えない，体内での酸素の取り込み状態をアセスメントし，緊急性を判断します。

■呼吸のアセスメントは「緊急性の判断」が最優先

在宅における呼吸の問題は，どのような原因で発症したのかではありません。呼吸の問題は生命に直接かかわるため，原因より先に緊急性の判断が必要なのです。したがって，「緊急性があるのか」「今，呼吸状態が生命維持できる状態であるのか」という判断をしなければなりません。

■呼吸のしくみ

呼吸の原理を理解してアセスメントを行いましょう。

①呼吸に必要な過程

呼吸には換気，拡散，循環という 3 つの過程が不可欠です。

〈換気〉

空気が肺に出入りすること。つまり，口や鼻から息を吸って，空気を肺胞に送ることです。肺胞では，送り込まれた酸素と不要になった二酸化炭素を入れ替える「ガス交換」が行われます。

〈拡散〉

酸素が肺胞内から血液へ，二酸化炭素が血液から肺胞内へと動いてガス交換を行うことです。

〈循環〉

心血管系が肺全体の血液を送り出す働きを指しています。言い換えると，心臓がポンプのように働いて，取り込んだ酸素を身体の隅々まで届けることです。

②血液と血管の役割

全身の細胞に酸素を行き渡らせるためには，肺だけではなく，酸素を運ぶ「血液」や，その血液を循環させる「血管系」の役割も重要です。

③呼吸中枢

呼吸は，脳幹部の延髄を中心とする呼吸中枢により，潜在意識下で行われています。眠っていても，たとえ意識不明でも，止まることはありません。

④酸素濃度と呼吸の速度

呼吸中枢は全身からさまざまな情報を得て，酸素濃度と呼吸の速度をコントロールしています。酸素濃度が低くなりすぎたり，二酸化炭素濃度が高くなったりすると呼吸はより深く速くなります。逆に，血液中の二酸化炭素濃度が低くなると呼吸は遅くなります。

⑤呼吸の回数

成人は安静時には１分間に14～20回程度の呼吸をしています。呼吸の回数は，脳からの指令で増減します。

⑥呼吸に働く身体各部

呼吸運動は，呼吸中枢の指令を受けて，横隔膜，肋骨の間にある筋肉，頸部，腹部の筋肉によって行われます。横隔膜は，息を吸い込むときに使われる最も重要な臓器です。

■呼吸音の聴診

心臓や肺の働き具合を直に見ることはできません。呼吸のアセスメントは，呼吸音の聴診が重要です。聴診した音は，誰にでも理解できる言葉の表現に置き換えて，記録したり，報告したりしなければなりません。呼吸に問題が生じていることを示す「異常音」は４種類です。４種類の音を「正しい表現用語」を用いて，正確に伝えましょう。

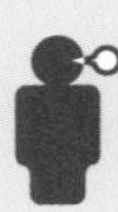

「呼吸」のフローチャート

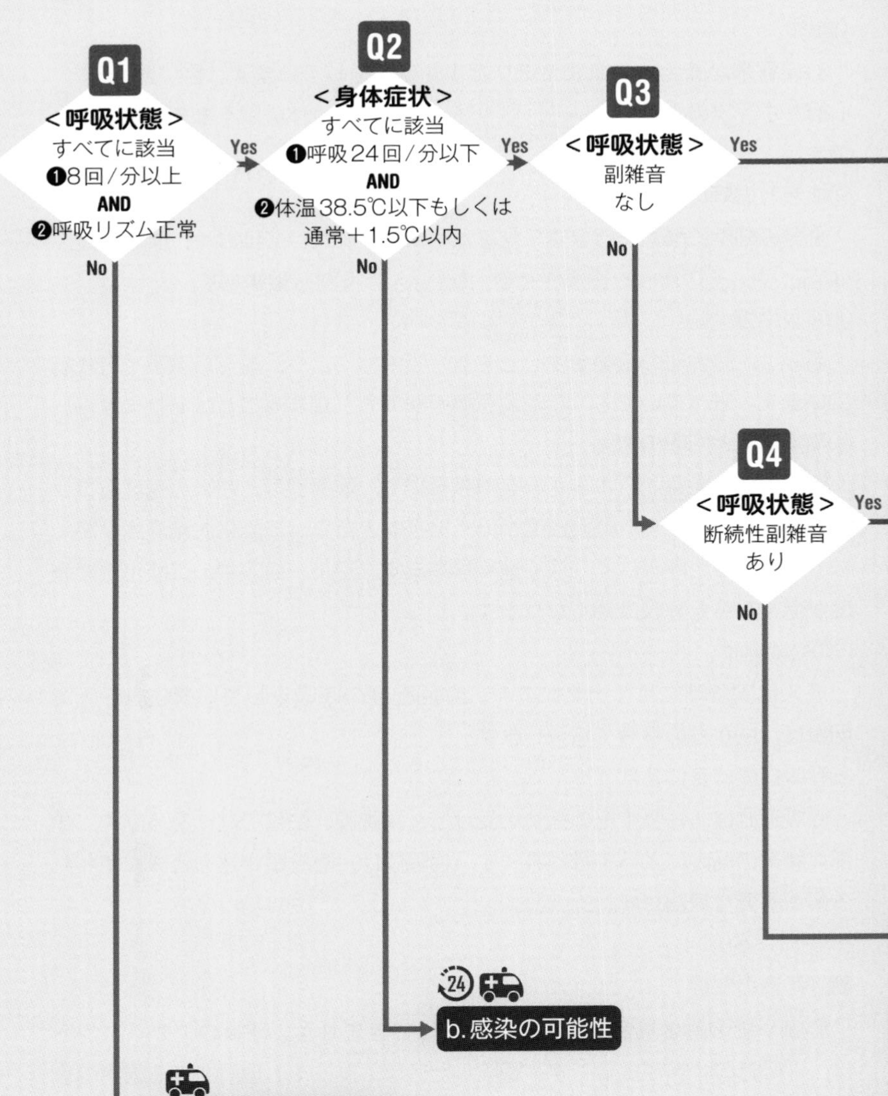

1 生命を維持するしくみ
2 生活をするためのしくみ
3 サブアセスメント

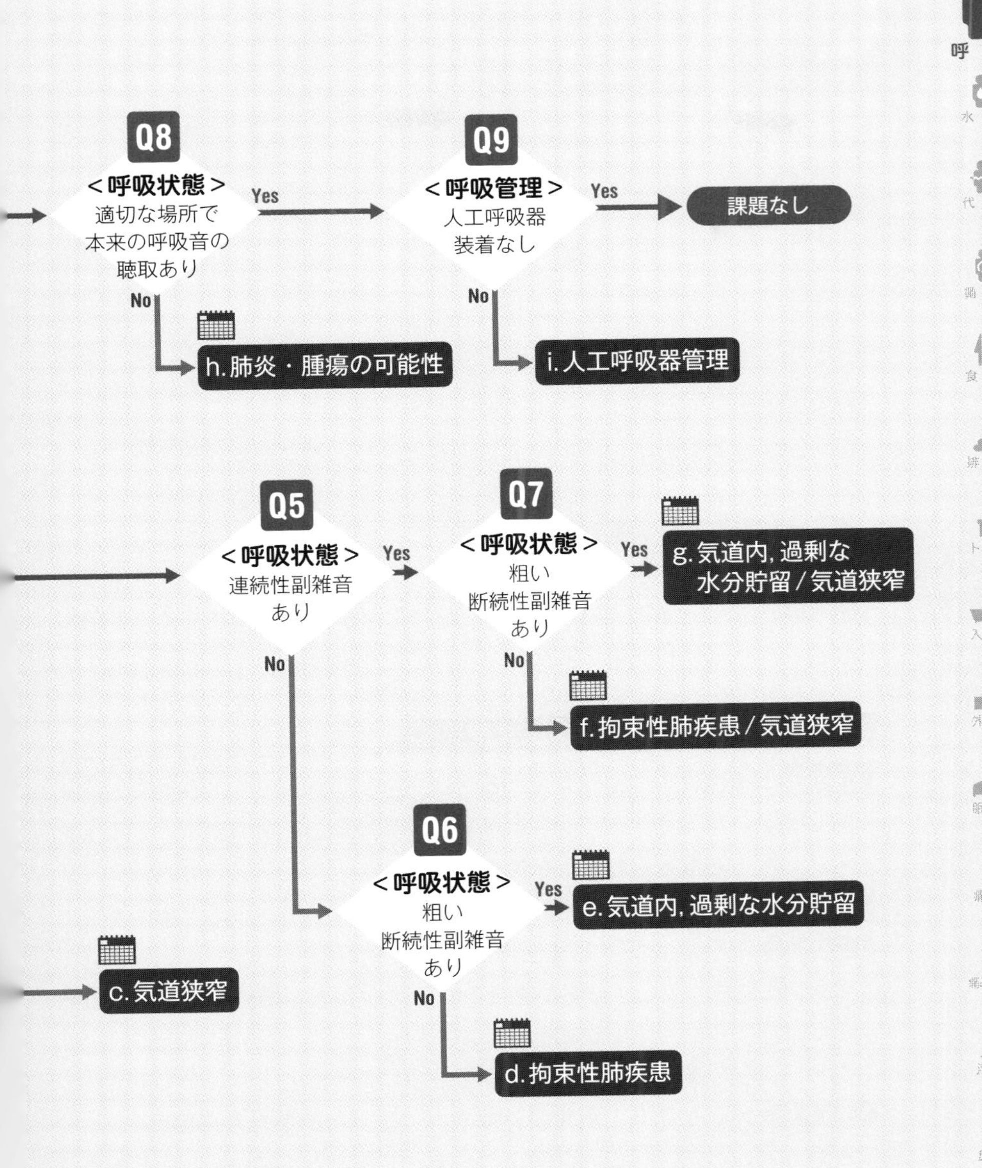
Q8
<呼吸状態>
適切な場所で
本来の呼吸音の
聴取あり
Yes
No
h. 肺炎・腫瘍の可能性
Q9
<呼吸管理>
人工呼吸器
装着なし
Yes
課題なし
No
i. 人工呼吸器管理
Q5
<呼吸状態>
連続性副雑音
あり
Yes
No
Q7
<呼吸状態>
粗い
断続性副雑音
あり
Yes
g. 気道内, 過剰な
水分貯留 / 気道狭窄
No
f. 拘束性肺疾患 / 気道狭窄
Q6
<呼吸状態>
粗い
断続性副雑音
あり
Yes
e. 気道内, 過剰な水分貯留
No
d. 拘束性肺疾患
c. 気道狭窄

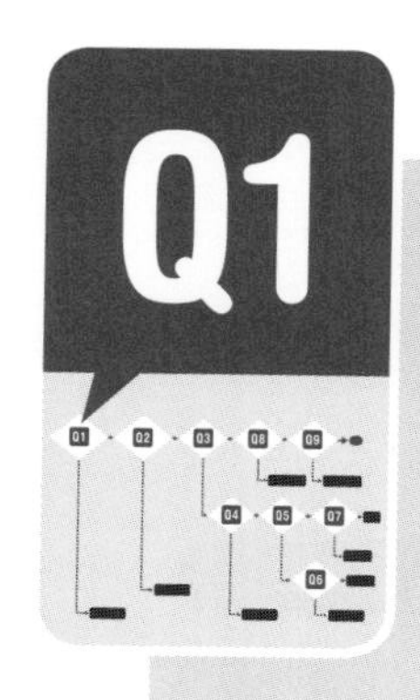

呼吸数8回/分以上で，正常な呼吸リズムか？

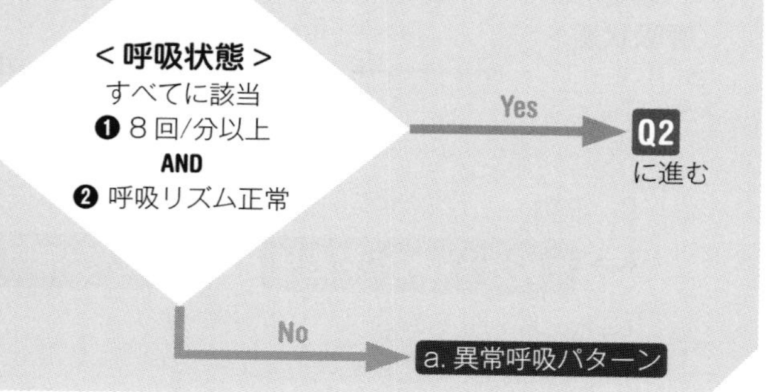

ゴール 呼吸状態の緊急性を判断する！

在宅での呼吸のアセスメントは，原因究明ではなく，緊急性の有無を判断することが重要です。「今，呼吸状態が生命維持できる状態なのか」を判断しなければなりません。

アセスメントテクニック

進め方 呼吸数とリズムをチェック

呼吸数とリズムをチェックしましょう。聴診器をあて，吸気・呼気の回数をカウントしながらリズムを確認します。

理由

STEP❶ 呼吸数8回：緊急性の判断

「呼吸数8回/分以上」は生命維持のボーダーラインです。緊急性の判断においては，8回/分以上をクリアしているかどうか，迅速に正確に判断しなくてはなりません。

STEP❷ 呼吸リズム：正常以外はすべて医師への報告が必要

呼吸リズムについては，「正常以外はすべて医師への報告が必要な状態」です。なお，医師への報告時には，リズム異常の種類（表1）も伝えましょう。

表1　正常呼吸および異常呼吸パターンの種類

呼吸パターン		特徴	脳の障害部位
	正常	安静時の呼吸数は1分間に14～20回程度（成人）	―
	チェーン・ストークス呼吸	過呼吸と無呼吸の時間が周期的かつ交互に出現	間脳
	中枢神経性過呼吸	立て続けに休みなく，吸って吐いてを繰り返す	中脳
	持続性吸気（無呼吸性呼吸）	「ハー」と強迫的に息を吸い続ける	橋
	ビオー呼吸（群発呼吸）	不規則に呼吸の大きさや呼吸数が変調する	橋
	失調性呼吸・呼吸停止	呼吸のリズムがつくれない	延髄

STEP 3 呼吸リズムの「正常」と「異常」

ここでは，1分間の呼吸数，そして1回1回の呼吸の構成（吸気–呼気–休息期）という呼吸のパターンと，それがどのように繰り返されているかという呼吸のリズムを総称して「呼吸のリズム」としています。その「正常」と「異常」は次のように判断します。

〈正常〉

A：原則的に規則正しいリズムで呼吸をしています。

B：1分間に14～20回程度の呼吸を繰り返しています。

C：吸気：呼気：休息期の時間的割合は1：1.5：1程度になります。

〈異常〉

患者さんの呼吸を観察し，A・B・Cが一つでも正常に該当しなければ，「呼吸リズムの異常」と判断します。

プラスα 呼吸パターンから「呼吸リズムの異常」を見抜く

呼吸のリズムは脳幹でつくられます。「呼吸リズムの異常」があるということは，脳のどこかに障害が起こっているということです。医師への報告では，表1のどの呼吸パターンに該当しているかという情報を伝えましょう。また，呼吸パターンが変化したときには，障害の程度や部位に変化があったことを表しているので注意が必要です。

CHECK BOX

□呼吸数 8 回/分以上
□呼吸リズム正常

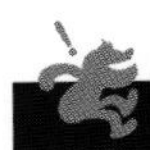

アクション

異常呼吸パターンと判断したら！

呼吸数 8 回/分未満で，正常な呼吸リズムでないと判断したら，医師に報告すると同時に，緊急受診につなげます。

医師への報告	その場で行う看護ケア
次の項目を確認して医師に連絡し，緊急医療の受診につなげます。意識レベルの確認には JCS (Japan Coma Scale) (p90) を参照してください。 ①意識レベル (3–3–9 度)	①救急要請をする ②応急処置をする

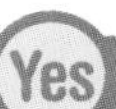

呼吸数 8 回/分以上で，正常な呼吸リズムだったら！

Q2 に進んでください。

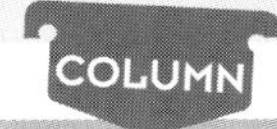

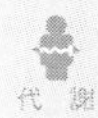

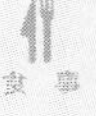

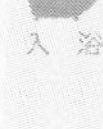

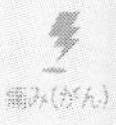

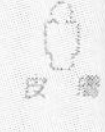

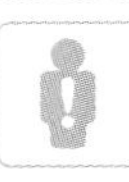

呼吸音が正常とは

皆さん,「呼吸音は正常だった」と言い切るためにはどうしますか？　呼吸音の聴診，そうですね。でも，正常と言いきるためには，実はこんな確認も必要なのです。

正常とは，想定され得る異常がいずれも確認されないこと。

ということは，①異常呼吸音の存在が確認されなかった，というだけではなく，②するべき場所でするべき音がしていた，ということも，しっかり確認しなければ「正常」と言い切れません。

肺の中は，スポンジのようなスカスカの構造物でできているため，遠くまで音を響かせることができません。そのため，音を確認するときには，聴きたいと思うそれぞれの部屋（左の上葉・下葉/右の上葉・中葉・下葉）の部位に聴診器を置き，聴診をする必要があるのです。

また，それぞれのエリアでは聴こえるべき正常呼吸音が違います。
大量の空気が出入りする気管支エリアでは気管支音（スー　ハー　休憩）が，枝分かれを繰り返し，わずかな空気の出入りしかない肺胞エリアでは肺胞音（わずかなスー　もっとわずかなハー）が聴こえるはずです。

もし，肺野の末梢（肺胞音が聞こえるべきエリア）で気管支音が聴こえたら…。これは「気管支呼吸音化」という異常のサインです。聴診時には，この異常にも気がつけるよう注意をしましょう。

「気管支呼吸音化」とは，スカスカのスポンジである肺が何らかの原因により音を通しやすい構造物になり，その結果として，喉元・胸元というエリアでしか聞こえないはずの気管支音が，本来は肺胞音しか聴取されない遠く離れた肺野の末梢で聴診される異常な現象です。

音を通しやすいものは，水・目が詰まった構造物。つまり，肺炎・肺線維症の重篤化・腫瘍などが考えられます。

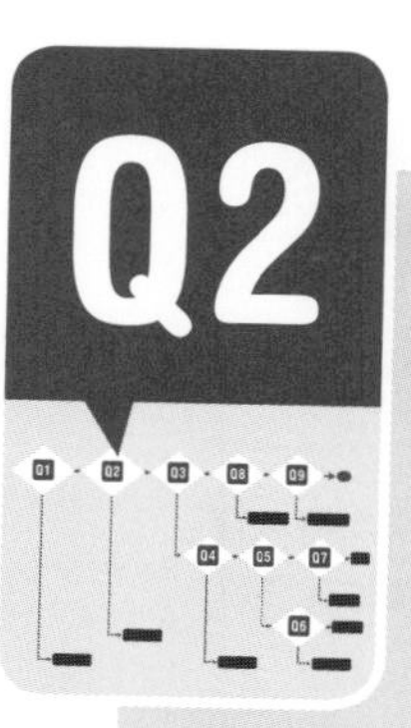

呼吸数 24 回/分以下で，体温 38.5℃以下か通常＋1.5℃以内か？

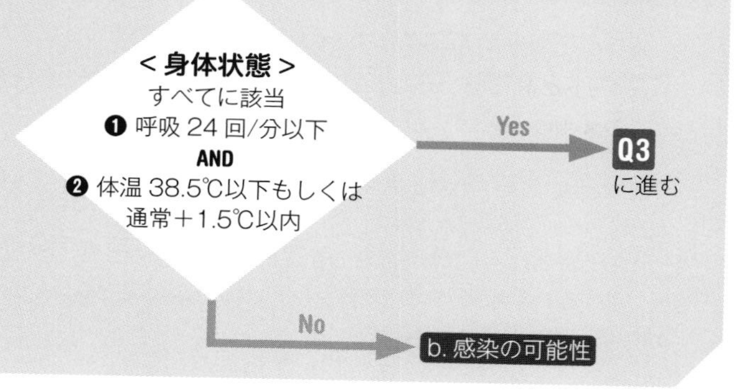

ゴール 呼吸数の増加で感染の可能性を判断する！

「感染の可能性」を判断するために，呼吸数の増加に注目します。なぜなら，呼吸数増加の原因は「発熱」「低酸素」「中枢性疾患」「不十分な鎮静」などさまざまですが，在宅で多くみられるのが「感染」であるからです。

アセスメントテクニック

進め方 呼吸数と体温をチェックする

STEP❶ 呼吸数チェック

呼吸数が多すぎないかを確認するため，24 回/分以下かどうかをカウントします。

STEP❷ 体温チェック

体温 38.5℃以下，もしくは通常＋1.5℃以内であるかを確認します。

理由

STEP❶ 呼吸数：呼吸数 24 回/分以下は感染徴候なし

ヒトは正常時では，1 分間に 14～20 回程度の呼吸を繰り返しています。しかし，感染などで発熱すると，体温の低下を図るために，呼吸数が増加します。ここでは「呼吸数 24 回/分以下」を感染徴候なしと判断する目安としています。

なお，呼吸数の増加がみられず体温だけ上昇している場合は，「発熱のみであれば生命にかかわる状況ではない」と判断し，Q3に進みます。

STEP 2 体温：緊急医療の必要性を判断する

ここでは，判断の目安とする体温を，「38.5℃」もしくは「体温が通常＋1.5℃以内」と高めの設定にしています。これは，緊急医療を必要とするかどうかを判断するためです。微熱程度なら生命にかかわる状況ではないと判断できます。また，平熱が低い人は 38.5℃以下であっても，通常体温より 1.5℃を超える上昇ならば，要注意であると判断します。

CHECK BOX

- □ 呼吸数 24 回/分以下
- □ 体温 38.5℃以下
- □ 体温が通常＋1.5℃以内

アクション

No 感染の可能性があると判断したら！

呼吸数が 24 回/分よりも多く，体温が 38.5℃以下か通常＋1.5℃以内でなかったら，医師に報告するとともに，早急な医療の受診につなげます。

医師への報告	その場で行う看護ケア	教育指導
報告の際は以下の項目について確認した結果も伝え，指示を仰ぎます。 ①呼吸困難の訴え　□ある　□ない ②咳嗽　□ある　□ない ③喀痰　□ある　□ない ④症状の発生時期と経過 ⑤悪寒戦慄　□ある　□ない	①温・冷罨法 ②栄養・水分摂取の援助 ③衣類・寝具類の調整 ④清潔の援助 ⑤薬物・輸液の管理 ⑥精神的支援	①情報提供 ②自己管理方法指導 ③家族指導

Yes 呼吸数 24 回/分以下で，体温 38.5℃以下か通常＋1.5℃以内だったら！

Q3に進んでください。

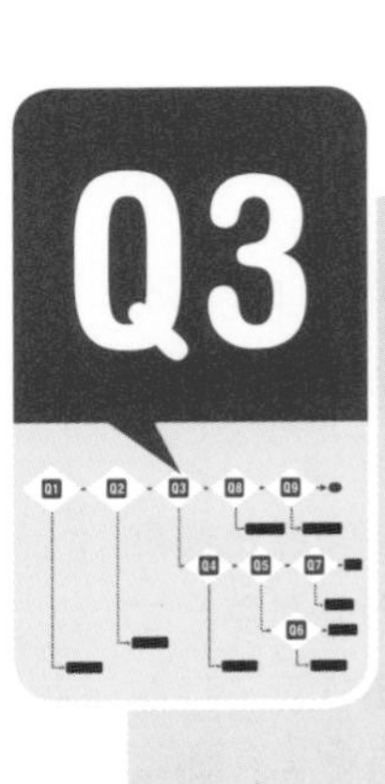

副雑音はないか？

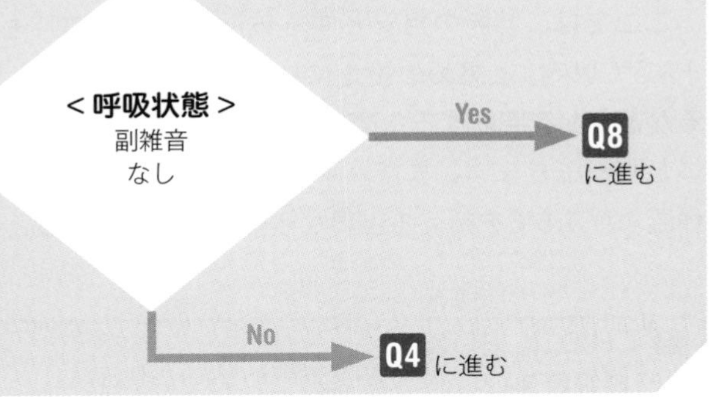

ゴール 呼吸状態から肺の異常を見抜く！

呼吸音の聴診で肺の状態を把握し，換気状態や気道の状態などにかかわる異常の有無を判断します。患者さんの呼吸器に何らかのトラブルがある場合，呼吸音に異常な音（副雑音）が付加されています。

アセスメントテクニック

進め方 呼吸音を聴取し，判断・表現する！

STEP 1 呼吸音の聴取方法

可能な限り「静かな環境」で調整します。呼吸音は高めの音なので，聴診器は膜面を用い，患者さんの皮膚に密着させて聴き取ります。原則として，左右対称に，最低でも１か所で１呼吸以上を聴取します。患者さんには口を開けてもらい，やや大きめの呼吸を繰り返してもらいましょう。

STEP 2 断続性と連続性—音の判断

途切れ途切れの「断続性」なのか，長く伸びる「連続性」の呼吸音なのかを判断します。

STEP 3 呼吸音の表現方法

聴診した音は，誰にでも理解できる言葉の表現に置き換えて，記録したり，報告したりしなければなりません。異常呼吸音（副雑音）は４種類で

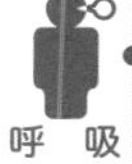
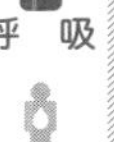

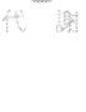
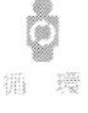
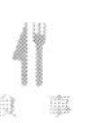

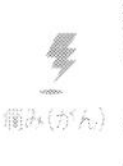
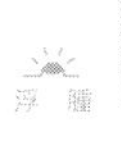
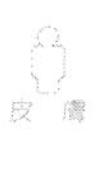
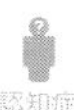

す（表 2）。4 種類の音を正しい表現用語を用いて，正確に伝えましょう。

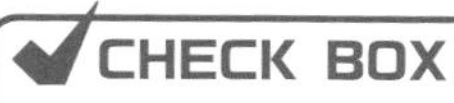

理由

副雑音なしでも「呼吸音正常」とはいえません。次は「どこで聴こえるか」に注意して聴取します（Q8 へ）。また，副雑音がある場合は，4 種類のどれに該当するのかを確認し，次の精査（Q4）に進みます。

CHECK BOX

□ 副雑音なし

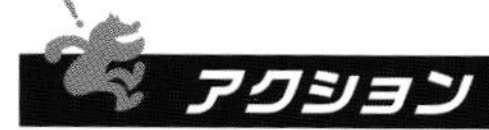

アクション

No　副雑音があったら！

Q4 に進んでください。

Yes　副雑音がなかったら！

Q8 に進んでください。

表 2　4 種類の副雑音：特徴とその要因

名称			音の表現	聴こえ方	聴取したときに想定できる原因・要因
正式名称	英語名称	日本語名称			
細かい断続性副雑音	fine crackles（ファイン・クラックルス）	捻髪音	「チリチリ」という髪を耳元でねじるような音	呼気時だけに聴こえる	肺炎など
粗い断続性副雑音	coarse crackles（コース・クラックルス）	水泡音	「ボコボコ」というお湯が沸いているような音	吸気時と呼気時を通して聴こえる	気管支炎，肺水腫など
低調性連続性副雑音	rhonchi（ロンカイ）	いびき音	「ウーウー」という低い，いびきのような音	連続して聴こえる	太い気道での狭窄
高調性連続性副雑音	wheezes（ウィーズ）	笛音	「ヒューヒュー」という口笛のような高めの音	連続して聴こえる。咳払いをしても消失しない	比較的細めの気道狭窄，あるいは高度な気道狭窄

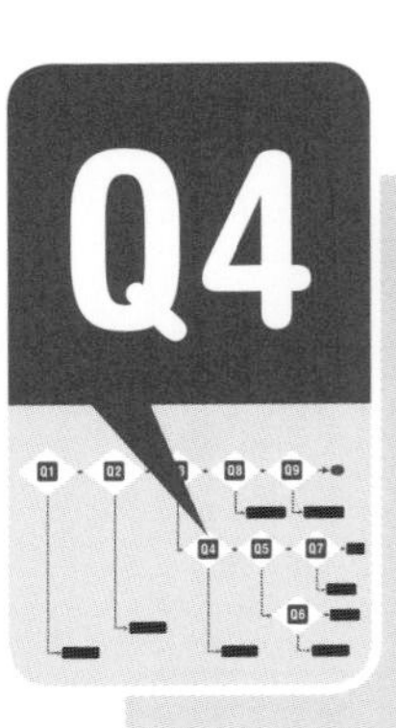

断続性副雑音があるか？

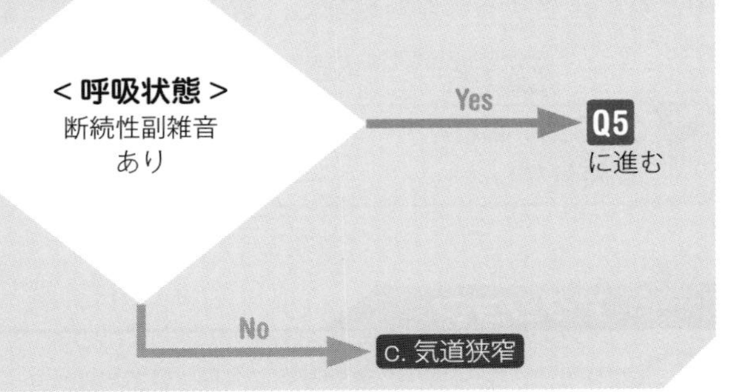

ゴール 気道狭窄になっているかどうかを判断する！

副雑音が途切れ途切れの「断続性」か，長く伸びる「連続性」なのかを聴き分けて（p23，表2），気道狭窄になっているかどうかを判断します。

アセスメントテクニック

進め方 断続性副雑音の有無を確認する

聴診した複数の部位のうち，たとえ1か所でも断続性副雑音がある場合は「Yes」としてQ5に進んでください（図1）。

この段階で断続性副雑音がない場合は，副雑音はあるが断続性副雑音ではないということから，「連続性副雑音がある」ということになります。そしてこれは，気道狭窄があることになります。

理由

口を開けて息をしても音はしません。しかし，口を細くして息をすると「ヒューヒュー」と連続した音が出ます。この連続音は，狭いところを速いスピードで空気が通ろうとするために発生する音です。このような呼吸音が聴こえたら，空気の通り道である気道が狭くなっていると考えられます。

プラスα 気道狭窄の原因

気道狭窄の原因は，分泌物，腫脹，腫瘍，誤嚥，喘息などが考えられます。

CHECK BOX

□断続性副雑音あり

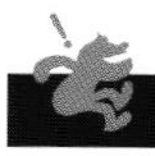

アクション

No 気道狭窄と判断したら！

医師に報告し，受診につなげます。また，気道狭窄による苦痛・不安の軽減や消失などの看護や，自己管理方法などの教育指導を行います。

医師への報告	その場で行う看護ケア	教育指導
急激に悪化する可能性は高くありませんが，医師への連絡が必要です。その場で，もしくは次回往診時までに報告してください。その際に，以下の項目を確認し，伝えます。 ①呼吸困難の訴え　□ある　□ない ②咳嗽　□ある　□ない ③喀痰　□ある　□ない ④症状の発生時期と経過	①安楽な体位 ②薬剤管理 ③温度・湿度の調整 ④栄養・水分摂取の援助 ⑤精神的支援 ⑥急性増悪時はその場で医師に報告し，救急搬送する	①情報提供 ②自己管理方法指導 ③家族指導

Yes 断続性副雑音があったら！

Q5に進んでください。

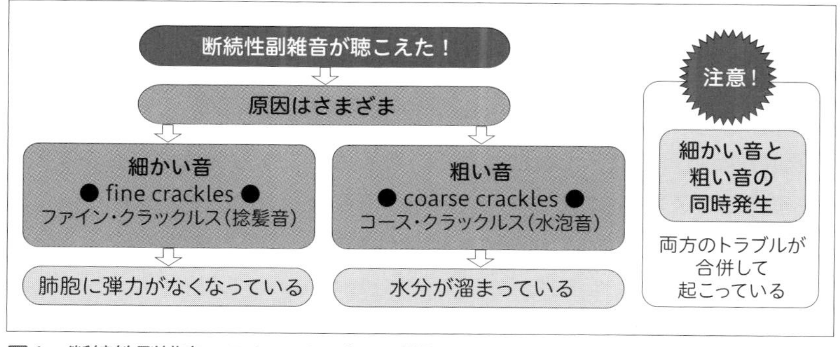

図1　断続性副雑音のアセスメントの手順
(山内豊明：見る・聴く・触るを極める！　山内先生のフィジカルアセスメント 技術編，12，エス・エム・エス，2014．より)

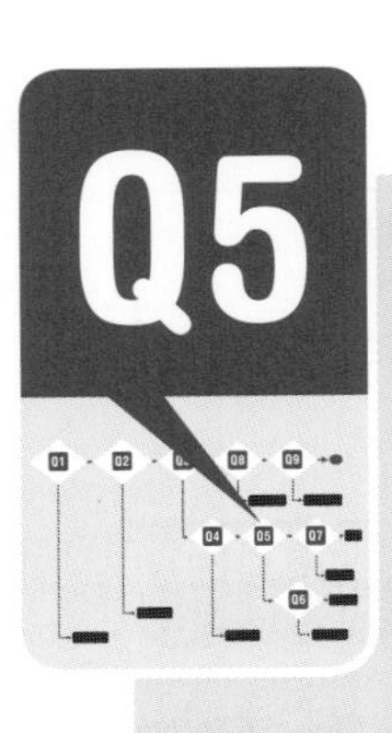

連続性副雑音があるか？

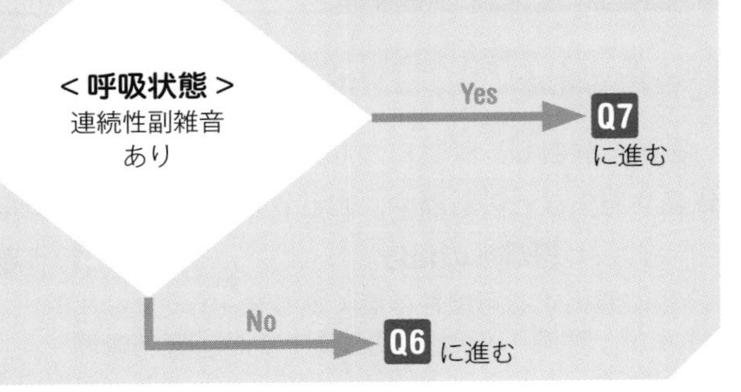

ゴール 異常呼吸音を聴き分ける！

4つの異常呼吸音（p23，表2参照）は，単独で聴こえるとは限りません。複数の音が聴こえる場合もあります。

例えば，肺線維症により「チリチリ」という細かい断続性副雑音が聴こえる患者さんが，誤嚥など何らかのトラブルで気道狭窄を起こしていると，「ヒューヒュー」という連続性副雑音が混ざって聴こえるようになります。異常呼吸音の一つ一つをしっかりと聴き分けて，患者さんの身体に何が起こっているのかを読み取ります。

アセスメントテクニック

進め方 連続性副雑音の有無をチェック

連続性副雑音が聴こえるかどうか，まずはここからスタートします（図2も参考してください）。

STEP 1 聴診部位に1か所でも連続性副雑音が聴こえたら

Q7 に進み，「断続性副雑音の種類」を確認してください。

STEP 2 聴診部位のどこからも連続性副雑音が聴こえない場合には

Q6 に進み，「粗い断続性副雑音があるかどうか」を確認してください。

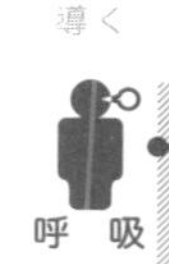

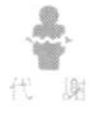

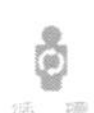

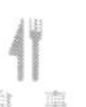

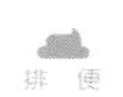

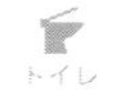

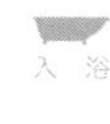

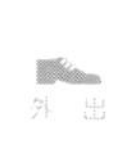

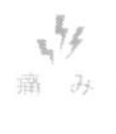

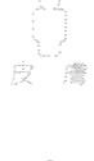

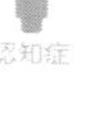

理由

1か所でも連続性副雑音が聴こえるかどうかで判断します。連続性副雑音が1か所からでも聴こえたら，気道狭窄があるということになります。

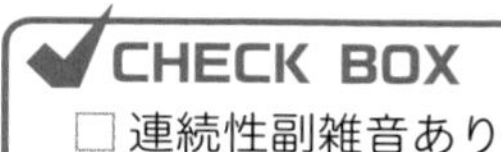

□ 連続性副雑音あり

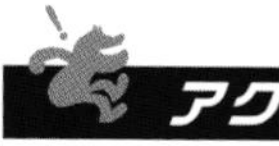

アクション

No 連続性副雑音がなかったら！

Q6 に進んでください。

Yes 連続性副雑音があったら！

Q7 に進んでください。

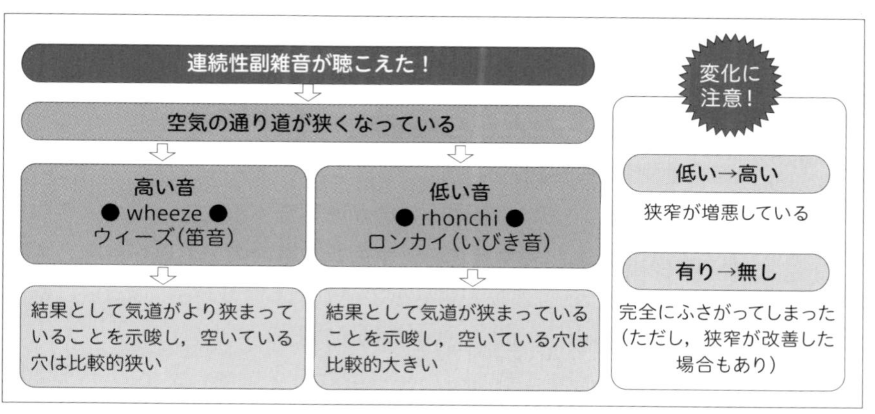

図2　連続性副雑音のアセスメントの手順
(山内豊明：見る・聴く・触るを極める！　山内先生のフィジカルアセスメント 技術編，11，エス・エム・エス，2014．より)

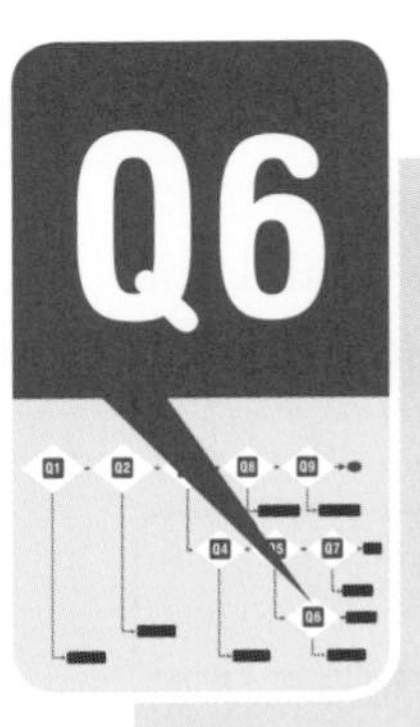

Q6 粗い断続性副雑音があるか？ —連続性副雑音がない場合

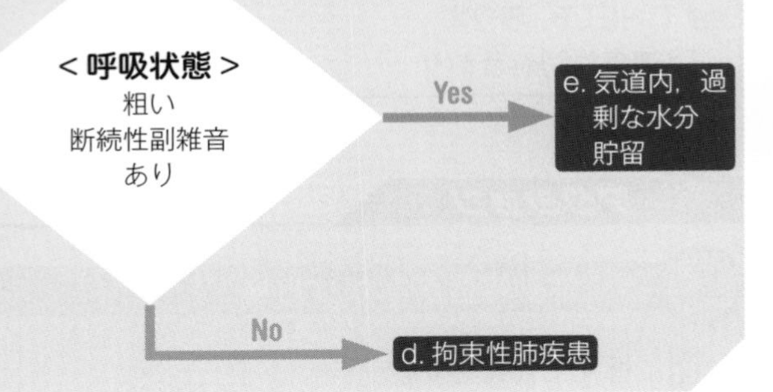

ゴール 呼吸障害を見抜いて適切な看護につなげる！

Q4で「断続性副雑音があり」，Q5で「連続性副雑音がない」場合には，「断続性副雑音」の種類を精査します。また，それによってどのような呼吸障害が起こっているのかを把握し，適切な看護につなげます。

アセスメントテクニック

進め方 断続性副雑音の種類を判別

断続性副雑音が「粗い」のか「細かい」のかを精査するには，次のような手がかりを判断の目安としてください。ヤカンや鍋の中でお湯が沸騰しているように「ボコボコ」と大きな泡が立っているような音が聴こえたら「粗い」と判断します。ビールや炭酸飲料の泡のように「チリチリ」「ブツブツ」と細かい泡が立つような音が聴こえたら「細かい」と判断します。

理由

STEP 1 気道内に過剰な水分が貯留している音

「連続性副雑音」がなく，「粗い断続性副雑音」だけが聴こえる場合です。水の入ったコップにストローで息を吹き込むと，「ブクブク」と音を立てて水が泡立ちます。これと同じ原理で，粗い断続音は，湿った気道内を空気が通る際に生じる音であり，水を弾く音と考えられます。つまり，気道

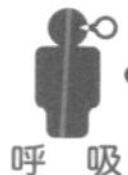

内に過剰な水分が貯留していることを示しています。ここでは「気道内，過剰な水分貯留」と判断して適切な看護につなげます。

STEP 2 肺胞が線維化して弾力性を失った音

「連続性副雑音」がなく，「細かい断続性副雑音」だけが聴こえる場合です。細かい断続性の副雑音が聴こえる場合には，肺胞で何らかのトラブルが起きていると考えられます。肺胞はゴム風船のようなもので，空気が入ると音もなくふくらみます。しかし，肺胞が線維化して弾力性を失うと，硬くなったゴム風船を無理にふくらまそうとしたときのように「チリチリ」という細かい破裂音が聴こえます。肺が弾力を失う原因には，間質性肺炎，拘束性肺疾患，肺線維症，肺炎を繰り返したときの後遺症などがあります。ここでは「拘束性肺疾患」と判断して適切な看護につなげます。

CHECK BOX
□ 粗い断続性副雑音あり

アクション

No 拘束性肺疾患と判断したら！

医師に報告して受診につなげます。また，治療方針に応じた生活習慣の改善，苦痛・不安の軽減や消失などの看護を行います。なお，肺胞内のトラブルなので，喀痰や体位ドレナージを行っても無意味です。逆に患者さんの心身に負担をかけることになるので注意してください。

医師への報告	その場で行う看護ケア	教育指導
急激に悪化する可能性は高くありませんが，医師への連絡が必要です。その場で，もしくは次回往診時までに報告してください。報告の際は，以下の項目を確認し伝えます。 ①呼吸困難の訴え　□ある　□ない ②咳嗽　□ある　□ない ③喀痰　□ある　□ない ④症状の発生時期と経過	①安楽な体位 ②薬剤管理 ③温度・湿度調整 ④栄養・水分摂取の援助 ⑤精神的支援	①情報提供 ②自己管理方法指導 ③家族指導

気道内，過剰な水分貯留と判断したら！

医師に報告して受診につなげます。また，気道内に溜まった過剰な水分を排出するために，喀痰や体位ドレナージを行います。

医師への報告	その場で行う看護ケア	教育指導
急激に悪化する可能性は高くありませんが，医師への連絡が必要です。報告の際は，以下の項目を確認し，伝えましょう。 ①呼吸困難の訴え　□ある　□ない ②咳嗽　□ある　□ない ③喀痰　□ある　□ない ④症状の発生時期と経過	①気道内分泌物の除去 ②安楽な体位 ③温度・湿度調整 ④薬剤管理 ⑤栄養・水分摂取の援助 ⑥精神的支援 ⑦急性増悪時はその場で医師に報告し，指示を仰ぐ	①情報提供 ②自己管理方法指導 ③家族指導

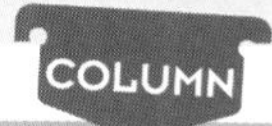

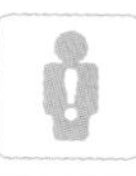

正常呼吸音のことを知っておこう

異常サインをキャッチするには，「正常」を知っていなければいけません。正常な呼吸音とその発生場所を理解し，聴診のコツをおさえましょう。左右対称に確認し，左右差がないかという情報が重要になります。そこをおさえていれば，聴診の順番はどこからスタートしても問題ありません（下図は一例です）。

正常呼吸音と聴診部位

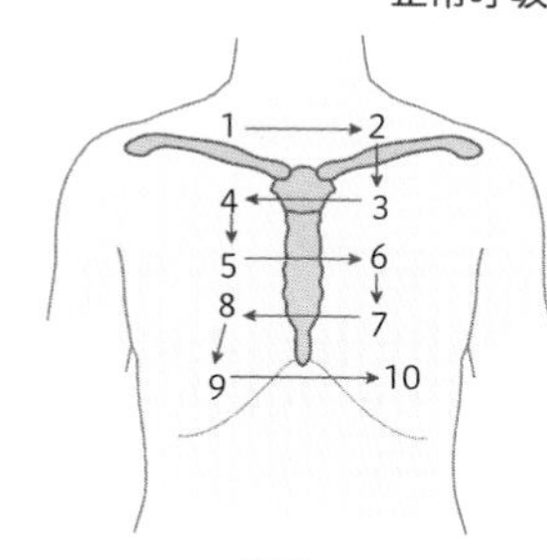

前面

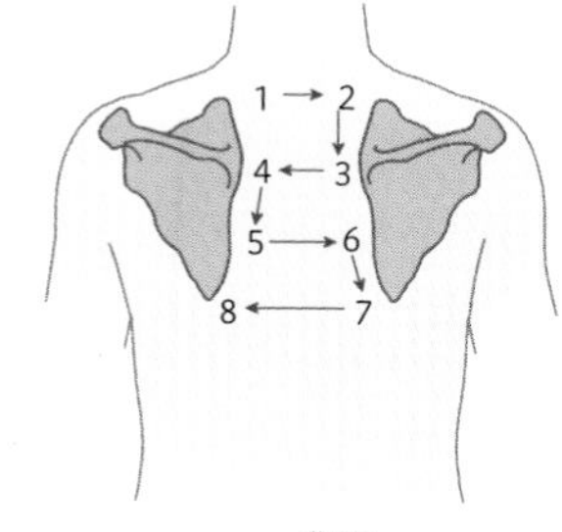

背面

前面

正常呼吸音	聴診部位
気管（支）音	1，2，3，4
気管支肺胞音	5，6
肺胞音	7，8，9，10

背面

正常呼吸音	聴診部位
気管（支）音	該当なし
気管支肺胞音	1，2，3，4
肺胞音	5，6，7，8

（山内豊明：見る・聴く・触るを極める！　山内先生のフィジカルアセスメント技術編，14，エス・エム・エス，2014．より）

正常呼吸音聴診のポイント

1. 呼気と吸気の長さを聴き比べる
2. 呼気と吸気の間の「音の途切れ」を聴き取れるかどうか意識する
3. 聴診器を当てている部分と実際に聞こえている呼吸音に矛盾がないかどうか判断する
4. 左右差を聴き比べる

（山内豊明：見る・聴く・触るを極める！　山内先生のフィジカルアセスメント技術編，17，エス・エム・エス，2014．より）

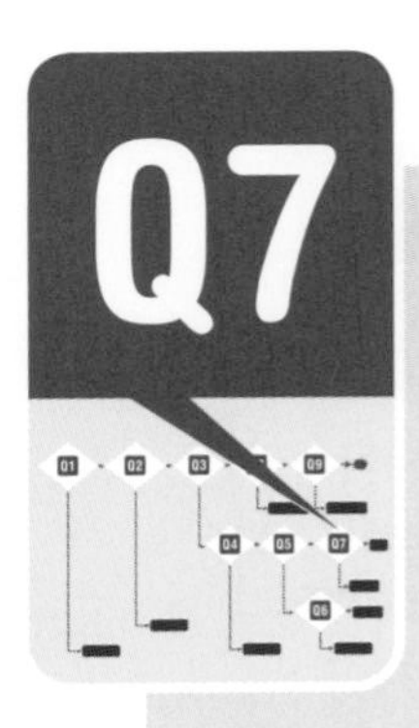

Q7 粗い断続性副雑音があるか？—連続性副雑音がある場合

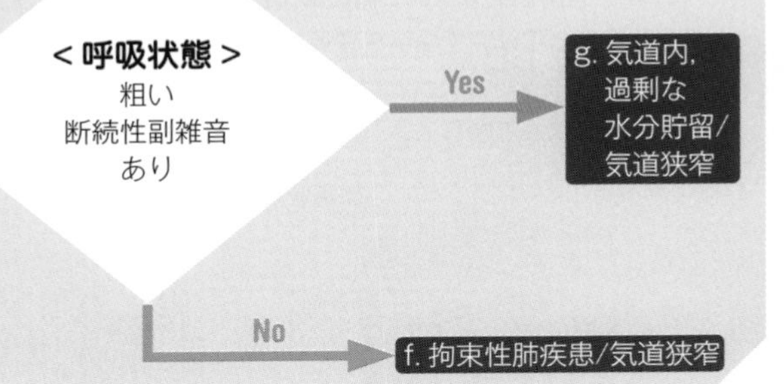

ゴール 気道狭窄を見抜いて適切な看護につなげる！

Q4 で「断続性副雑音があり」，かつ Q5 で「連続性副雑音がある」場合には，ここで「断続性副雑音」の種類を判別します。

また，それによってどのような原因で気道狭窄が起こっているのかを推測し，適切な看護につなげます。

アセスメントテクニック

進め方 呼吸音のパターンを聴き分ける

複数の呼吸音のパターンを聴き分けます。

断続性副雑音が「粗い」のか「細かい」のかは，Q6 の「アセスメントテクニック」を参照してください。

理由

STEP 1 連続性副雑音と粗い断続性副雑音が聴こえる場合

連続性副雑音と粗い断続性副雑音が聴こえたら，気道内に過剰な水分が貯留し，気道狭窄が起こっていると推測します。

急性左心不全などにより肺水腫を起こし，局所に水分が増えている可能性があります。

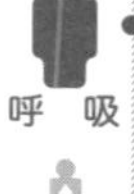

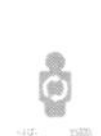

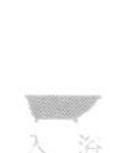

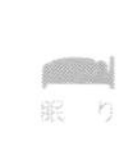

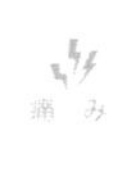

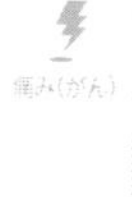

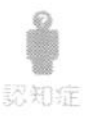

STEP 2 連続性副雑音と細かい断続性副雑音が聴こえる場合

連続性副雑音と細かい断続性副雑音が聴こえたら，気道狭窄を合併する「肺胞壁の硬化（肺胞の線維化）」を意味するので，「拘束性肺疾患/気道狭窄（拘束性肺疾患および気道狭窄）」と判断します。

CHECK BOX

□ 粗い断続性副雑音あり

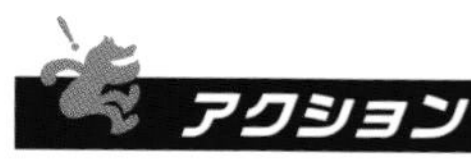

アクション

No 拘束性肺疾患/気道狭窄（拘束性肺疾患および気道狭窄）と判断したら！

医師に報告し，受診につなげます。

また，気道内に溜まった過剰な水分の除去，苦痛・不安の軽減や消失，治療方針に応じた生活習慣の改善，再発予防などの看護を行います。

なお，肺胞内のトラブルなので，喀痰や体位ドレナージを行っても無意味です。逆に患者さんの心身に負担をかけることになるので注意してください。

医師への報告	その場で行う看護ケア	教育指導
急激に悪化する可能性は高くありませんが，医師への連絡が必要です。その場で，もしくは次回往診時までに報告してください。その際に，以下の項目を確認し，伝えします。 ①呼吸困難の訴え　□ある　□ない ②咳嗽　□ある　□ない ③喀痰　□ある　□ない ④症状の発生時期と経過	①安楽な体位 ②薬剤管理 ③温度・湿度調整 ④栄養・水分摂取の援助 ⑤精神的支援 ⑥急性増悪時はその場で医師に報告し，救急搬送する	①情報提供 ②自己管理方法指導 ③家族指導

Yes 気道内，過剰な水分貯留/気道狭窄（水分貯留および気道狭窄）と判断したら！

医師に報告し，受診につなげます。

また，気道内に溜まった過剰な水分の除去（喀痰や体位ドレナージ），苦痛・不安の軽減や消失などの看護や治療方針に応じた生活習慣の改善，再発予防などの教育指導を行います。

医師への報告	その場で行う看護ケア	教育指導
急激に悪化する可能性は高くありませんが，医師への連絡が必要です。その場で，もしくは次回往診時までに報告してください。その際に，以下の項目を確認し伝えます。 ①呼吸困難の訴え　□ある　□ない ②咳嗽　□ある　□ない ③喀痰　□ある　□ない ④症状の発生時期と経過	①気道内分泌物の除去 ②安楽な体位 ③薬剤管理 ④温度・湿度調整 ⑤栄養・水分摂取の援助 ⑥精神的支援 ⑦急性増悪時はその場で医師に報告し，救急搬送する	①情報提供 ②自己管理方法指導 ③家族指導

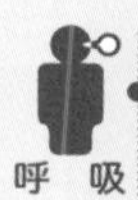
呼吸

水分

代謝

循環
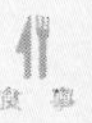
食事

排便
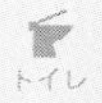
トイレ
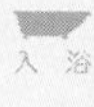
入浴

外出

眠り
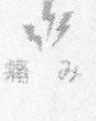
痛み

痛み(がん)
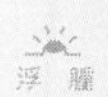
浮腫

皮膚
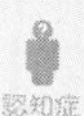
認知症

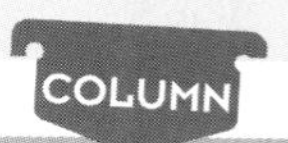

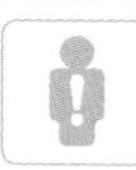

記録を残すということ

アセスメントがきちんとできていてこそ，『看護』ですが，では，「アセスメントができているかどうか？」は，どのように確認をしますか？

簡単ですよ。<記録をみればいい>（にっこり）

記録に残せていないということは，結局わかっていないということ。わかっているけれどそれを説明できない？　面倒くさい??

いえいえ，訪問看護は個人間の契約ではなく，事業所とお客様の契約ですよね。事業所の関係者全員が，お客様の情報をわかっていなければなりません。シェアできていなければ，お約束にかなっていないことになるのです。もちろん，依頼主であるお客様にも，ご家族様にも説明をする義務があります。

わかっていることを相手に正しく伝わるように，情報をもっているあなたが出してあげないといけないのです。

「変な音がしていて，何か変なのです」
⇒何がどう違うの？　これでは，どうしていいのかわからない…。

「特に変わりありません」「はーい」
⇒え!? 『何について話しているの？　前がこうで，今がこうで』がないとわからない…。

結果を出せばいいのではなく，それに至る経過をわかるように残してこそ，プロのお仕事です。

できていることを説明するのは難しいけれど，きちんとプロのお仕事をしないと，5歳の女の子に，「ボーっと生きてんじゃねーよ！」と怒られちゃいますよ（笑）

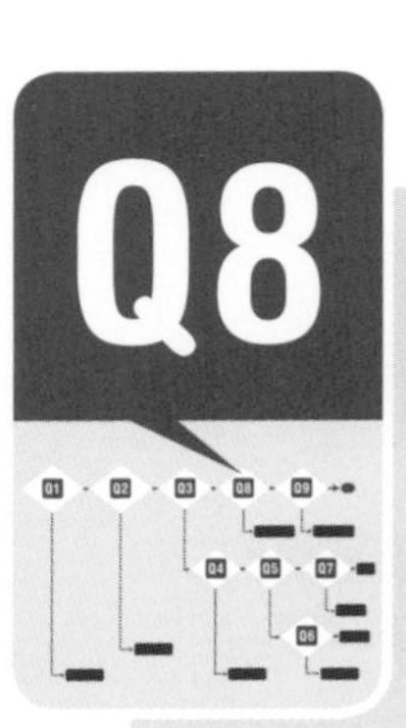

適切な場所で，本来の呼吸音の聴取があるか？

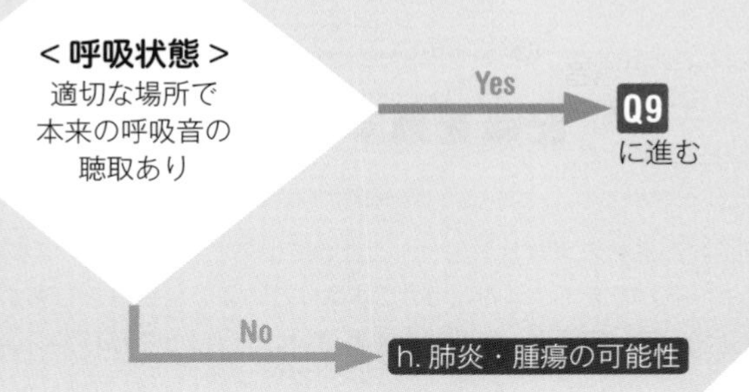

ゴール 呼吸音と聴取部位を対応させて異常呼吸を見抜く！

聴取部位と呼吸音の対応を確認します。音そのものが正常でも，聴こえる場所が違っていれば「呼吸異常」と判断します。

アセスメントテクニック

進め方 呼吸音と聴取部位を対応させて考える

正常呼吸音は，気管支音，気管支肺胞音，肺胞音の 3 つがあります（表 3）。左右交互に聴診を行い，本来その場所で聴こえるべき音が聴取できるかを確認します。Q3の「呼吸音の聴取方法」を参照してください。また，聴診の際は，「吸気と呼気の長さ」「音調（高低）」「強度（強弱）」も聴き取ります。

理 由

正常呼吸音の特徴・聴取部位と対照します。

STEP 1 呼吸音と聴取部位が適応

適切な場所で本来の呼吸音を聴取できた場合には，「呼吸音の変調なし」と判断します。

STEP 2 呼吸音と聴取部位が矛盾

呼吸音と聴取部位が矛盾している場合には，「無気肺により換気に伴う

表3　正常呼吸音の特徴

音	吸気と呼気の長さ	音のイメージ	音調	強度	正常部位
気管支音	吸気＜呼気 1：2		高調	大きい	気管直上とその周囲
気管支肺胞音	吸気＝呼気 1：1		中音調	中程度	前胸部：第2, 第3肋間の左右の胸骨縁 背部：第1～第4肋間の正中から肩甲骨内側縁にかけて
肺胞音	吸気＞呼気 2.5：1		低調	柔らか	肺野末梢

音がしない」「気胸や胸水の貯留により胸壁と肺組織に余分な距離が生じた」「肺炎により肺組織中の水分増加や，腫瘍や肺組織の線維化により，音がより伝わりやすく変化した」ことなどを意味します。

CHECK BOX

□ 適切な場所で，適切な音が聴こえるか

アクション

No 肺炎・腫瘍の可能性があると判断したら！

呼吸機能の障害原因として，肺炎・腫瘍の可能性があることを医師に報告します。

医師への報告

次の項目を確認して医師に報告します。
①呼吸困難の訴え　　□ある　□ない

Yes 適切な場所で，本来の呼吸音の聴取があったら！

Q9 に進んでください。

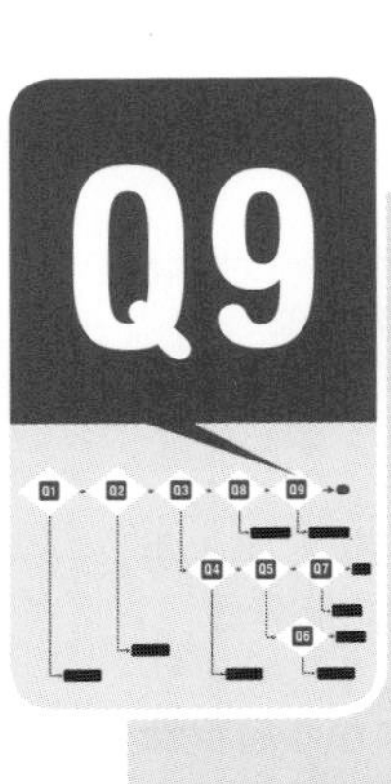

人工呼吸器の装着はなしか？

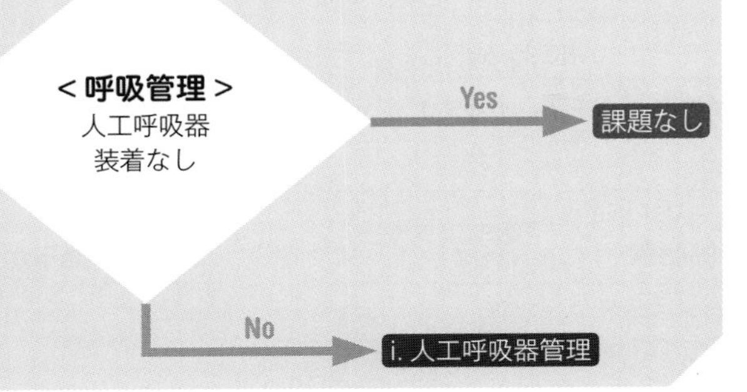

ゴール 人工呼吸器装着の有無と呼吸状態の安定を確認する！

人工呼吸器装着の有無と「安定した呼吸状態であるかどうか」を確認します。

アセスメントテクニック

進め方 人工呼吸器装着の有無と呼吸状態をチェック

STEP 1 人工呼吸器装着の有無のチェック

人工呼吸器を装着しているかどうかを確認します。

STEP 2 人工呼吸器を装着していない場合

身体を維持するために必要な呼吸ができている可能性が高いため，「呼吸における課題なし」と判断します。

STEP 3 人工呼吸器を装着中の場合

呼吸状態が安定していても，人工呼吸器を装着中であれば，「呼吸機能の障害があり，呼吸管理を必要とする状態にある」と判断します。

理 由

STEP 1 人工呼吸器を装着中は呼吸管理が必要

人工呼吸器を装着中であれば，呼吸状態の安定・不安定にかかわらず，人工呼吸器の作動状況，装着に伴う合併症や苦痛の出現，呼吸機能が急激に低下する可能性があるため，慎重な呼吸管理が必要と考えられます。

STEP 2 呼吸の確認は常に最優先

「呼吸における課題なし」はその時々の状態で判断します。呼吸に関しては，生命に影響を及ぼしかねない変化がいつ起こるかわかりませんので，常に最優先に，最も頻繁に確認し続けましょう。たとえ患者さんの病気が慢性期にあったとしても，生活状況が変化しないことはまれです。療養環境，食事，排泄状態などは，常に変化していると考えましょう。

CHECK BOX

□ 人工呼吸器装着の確認

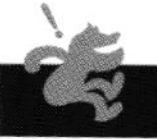

アクション

No 人工呼吸器管理が必要と判断したら！

慎重な管理で，緊急時にも備えるようにします。

医師への報告	その場で行う看護ケア	教育指導
次の項目を確認して医師に報告します。 ①呼吸困難の訴え　□ある　□ない ②人工呼吸器の作動状況 ③喀痰　□ある（ある場合はその性状を観察する）　□ない ④酸素飽和度 ⑤低換気・過換気症状　□ある　□ない ⑥気管切開部分の皮膚状態はどうなっているか	①人工呼吸器作動状況の確認・記録 ②人工呼吸器の維持・管理 ③アラーム音の発生・異常事態時の対応 ④気道内分泌物の除去 ⑤安楽な体位 ⑥温度・湿度調整 ⑦気管切開部・スキンケア ⑧カニューレ・カフエア管理 ⑨精神的支援 ⑩急性増悪時はその場で医師に状態を報告	①情報提供 ②家族指導 ③災害時の対応確認：停電，地震，火災時などさまざまな災害状況を想定し，どのように対応すべきかを指導しておく

Yes 人工呼吸器の装着がなかったら！

現時点での課題はありませんが，呼吸状態の観察は継続します。

2 「水分」のアセスメント

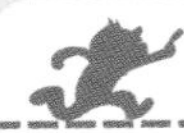

アセスメントのゴールは？

水分の出納（経口摂取量と排泄量）バランスに注目し，脱水症のリスクに適切に対応します。

■身体する水分

生命を維持するしくみの一つとして，ここでは水分に注目します。身体の構成成分の大部分は水です。この水，すなわち体液には、生命維持に必要な栄養素や電解質が溶け込んでいます。

■体液の働き

体液は，個々の細胞が生命活動を維持できるように，さまざまな役割を果たしています。その一つが全身を循環する運搬役としての働きで，酸素やブドウ糖など生命維持に必要なものを届けたり，不要になった老廃物を体外に運び出したりしています。また，電解質のバランスや水分の出納バランスを一定に保つことも体液の重要な役割であり，体内の状態を常に安定に維持しています。

■アセスメントの目的

電解質や出納のバランス異常は，さまざまな体調不良の症状を引き起こします。そのため，訪問看護師はタイムリーに情報を把握し，主治医へ適切に報告できなければなりません。そこで，この「水分」のアセスメントでは，水分の出納バランスに注目し，一定に保たれているかどうかについて，訪問看護師がベッドサイドで観察して判断し，適切な医療・看護につなげることを目的としています。

■体内の水分量と高齢者

体内の水分量は，体重の約 1/2～3/4 と幅があり，年齢，性別，あるいは肥満度によって異なります。小児は体重の約 70%，成人は約 60%，65 歳以上の高齢者は約 50%といわれています。体液は全身にありますが，一番多く貯留しているのは，実は筋肉です。体液の量は筋肉量に比例しています。加齢に伴って筋肉量が減り，体液の貯水力が低下するため，高齢者は水分不足になりがちです。

■水分の出納バランスを見る視点

成人では，1 日におよそ 2000～2500 mL の水分を，飲水，食事，代謝水（体内で栄養物質が燃焼して酸化されるときにできる水）として摂取しています。その一方で，尿，便，不感蒸泄（皮膚や呼気から自然に蒸散する水分）などの形で水分を体内から出しています。したがって，水分の出入りを観察する際には，日常生活の食事，飲水，排尿，排便，汗などの状態から，丁寧にみていく必要があります。

■アセスメントの流れ

「水分」のアセスメントには，大きな確認のポイントが二つあります。一つ目は，どの程度の in-take（飲水量）があるかどうかの確認で，これがスタートでもあります。二つ目は，出ていく量に注目し，それが明らかに病的と考えられる out-put（尿量）かどうかという確認です。そして，自覚症状およびその随伴症状の有無を確認しながら，問題領域を確定していきます。

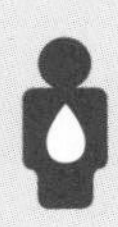

「水分」のフローチャート

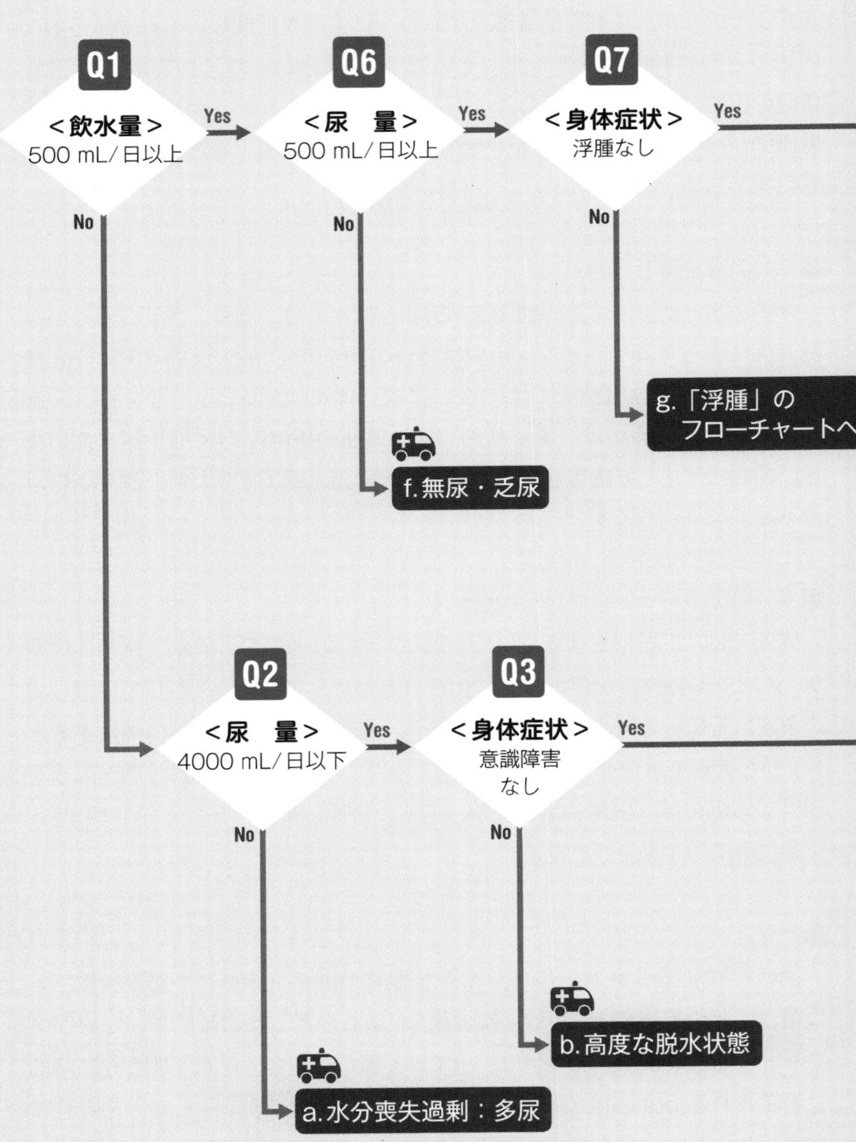

Q1
＜飲水量＞
500 mL/日以上
Yes
No
Q6
＜尿　量＞
500 mL/日以上
Yes
No
Q7
＜身体症状＞
浮腫なし
Yes
No
g.「浮腫」の
フローチャートへ
f.無尿・乏尿
Q2
＜尿　量＞
4000 mL/日以下
Yes
No
Q3
＜身体症状＞
意識障害
なし
Yes
No
b.高度な脱水状態
a.水分喪失過剰：多尿

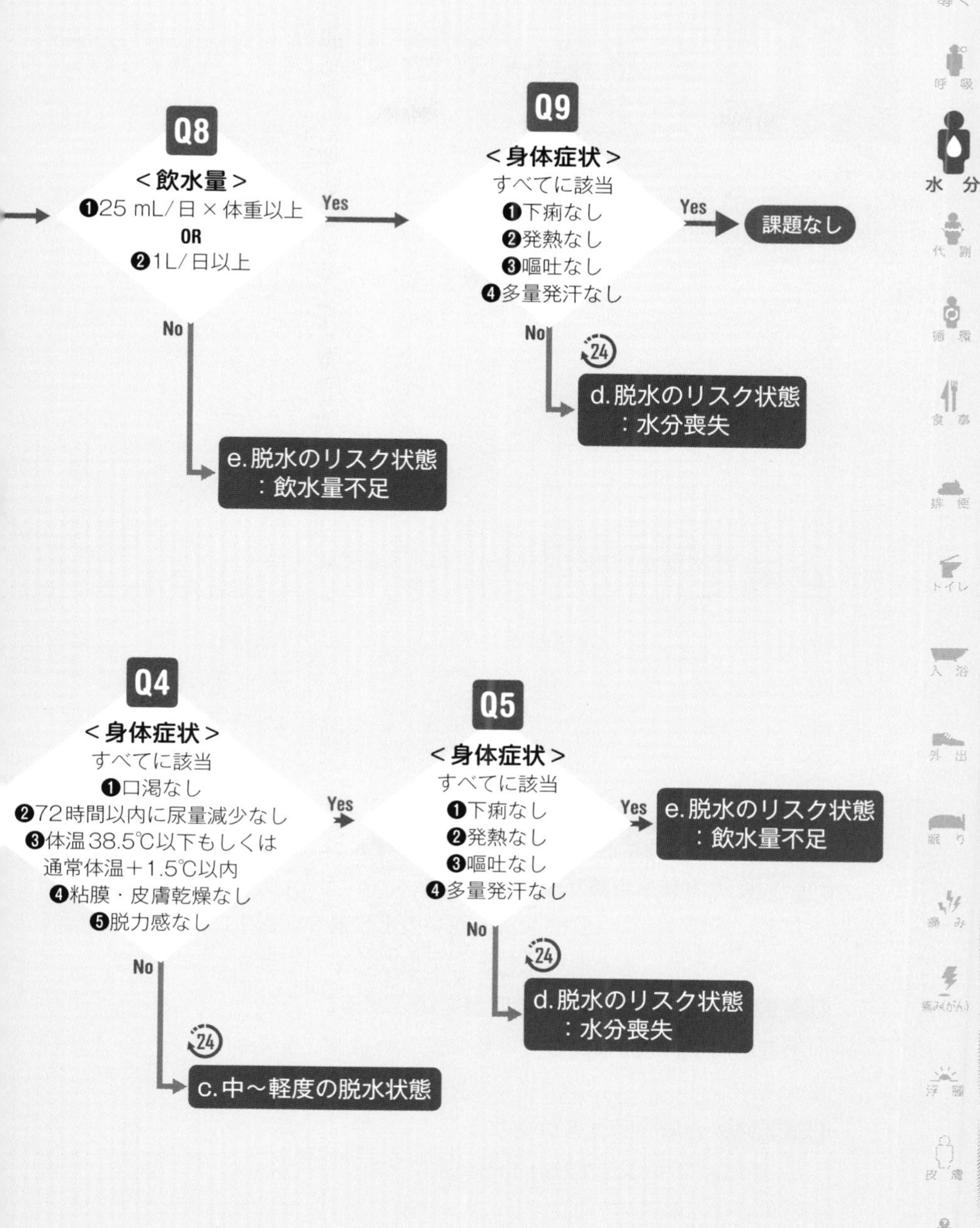
Q8
<飲水量>
❶25 mL/日×体重以上
OR
❷1L/日以上
Yes
No
Q9
<身体症状>
すべてに該当
❶下痢なし
❷発熱なし
❸嘔吐なし
❹多量発汗なし
Yes
課題なし
No
24
d.脱水のリスク状態
：水分喪失
e.脱水のリスク状態
：飲水量不足
Q4
<身体症状>
すべてに該当
❶口渇なし
❷72時間以内に尿量減少なし
❸体温38.5℃以下もしくは
通常体温＋1.5℃以内
❹粘膜・皮膚乾燥なし
❺脱力感なし
Yes
No
24
c.中～軽度の脱水状態
Q5
<身体症状>
すべてに該当
❶下痢なし
❷発熱なし
❸嘔吐なし
❹多量発汗なし
Yes
e.脱水のリスク状態
：飲水量不足
No
24
d.脱水のリスク状態
：水分喪失
呼吸
水分
代謝
循環
食事
排便
トイレ
入浴
外出
眠り
痛み
痛み(がん)
浮腫
皮膚
認知症

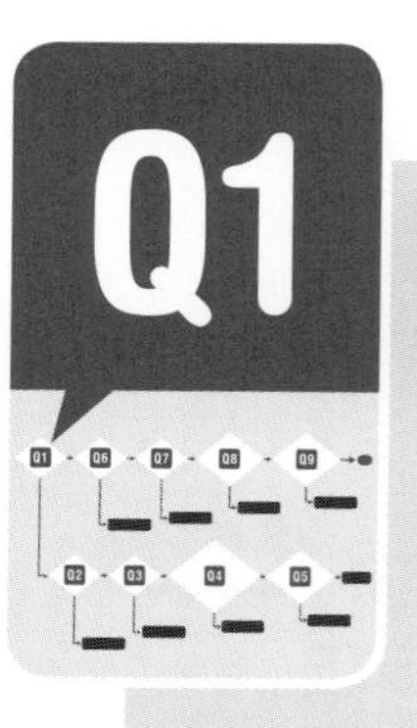

飲水量は 1 日あたり 500 mL 以上か？

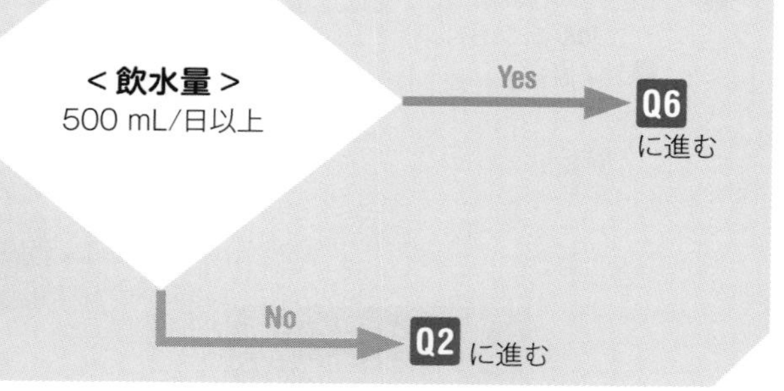

ゴール 飲水量から水分の出納バランスを確認する！

この「水分」のフローチャートは，水分の出納（経口摂取量と排泄量）のバランスが一定に保たれているかどうかを判断するのが大きな目的です。そのスタートラインとして，まずは，1 日あたりの最低限の飲水量を 500 mL として，これを確保できているかどうかを確認します（p45 のプラスα参照）。

アセスメントテクニック

進め方 飲水量を確認する

自宅などでは特に，食品から摂取する水分量を厳密に把握するのは困難です。そのため，水やお茶などとして摂取している量を観察します。

STEP 1 湯飲みやコップの容量を確認する

患者さんがいつも使用している湯飲みやコップを見せてもらい，その容量を確認します。

STEP 2 分量や回数を確認する

「お茶は，こちらの湯飲みで毎食後に一杯くらいでしょうか？」「お食事のときには，お茶以外にも何か飲まれますか？」などと，本人や家族から聴き取ります。

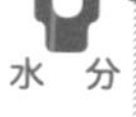

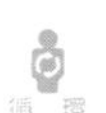

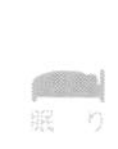
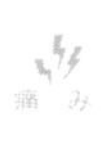

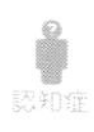

STEP ③ 1日あたり 500 mL 以上か判断する

STEP ①・②から判断して，飲水量が1日あたり 500 mL 以上の場合は Q6 に進み，以下であれば Q2 に進みます。

理 由

STEP ① in-take（飲水量）に問題なし

1日あたりの最低限の飲水量が確保できている場合は，出納バランスにおいて in-take（飲水量）には問題がないことになります。次は Q6 に進み，出ていく量，すなわち尿量を確認します。

STEP ② in-take（飲水量）に問題あり

水分不足は脱水を招きます。1日あたりの最低限の飲水量が確保できていない場合は，次の Q2 で，脱水状態とその緊急性を判断します。

CHECK BOX

□ 飲水量は1日あたり 500 mL 以上か

アクション

No 飲水量が1日あたり 500 mL 以上なかったら！

Q2 に進んでください。

Yes 飲水量が1日あたり 500 mL 以上あったら！

Q6 に進んでください。

プラスα なぜ「1日あたり 500 mL」なのか？

身体に入る水分と身体から出ていく水分のバランスを判断する際の目安があります。出ていくほうですが，ヒトは寝ているだけでも1日あたり 15～20 mL/kg の水分を失い，さらに1日あたり 500 mL の尿を生成して排出します。例えば体重 50 kg の場合，1日あたり総計 1250～1500 mL の水分が体外に出ていくことになります。

では，身体に入る水分はどうでしょうか。体内で1日あたり 200～300 mL の代謝水が生成されるので，生命維持に必要な水分量は概ね1日あたり1L と考えられます。そのうちの約半分は食事で摂ると考えられるので，お茶や水として摂取する水分の量は，少なくとも「500 mL」と算出できます。こうしたことから，ここでは1日の最低限の飲水量の基準を「500 mL」としました。

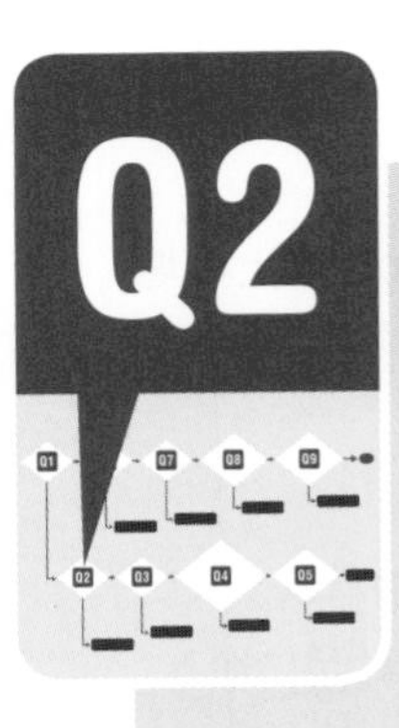

尿量は 1 日あたり 4000 mL 以下か？

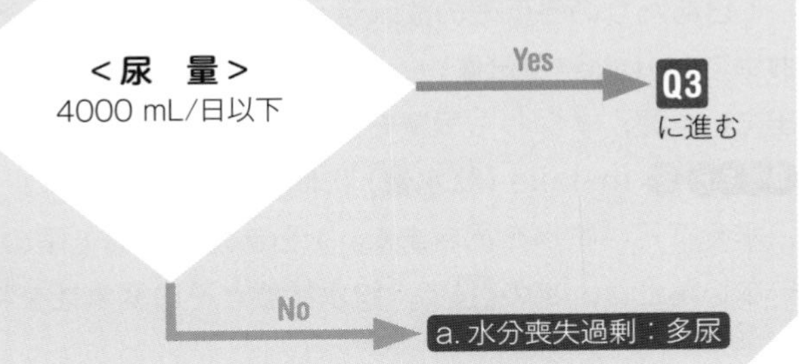

ゴール 尿量から脱水状態と緊急性を見抜く！

Q1で，1 日あたりの最低限の飲水量「500 mL」を確保できていないと確認した場合，次のステップとして尿量に注目し，脱水状態とその緊急性を判断します。

アセスメントテクニック

進め方 1 日あたりの尿量を推測・判断する

高齢者の場合，1 回の尿量は 100～150 mL 程度です。

これを目安に，患者さん本人や家族，介護者から聞き取った 1 日の排尿回数を加味して，1 日あたりの排尿量を推測・判断します。

理 由

STEP 1 脱水状態と緊急性

最低限の飲水量「1日あたり 500 mL」を確保できていない状態でありながら，尿量が 1 日あたり 4000 mL を超える場合は，明らかに水分の摂取不足と喪失過剰（多尿）による脱水状態に陥っているので，緊急受診が必要です。

STEP 2 喪失過剰（多尿）

多尿は，尿細管での水分再吸収が障害されている場合や，利尿剤の使用などによる循環血流量が多い場合に起こります。

また，多尿が続くと，体内の脱水だけではなく，尿路感染や電解質のバランス異常なども起こります。

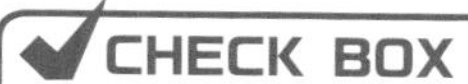

□尿量は1日あたり4000 mL以下か

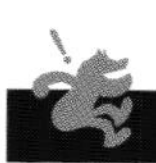

アクション

No 多尿による水分喪失過剰と判断したら！

尿量が4000 mL/日を超えていれば，多尿による水分喪失過剰と判断して医師に直ちに報告し，緊急医療につなげます。

医師への報告	その場で行う看護ケア
尿量が1日あたり4000 mL以上を超えていることに加え，次の項目を確認して医師に連絡します。意識レベルの確認にはJCS（p90）を参照してください。 ①意識レベル（3–3–9度） ②尿の性状	①救急要請をする ②応急処置をする

Yes 尿量が4000 mL/日以下であったら！

Q3に進んでください。

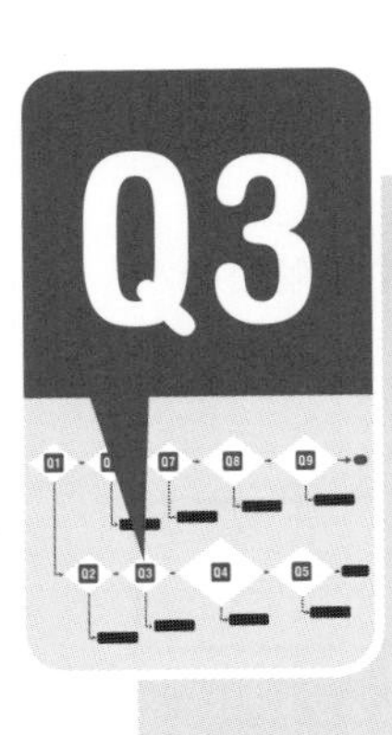

意識障害はないか？

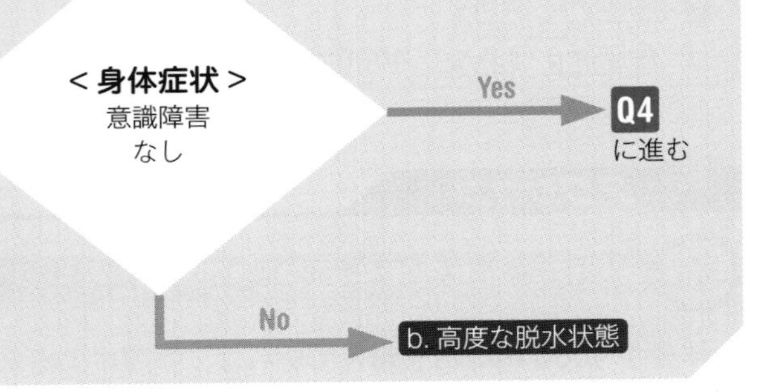

ゴール 意識障害の有無から緊急性を見抜く！

ここでは，意識障害の有無により高度な脱水状態であるかどうかを確認します。

アセスメントテクニック

進め方 意識障害の有無を判断する

意識レベルの確認には，JCS（p90）を参照してください。

STEP 1 意識障害なし

覚醒していて自分と外界との区別がつき，さまざまな反応に対して的確に反応できる状態であれば，「意識障害なし」と判断します。

STEP 2 意識障害あり

外からの刺激や自分自身の体内に生じた刺激に対して反応できない状態であれば，「意識障害あり」と判断します。

理 由

意識障害は，水分の出納（経口摂取量と排泄量）バランスが崩れたことによる「高度な脱水状態」にあることを示しています。

STEP 1 意識障害はない

脱水状態であっても，意識障害がない場合は，その程度が「高度ではない」と判断できます。そこで次はQ4に進み，脱水の程度を追求します。

STEP 2 意識障害がある

意識障害が認められる場合は，「高度な脱水状態」の疑いがあるので，直ちに救急対応をとります。

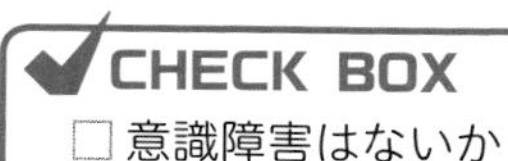

□ 意識障害はないか

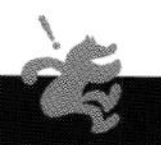

アクション

No 高度な脱水状態と判断したら！

医師に報告すると同時に，救急要請を行い緊急受診につなげます。

医師への報告	その場で行う看護ケア
次の項目を確認して医師に報告すると同時に，救急要請を行います。意識レベルの確認にはJCSを参照してください。 ①意識レベル（3-3-9度） ②尿の性状	①救急要請をする ②応急処置をする

Yes 意識障害が認められなかったら！

Q4に進んでください。

プラスα 脱水の主な原因と症状

表1のように，脱水は大きく三つに分けられます。実際に臨床で多いのは混合型脱水です。このフローチャートでは，脱水の種類を分類することを目的にしていませんが，それぞれの原因と主な症状は頭の片隅に置いておきましょう。

表1　脱水の主な原因と症状

脱水の分類	水欠乏型脱水（高張性脱水）	ナトリウム欠乏型脱水（低張性脱水）	混合型脱水（等張性脱水）
主な原因	発汗，発熱，多尿などによる水分喪失や，水分摂取量の減少	嘔吐や下痢などによる消化液喪失など	
主な症状	口渇	循環血漿量低下に伴う血圧低下や頻脈などの特徴的な症状が先行する	初期から口渇，全身倦怠感，脱力感，尿量減少が出現する

Q4 中〜軽度の脱水を疑う5項目の状態は？

< 身体症状 >
すべてに該当
❶口渇なし
❷72 時間以内に尿量減少なし
❸体温 38.5℃以下もしくは通常体温＋1.5℃以内
❹粘膜・皮膚乾燥なし
❺脱力感なし

Yes → Q5に進む

No → c. 中〜軽度の脱水状態

ゴール 随伴症状から脱水の程度を見抜く！

尿量が1日あたり 4000 mL 以下であっても，そもそも飲水量が1日あたり 500 mL 以下であれば，すでに脱水の可能性が高いと考えられます。ここでは，脱水に伴う随伴症状を確認することで，中〜軽度の脱水状態にあるかどうかを判断します。

アセスメントテクニック

進め方 5項目を順に確認していく

STEP❶ 口渇

「喉は乾いていませんか？」「お水を飲みたくはありませんか？」などと，口渇がないかを患者さんに確認します。

STEP❷ 72 時間以内の尿量減少

変化や経過を見るための時間軸を 72 時間（3 日間）以内として，尿量の減少をトイレの回数や尿の性状から把握します。

例えば，「以前と比べて，ここ 3 日間のトイレの回数は減っていませんか？」「以前と比べて，ここ 3 日間のおしっこの色が濃くなったと感じていませんか？」「以前と比べて，ここ最近 3 日間のおしっこのにおいがきつくなったと感じませんか？」などと，トイレの回数やそのときの尿の様子を，患者さん本人や家族から聞き取ります。

STEP 3 体温 38.5℃以下，もしくは通常体温＋1.5℃以内

体温測定で発熱の有無を確認します。発熱も水分排出の一要因なので，脱水につながっています。

STEP 4 粘膜・皮膚乾燥

口腔，咽喉，鼻腔など，観察しやすい粘膜や皮膚が乾燥していないか確認します。

STEP 5 脱力感

脱力感の有無を確認します。

理 由

次のすべてに該当する場合には，Q5に進んで脱水の原因を探り，改善につなげます。一つでも該当しなければ，中～軽度の脱水状態にあると判断して対応します。

STEP 1 口渇なし

喉の渇きを訴える場合や水を飲む回数や量が増えている場合は，口渇ありと判断します。ただし，高齢者は口渇の感じ方が鈍いので，自覚症状がない場合もあります。

そこで，口腔内粘膜の乾燥状態もあわせて確認します。口腔内の乾燥が認められれば，中～軽度の脱水状態にあると判断します。

STEP 2 72 時間以内に尿量減少なし

72 時間（3 日間）以内に，排尿回数の減少，色やにおいの強化など尿の濃縮がある場合には，72 時間以内の尿量減少を「あり」と考え，中～軽度の脱水状態にあると判断します。

STEP 3 体温 38.5℃以下，もしくは通常体温＋1.5℃以内

発熱が認められれば，中～軽度の脱水状態にあると判断します。

STEP 4 粘膜・皮膚乾燥なし

粘膜や皮膚の乾燥が認められれば，中～軽度の脱水状態にあると考えられます。

なお，皮膚に張り（緊張）があるかどうかをみるツルゴールの確認（p77参照）でも，脱水の程度がわかります。脱水状態になっていると，皮膚を軽くつまんでも張りがなく，しわが寄ったままでなかなか元に戻りません。

ツルゴール反応がわかりにくい場合は，脇の下を触ってみます。脱水になると汗が出なくなり，乾燥しているので，これを判断の目安とします。

STEP 5 脱力感なし

脱水の随伴症状の一つが脱力感です。脱力感があれば，中～軽度の脱水状態にあると考えられます。

CHECK BOX

- □ 口渇なし
- □ 72 時間以内に尿量減少なし
- □ 体温 38.5℃以下，もしくは通常体温＋1.5℃以内
- □ 粘膜・皮膚乾燥なし
- □ 脱力感なし

アクション

No 中～軽度の脱水状態と判断したら！

医師に報告するとともに，脱水状態を改善する看護を行います。

医師への報告	その場で行う看護ケア	教育指導
次の項目を確認して医師に報告します。 ①口渇　□ある　□ない ②粘膜・皮膚乾燥　□ある　□ない ③倦怠感　□ある　□ない	①水分摂取の援助 ②清潔の援助	①情報提供 ②自己管理方法指導 ③家族指導

Yes 5 項目すべてに該当したら！

Q5 に進んでください。

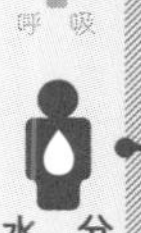

水 分

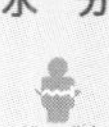

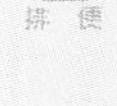

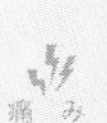

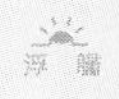

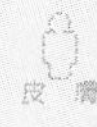

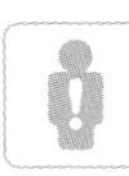

脱水について

人体の60%は水からできています。

この水を，絶えず出入りをしている池のようなものだと考えてください。出たり（尿・汗など），入ったり（飲水・食事など）すること。これを水分出納と呼んでいますが，もちろん，いつもぴったり同じ水量になるものではありません。

もしも，このバランスが大きく崩れて池の水が干上がってしまったら…。そうです。「脱水」となり，さまざまな症状が出現することに!!

（尿量減少/意識レベル低下/発熱/食欲低下/頻脈　等々）

でも皆さんは，運動をして，たくさん汗をかいたからといっても，そう簡単には脱水にならないですよね。

なぜかというと，成人は大きな池をもっているので，少しくらい水位が下がっても問題にならないくらいにゆとりがあるからなのです。

では，高齢者と赤ちゃんはどうでしょう？

高齢になると，もともとの水位が低いうえに（肌も乾燥傾向ですよね），さまざまな理由（「トイレに行くことが大変」「のどが渇いたと自覚しにくい」など）により飲水量が不足しがちで，池が干からびてしまう危険が高いのです。

逆に赤ちゃんは，もともとの水位は高いのですが（お肌はぴちぴち，もちもち！），そもそもの池が小さいから危なっかしい。

本書に掲載しているフローチャートでは，なるべく数値化して，池の水位を確認しようとしています。

感覚ではなく，誰もが使えるモノサシ（数値化）を使って，脱水に目を光らせましょう。

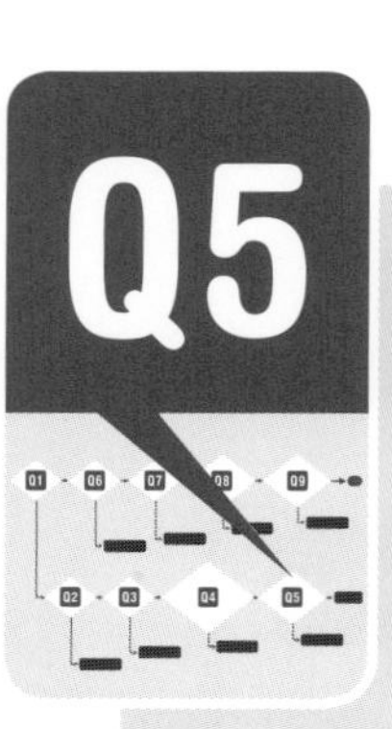

脱水のリスク状態の要因を確認する４項目の状態は？

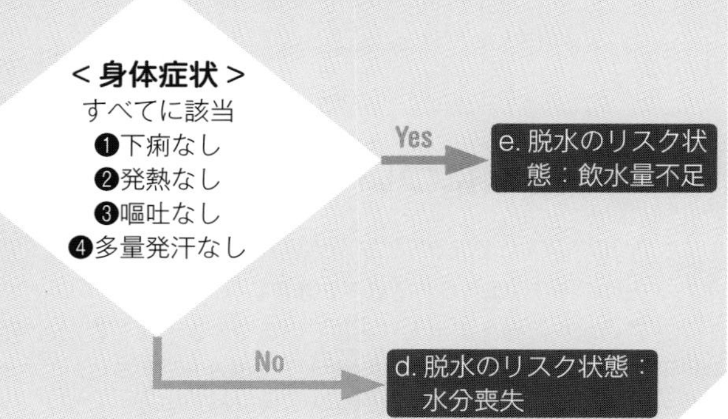

ゴール 脱水のリスク状態を見抜く！

尿量が 1 日あたり 4000 mL 以下であっても，そもそも飲水量が 1 日あたり 500 mL 以下であれば，すでに脱水のリスクがある状態と考えられます。ここでは，脱水のリスク状態となる要因を探し，症状改善につなげます。

アセスメントテクニック

進め方 4 項目を順に確認していく

「下痢症状」「発熱」「嘔吐」「多量の発汗」について確認します。

理　由

STEP❶ 4 項目すべての症状がない場合

「下痢症状」「発熱」「嘔吐」「多量の発汗」の 4 項目すべてについて症状がない場合には，飲水量不足による脱水のリスク状態にあると判断します。

STEP❷ いずれか一つでも症状がある場合

「下痢症状」「発熱」「嘔吐」「多量の発汗」の 4 項目のうち，いずれか一つでも該当する症状があるようならば，水分喪失による脱水のリスク状態にあると判断します。

CHECK BOX

- □ 下痢なし
- □ 発熱なし
- □ 嘔吐なし
- □ 多量発汗なし

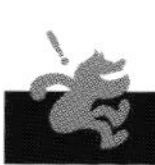

アクション

No 水分喪失による脱水のリスク状態と判断したら！

水分喪失による脱水のリスク状態として医師に報告するとともに，早急な医療の受診につなげます。また，治療方針に応じた生活環境となるように調整し，適切な量の水分摂取ができるように患者さんと家族を支援します。

医師への報告	その場で行う看護ケア	教育指導
報告の際は，脱水状態の徴候を示す以下の5項目についての確認結果もあわせて伝え，指示を仰ぎます。 ①下痢 □ある □ない ②嘔吐 □ある □ない ③口渇感 □ある □ない ④皮膚・粘膜の乾燥 □ある □ない ⑤倦怠感 □ある □ない	①水分摂取の援助 ②清潔の援助	①情報提供 ②自己管理方法指導 ③家族指導

Yes 飲水量不足による脱水のリスク状態と判断したら！

飲水量不足による脱水のリスク状態として，適切な水分摂取ができるように患者さんと家族への支援や指導などを行います。

その場で行う看護ケア	教育指導
①水分摂取の援助 ②環境調整 ③精神的支援	①情報提供 ②自己管理方法指導 ③家族指導

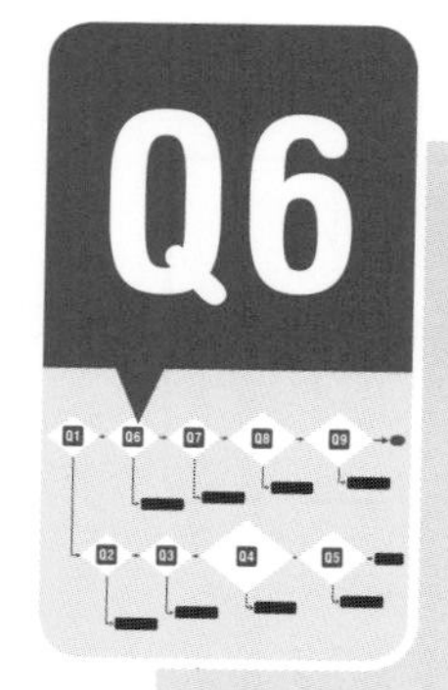

尿量は1日あたり500 mL以上か？

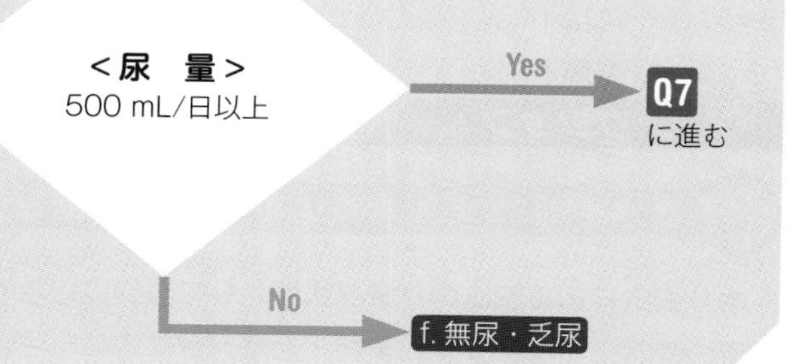

ゴール 尿量から水分出納のバランスをみる！

「水分」のフローチャートでは，水分出納（経口摂取量と排泄量）のバランスが一定に保たれているか判断するのが大きな目的です。Q1でYesのときは，次に排泄する尿量から水分出納バランスを確認します。

アセスメントテクニック

進め方 患者さんの尿量を把握する

トイレの回数やそのときの尿量などについて，患者さん本人や家族から聞き取り，1日のおおよその尿量を推測・判断します。500 mL/日以上ある場合はQ7に進み，以下であれば無尿・乏尿として対応します。

理由

尿量は摂取した水分量によって変動します。ここでは，1日に必要な飲水量を500 mL以上としているので，これを下回る場合は問題ありと判断します。

STEP 1 無尿・乏尿

無尿と乏尿の定義は表2の通りで，いずれも直ちに適切な対応が求められます。

STEP 2 無尿・乏尿の原因

表2 無尿と乏尿

無尿	尿量が100 mL以下/日になった状態(尿がつくられていない状態)	腎機能低下の可能性があり，緊急性が高い
乏尿	尿量が400 mL以下/日，あるいは20 mL以下/時間になっている状態	体内の代謝物の蓄積が起こり，放置すれば尿毒症に至る

原因としては「腎前性」「腎性」「腎後性」という三つが考えられます。

①腎前性：腎臓への血液供給量が低下して，糸球体濾過量が減少することで尿の生成量も減少します。

②腎性：腎実質機能障害で尿の生成が減少します。

③腎後性：尿路（腎盂・尿管）の閉鎖により，尿は生成できていても膀胱内に流出しないため，結果的に尿量が減少します。また，この状態が長く続くと，不可逆的な腎実質機能障害をきたし，尿の生成も減少します。

STEP 3 排尿障害との区別

尿が生成され，膀胱内に貯留されているにもかかわらず排尿できない状態が「尿閉」です。これは排尿障害なので，無尿・乏尿とは区別します。

CHECK BOX

□ 尿量は1日あたり500 mL以上か

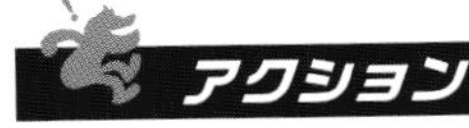

No 無尿・乏尿と判断したら！

その場ですぐに主治医に連絡し，救急要請をして緊急につなげます。

医師への報告	その場で行う看護ケア
無尿あるいは乏尿であることに加え，意識レベル（JCS，p90）を確認し，医師に連絡します。	①救急要請をする ②応急処置をする

Yes 尿量が1日500 mL以上だったら！

Q7に進んでください。

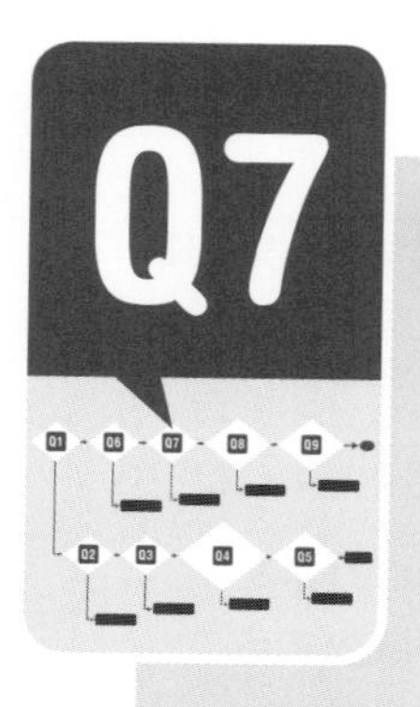

浮腫はないか？

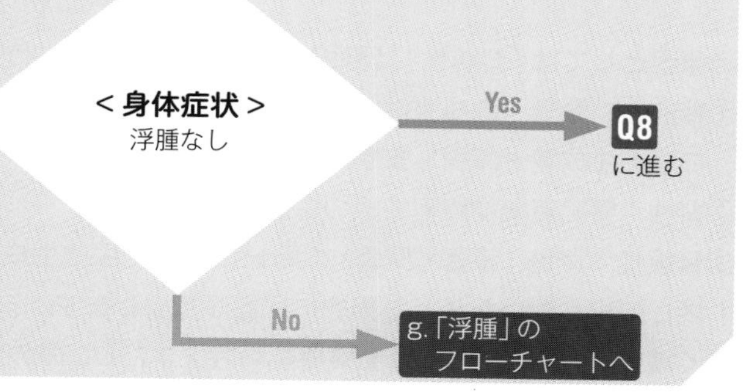

ゴール 身体状態から浮腫の有無を確認する！

飲水量と尿量が最低限の条件をクリアできていると確認できたら，次に浮腫の有無を確認します。

アセスメントテクニック

進め方 問診と触診，飲水量から浮腫の有無を確認する

STEP 1 患者さんに聞く

「むくみがありませんか？」と患者さんに確認します。

STEP 2 触診で浮腫の有無を確認する

自覚症状の聞き取りや観察で確認できない場合は，患者さんの同意を得てから，顔や下肢に指を押しつけて離します。

浮腫があると指の痕が残ります。

STEP 3 飲水量を確認する

浮腫がなければ，Q8 に進んで飲水量をさらに確認します。

浮腫が認められた場合には，「浮腫」のフローチャート（p288）に移動し，問題領域が明確になるまでアセスメントを行います。

理由

浮腫は，毛細血管から組織へ体液が漏出することで起こります。

つまり浮腫は，摂取した水分に比べて排泄した水分量が少なくなっているために，水分の出納（摂取・排泄）バランスが崩れていることを示しています。

高齢者には比較的よく見られる徴候です。原因の推測や緊急性を判断し，的確な看護につなげるために，「浮腫」のフローチャートに移動して，さらにアセスメントを進める必要があります。

CHECK BOX

□ 浮腫はないか

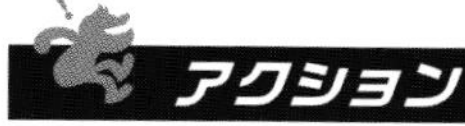

アクション

No 浮腫があったら！

「浮腫」のフローチャートに移動し，問題領域が明確になるまでアセスメントを行います。

Yes 浮腫がなかったら！

Q8 に進んでください。

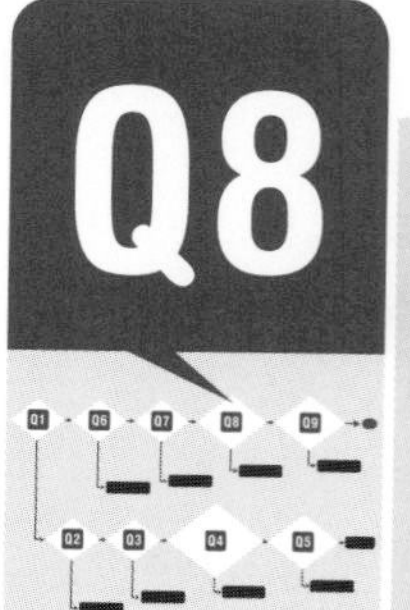

1日の飲水量は必要量に達しているか？

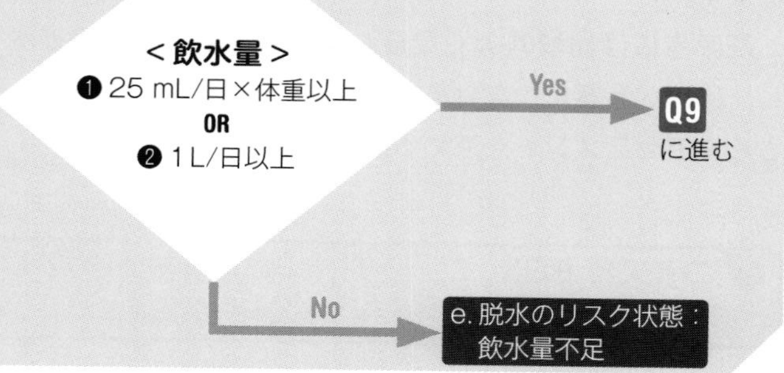

ゴール 飲水量が必要量に足りているか否かを確認する！

飲水量と尿量が一定量確保されて浮腫もないと判断できたら，次に，1日の飲水量が必要量に達しているのかをみます。

必要量に達していなければ，飲水量不足による脱水を招くリスクがあることになります。

アセスメントテクニック

進め方 水分摂取量の目安から脱水のリスク状態を見抜く

脱水にならない飲水量，つまり「1日に必要な水分摂取量」の目安は二つあります。

「25 mL/日×体重以上」，もしくは「1 L/日以上」のどちらかを満たしていれば，Q9 に進みます。

どちらにも該当しない場合には「飲水量不足による脱水のリスクがある状態」と判断し，適切な対応につなげます。

理 由

STEP❶ 「25 mL/日×体重以上」の飲水量

患者さんの体重を確認し，計算式から必要な飲水量の目安を割り出します。その目安を満たしているかどうかを確認します。

STEP 2「1日あたり1L以上」の飲水量

Q1のプラスα（p45）で述べているように，生命維持に必要な水分量は概ね「1L/日」と考えられます。

また，STEP 1の「25 mL/日×体重以上」を体重の多い人に適用すると，常識的には飲めない多量の水分を摂らなくてはならない場合も生じるので，ここでは1日あたり1Lを基準としています。

CHECK BOX
- □ 25 mL/日×体重以上の飲水量か
- □ 1L/日以上の飲水量か

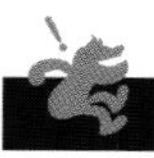

アクション

No 飲水量不足による脱水のリスク状態と判断したら！

1日の飲水量が必要量に達していなかったら，飲水量不足による脱水のリスク状態として判断します。適切な水分摂取ができるように患者さんと家族への支援や指導などを行います。

その場で行う看護ケア	教育指導
①水分摂取の援助 ②環境調整 ③精神的支援	①情報提供 ②自己管理方法指導 ③家族指導

Yes 1日の飲水量が必要量に達していたら！

Q9に進んでください。

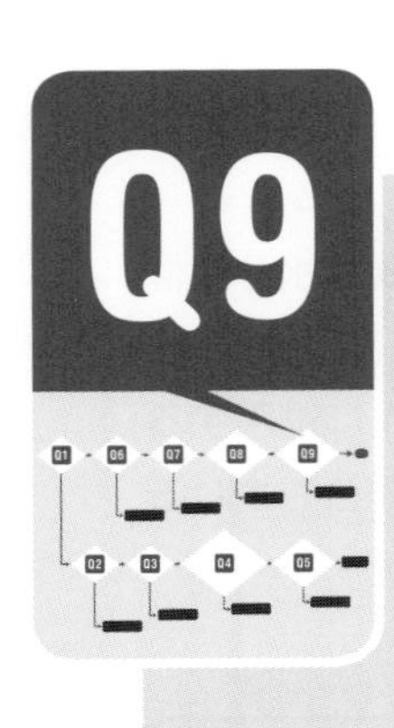

水分喪失による脱水を疑う 4項目の状態は？

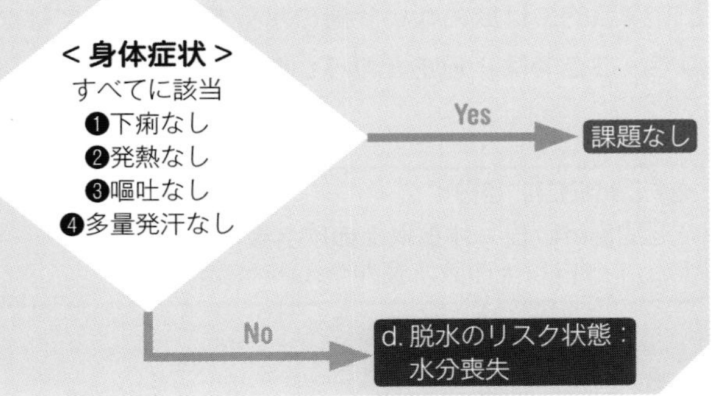

ゴール 脱水のリスク状態を示す身体症状の有無を確認する！

「下痢症状」「発熱」「嘔吐」「多量の発汗」という身体症状4項目から，脱水のリスクとなる身体症状の有無を確認します。

アセスメントテクニック

進め方 脱水のリスク状態を示す身体症状を確認する

水分喪失による脱水を疑う4項目「下痢症状」「発熱」「嘔吐」「多量の発汗」について，確認をしていきます。

理由

「下痢症状」「発熱」「嘔吐」「多量の発汗」という4項目すべてについて症状がない場合には，この時点において，水分出納のバランスで解決しなければならない課題は特にないと判断します。

一方，4項目のうち，どれか一つでも症状があるようであるならば，水分喪失による脱水のリスクがある状態と判断して，対応していくことが必要です。

CHECK BOX

- □ 下痢なし
- □ 発熱なし
- □ 嘔吐なし
- □ 多量発汗なし

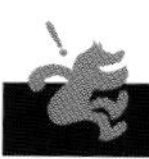

アクション

No 水分喪失による脱水のリスク状態と判断したら！

水分喪失による脱水のリスク状態として医師に報告するとともに，早急な医療の受診につなげます。

また，治療方針に応じた生活環境となるように調整し，適切な量の水分摂取ができるように患者さんと家族を支援します。

医師への報告	その場で行う看護ケア	教育指導
報告の際は，脱水状態の徴候を示す以下の5項目についての確認結果も合わせて伝え，指示を仰ぎます。 ①下痢　□ある　□ない ②嘔吐　□ある　□ない ③口渇感　□ある　□ない ④皮膚・粘膜の乾燥　□ある　□ない ⑤倦怠感　□ある　□ない	①水分摂取の援助 ②清潔の援助	①情報提供 ②自己管理方法指導 ③家族指導

Yes 4項目すべて該当したら！

現時点での課題はありませんが，水分状態の観察は継続します。

3 「代謝」のアセスメント

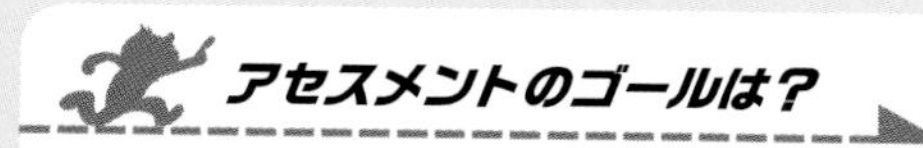

栄養摂取と体内でのエネルギー転化が適切に行われているかを精査し，健やかな食生活を支援します。

■代謝のバランス

私たちの身体は，生命活動を維持・継続させるために，エネルギー源を体内に取り込み，不要になった物を排泄します。こうした体内での変化，つまり代謝の様子は，目には見えません。しかし，取り込む栄養の質や量に問題が生じたり，必要とする量が急激に増減したりすると，身体に変化が現れてきます。

■「見た目」でアセスメント

代謝のフローチャートでは，以下の２点について「見た目」から確認します。

①必要な栄養の質と量が摂れているか
②栄養は体内でエネルギーに転化しているか

言い換えると，代謝の変化が結果として身体に現れる影響を観察し，問題の有無を判断するというわけです。

また，「1週間以内」という時間軸を設定したのは，そうした変化が「急激」に起こったかどうかを判断するためです。

STEP 2 「浮腫の可能性を否定する」という確認

なお，脂肪によって太ったと思える場合でも，「浮腫の可能性を否定する」という確認は必要です。訪問看護の現場では，よりリスクの高い可能性があることを想定して動くべきです。

また，同じ「1週間以内」という時間軸でも，患者さんと一緒に生活している家族の目には，変化として映らないこともあります。

看護師が太って見えると思ったら，患者さんや家族に「そんなことはない」と否定されても，看護師としての知識と経験に基づく直感を信じ，「浮腫」のフローチャートに移動してアセスメントを続けましょう。

CHECK BOX

□1週間以内に急激に太っていないか

アクション

No 急激な肥満があると判断したら！

「浮腫」のフローチャートに移動し，問題領域が明確になるまでアセスメントを行います。

Yes 急激な肥満がなかったら！

Q3に進んでください。

Q3 1週間以内の食事量に変化はないか？

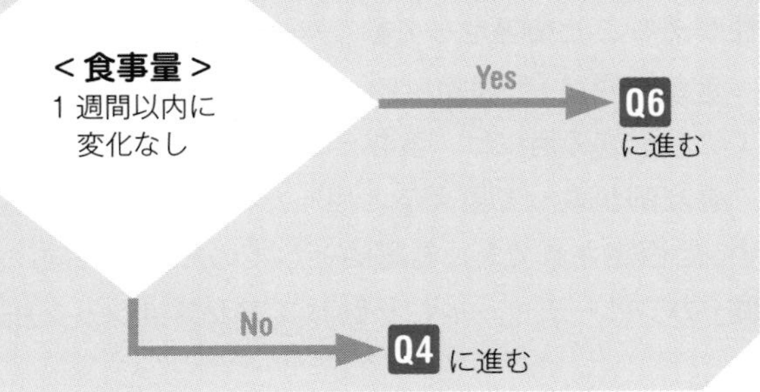

ゴール この食生活で大丈夫か!?　中期的なリスク予測を判断

1週間以内の急激な「やせ」も「肥満」もなかった場合，その次の段階として，ここでは，現状の食生活を継続することで生じる中期的なリスク予測を判断します。

アセスメントテクニック

進め方 さまざまな角度から食事量の変化を把握する

食事量の変化を正確に把握するためには，患者さん本人に尋ねるだけではなく，家族やホームヘルパーなど，患者さんの食事についてよくわかっていると思われる人にも確認します。

食に関するキーパーソンがいない場合には，連絡ノートの活用など，情報を得るための手段を考えることも看護師の重要な業務です。

STEP 1 量の変化を聞き取る

「この頃，食べる量が減ってきたとか，逆に，たくさん食べると感じたことはありますか？」などと聞いていきます。

なお，量の変化を聞き取る際には，その患者さんの「基準となる普通」の量を知ることが大事です。

いつも使っているご飯茶碗を見せてもらい，その患者さんにとっての

「普通」や「大盛り」「少なめ」がどのくらいの量なのかを把握しましょう。

また，食事量には間食も含まれます。間食の有無，内容，量についても確認します。

STEP 2 食事内容や傾向を聞き取る

「同じものばかりを好んで食べるなど，気になることはありますか？」なども確認します。

理由

食事量に変化がない場合には Q6 に進み，「必要量が吸収できているのか」を追求します。

食事量に変化がある場合には次の Q4 で，さまざまな視点からその影響を精査します。

CHECK BOX

□ 1週間以内の食事量に変化はないか

アクション

No 1週間以内の食事量に変化があったら！

Q4 に進んでください。

Yes 1週間以内の食事量に変化がなかったら！

Q6 に進んでください。

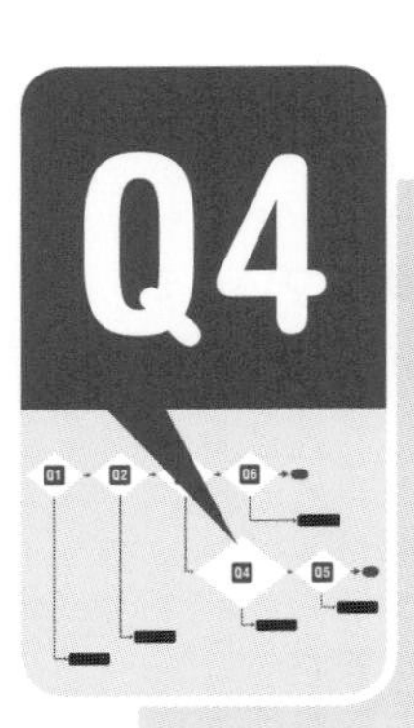

Q4 栄養不良を確認する6項目の状態は？

＜栄養状態＞
すべてに該当
❶活動性の低下なし
❷皮膚乾燥・点状出血・脆弱・創傷治癒遅延なし
❸浮腫なし
❹口腔粘膜異常なし
❺爪/毛髪異常なし
❻筋肉の減少なし
Yes
Q5 に進む
No
c. 栄養不良

ゴール

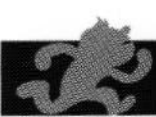

栄養不良に陥っていないかを見抜く！

見た目には大きな変化がないのに食事量が変化しているという場合には，次の段階として，さまざまな観点から栄養状態を評価し，栄養不良に陥っていないかどうかを判断します。

アセスメントテクニック

進め方 栄養不良を疑う6項目から栄養状態を確認する

異常の有無を判断する際には，患者さんの年齢・病名・生活状況などを考慮しながら，栄養状態のトラブルによるものかどうかを考えます。どのように考えを進めていけばよいのか，いくつかの例をあげました。

①活動性の低下

次のような変化が見られたら「活動性の低下」があると判断して「No」へ。

- 起きていても，横になっているか，座っている時間が増えた。
- 行動する時間や量が減少した。
- 転倒などケガをすることが多くなった。
- 趣味や興味のあったことに対しても，関心が薄くなった。

②皮膚の状態

〈乾燥〉

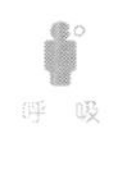

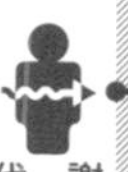
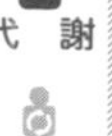
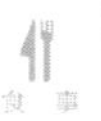

高齢者の皮膚は乾燥しがちです。
・少し乾燥しているけれど，年齢に比して張りもつやもあると思われるような場合には許容範囲とする。
・ツルゴール反応（図1，p77）などを見て，水分不足や脱水の疑いがある場合は迷わず「No」へ。

〈点状出血〉
・2 mm以下の点状の紫斑などが皮膚に見られたら，「点状出血あり」と判断して「No」へ。

〈脆弱〉
・少しの刺激でも傷やアザができやすいようなら，「皮膚脆弱あり」と判断して「No」へ。

〈創傷治癒遅延〉
・いつまでたっても傷が治らない場合は，「創傷治癒遅延あり」と判断して「No」へ。

③浮腫
浮腫があれば，「No」へ。

④口腔粘膜の異常
・口内炎などがある場合には，「異常あり」と判断する。
・ただし，例えば義歯が合わなくてうっかり噛んでしまって口内炎が生じたというような場合には，「異常あり」とはしないで，歯科受診につなげる。

⑤爪/毛髪の異常
栄養状態の変化（低アルブミン：タンパク質不足）は爪や毛髪に現れます。
・爪が割れやすくなっていたり，脆弱化して中央が落ちくぼんだスプーンネイル（さじ状爪，図2，p77）になっていたら，「異常あり」と判断して「No」へ。
・抜け毛の量が増えてきたら，「低栄養」を疑い，「No」へ。

⑥筋肉の減少
次のような変化が見られたら，「筋肉の減少」と判断して「No」へ。
・以前に比べ，歩く速度が遅くなった。
・手すりや壁をつたわらずに階段を昇れない。
・握力が弱くなった。

理由

患者さんが入院中であれば，栄養状態を示す総タンパクやアルブミン，脂質などの血液検査データを見ます。しかし，訪問看護の現場ではこうした血液検査のデータに頼ることはできません。そのため，栄養不良状態に陥ると出現する症状を念頭に置き，一つずつ確認していく必要があります。きちんと栄養の摂取や吸収ができていなければ，ここであげた6項目のうちのいずれかに，異変のサインが出ています。

CHECK BOX

- ☐活動性の低下なし
- ☐皮膚乾燥・点状出血・脆弱・創傷治癒遅延なし
- ☐浮腫なし
- ☐口腔粘膜異常なし
- ☐爪/毛髪異常なし
- ☐筋肉の減少なし

アクション

No 栄養不良の疑いがあったら！

医師に報告するとともに，配食サービス利用やホームヘルパーへの指示（食事づくりなど生活支援の場合）など，栄養状態を改善するための調整をケアマネジャーに依頼します。また，適切な食事の量と内容を確保できるよう，患者さんと家族への支援や指導などを行います。

医師への報告	その場で行う看護ケア	教育指導
栄養不良に陥っている可能性について，状況とともに報告します。	①食事環境調整 ②精神的支援 ③ケアマネジャーへ調整依頼	①情報提供 ②家族指導 ③自己管理方法指導

Yes 栄養不良を確認する6項目に問題がなかったら！

Q5に進んでください。

図1　脱水の確認方法

○脇の下の確認

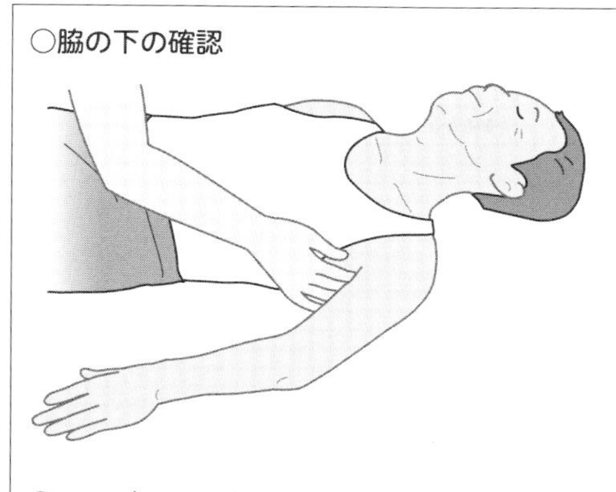

脇の下を触ってみましょう。ここは通常，汗で湿っているところなので，乾いている場合は脱水を疑います。

○ツルゴール反応による確認

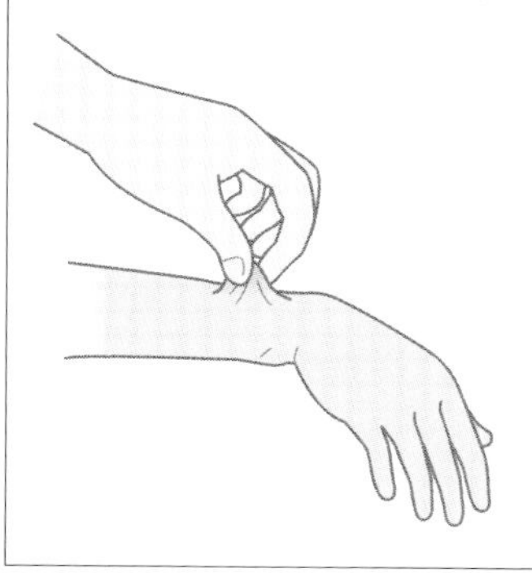

ツルゴール反応を見て，脱水を確認する方法もあります。手の甲や前腕の皮膚を軽くつまんでみましょう。2秒以内に元に戻ればよいですが，3秒以上戻らなければ，脱水の疑いがあります。

図2　さじ状爪

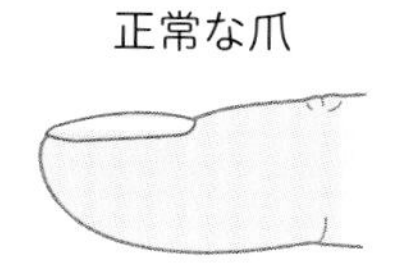

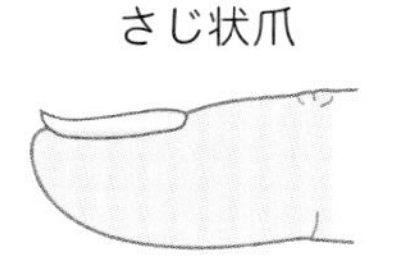

爪の中央がへこみ，先が反り返ってスプーン状になった「さじ状爪」。スプーンネイルとも呼ばれています。指先に力の入る仕事をする人や，爪を短く切りすぎてもこのようになることがありますが，訪問看護の現場でこの爪を見たら，鉄欠乏性貧血を疑います。

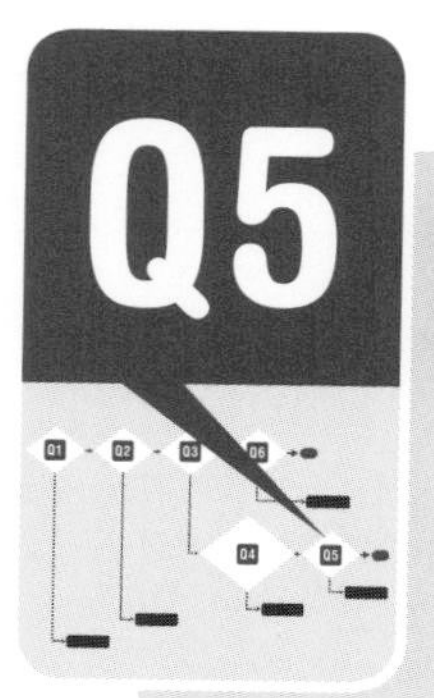

健康状態は改善方向にあるか？

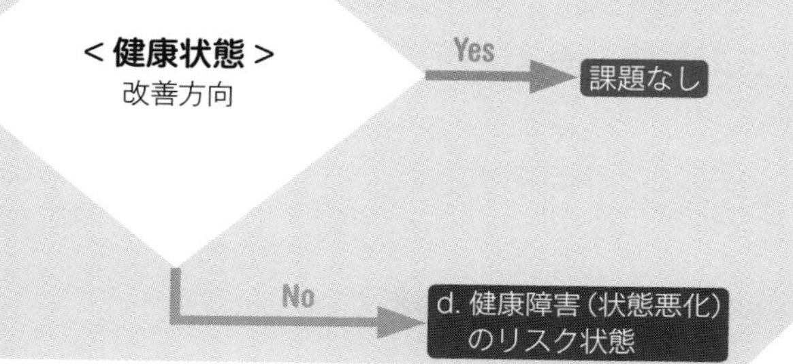

ゴール この食生活で大丈夫か !?　健康状態の課題を見抜く

このままの食生活を続けて，健康状態が改善方向に向かっていくのかどうかを判断します。なぜなら，Q4のアセスメント結果で「栄養状態に問題があるという身体所見はなし」となっても，そもそも患者さんに食事量の変化があるので，今後の健康状態悪化のリスクを判断する必要があるからです。

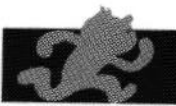

アセスメントテクニック

進め方 健康状態を見極めて判断する

STEP 1 課題の有無を判断

健康状態が改善方向と判断した場合には，解決すべき課題はありません。改善方向にないと考えられる場合には，健康障害（状態悪化）のリスク状態として対応します。

STEP 2 判断しにくい場合

１回の訪問看護でどちらとも判断しにくい場合には，安全を考慮して「No」に進み，調整を図りながら経過を観察します。

対象となっている患者さんは，急激なやせも浮腫もなく，食事量に変化はあっても身体症状にはその影響が現れていないので，早急に介入が必要なケースではありません。慌てず，冷静に経過を観察しましょう。

理由

急激なやせも浮腫もなく，食事量の変化はあっても栄養状態に問題がなければ，このままの食生活を続けても健康状態が悪化する可能性が低いことから，「代謝における課題なし」と判断します。

改善方向にないと判断した場合には，「健康障害（病状悪化）のリスク状態」と判断し，食生活の見直しを図ります。

CHECK BOX

□ 健康状態が改善方向か

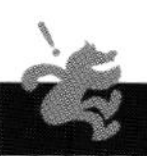

アクション

No 健康障害（状態悪化）のリスク状態と判断したら！

健康状態が改善するように，しっかりと栄養を摂取できるようにしなければなりません。適切な食事の量と内容の確保について，患者さんと家族への支援や指導などを行います。

その場で行う看護ケア	教育指導
①食事環境調整 ②精神的支援	①情報提供 ②自己管理方法指導 ③家族指導

Yes 健康状態が改善方向にあったら！

現時点での課題はありませんが，観察は継続します。

Q6 下痢はしていないか？

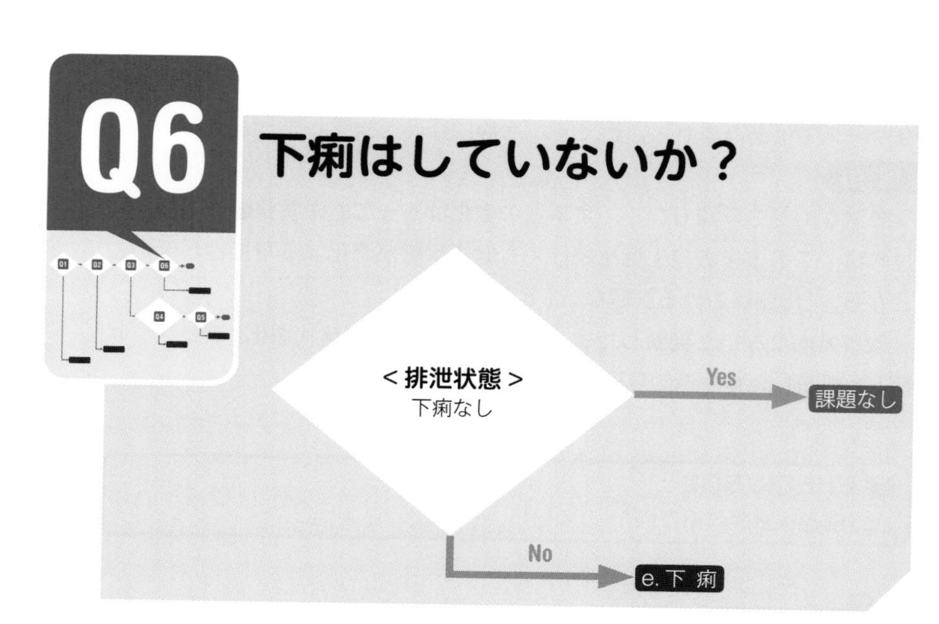

ゴール　**排泄の様子を確認して栄養必要量の吸収状態を評価**

見た目に変化がなく（Q1），また，1週間以内に食事量の変化がなかった（Q3）場合，次は排泄状態を確認します。下痢の有無を尋ねるのは，「食べてはいるが，栄養必要量の吸収ができていない」というリスクを排除するためです。

アセスメントテクニック

進め方 下痢の有無を確認

下痢の有無を確認します。なお，栄養の吸収を妨げる要因の一つに「嘔吐」がありますが，このQ6ではすでに「食事量に変化がない」と評価された人を対象としているので，指標から除外しています。

理 由

STEP 1 下痢がない場合

消化・吸収が正常に働いて細胞に栄養を取り込んでおり，エネルギーに変換もできていると判断し，代謝のアセスメントを終了します。

STEP 2 下痢がある場合

「食べてはいるが，栄養必要量の吸収ができていない」と考えられます。下痢による健康状態悪化として，早急な受診と下痢症状の改善が必要です。

プラスα　訪問看護の視点：下痢は「代謝の異常」

訪問看護の現場では，長年にわたる不消化便や泥便という患者さんを多く見かけます。しかし，残念なことに，「いつもこうだから」と放置されているケースが少なくありません。

また，看護の課題となっても「殿部の皮膚の清潔」や「気持ちよく排便する」などのアプローチに偏りがちでもあります。下痢を「代謝の異常」とキャッチして，健康状態の改善につなげる看護の視点が必要です。

CHECK BOX

- □ 下痢はしていないか

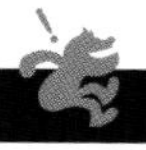

アクション

No　下痢があると判断したら！

医師に報告するとともに，早急な受診と下痢症状の改善が必要です。

医師への報告	その場で行う看護ケア	教育指導
報告の際は，下痢の随伴症状として以下の５項目についての確認結果もあわせて伝え，指示を仰ぎます。 ①腹痛（程度も具体的に伝える）　□ある　□ない ②嘔気・嘔吐　□ある　□ない ③腸蠕動音聴取　□ある　□ない ④腹部膨満感　□ある　□ない ⑤肛門周囲や皮膚のトラブル（程度も具体的に伝える）　□ある　□ない	①水分摂取の援助 ②排泄の援助 ③体温 ④薬剤管理	①情報提供 ②自己管理方法指導 ③家族指導

Yes　下痢がなかったら！

現時点での課題はありませんが，観察は継続します。

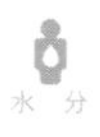
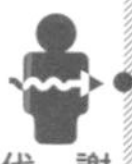
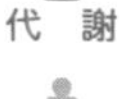

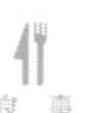

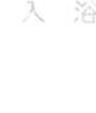

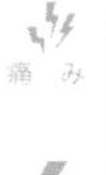
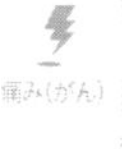

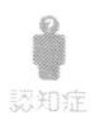

4 「循環」のアセスメント

アセスメントのゴールは？

「心不全」を最大のリスク状態として想定しながら，生命維持に欠かせない酸素その他を全身に運ぶ「循環」機能が，正常に働いているかを見抜きます。

■循環のアセスメントで「危機管理」

生命を維持するしくみの一つとしての循環は，在宅療養に存在する“医療の空白時間”を安心・安全に過ごしてもらうための，危機管理を目的としたアセスメント項目です。

■循環の要は「心臓のポンプ機能」

心臓と血管から構成される循環器は，血液を循環させながら酸素や栄養素を身体の隅々まで届け，組織から老廃物を運び出しています。この循環という生命維持のしくみでは，血液を送り出す心臓のポンプ機能が重要な役割を果たしています。

■循環のアセスメント

循環のアセスメントでは，心臓がそのポンプ機能を十分に果たしているかどうかを見ていきます。

①循環と呼吸はセットで評価

フローチャートは，呼吸状態の観察からスタートします。なぜ，循環のアセスメントが呼吸から始まるのでしょうか？　呼吸で酸素を取り込んでも，循環器がしっかり働かないと酸素は全身に届きません。このように，呼吸器と循環器は車の両輪のように，どちらも欠くことのできない密接な関係にあるからです。

②心臓のポンプ機能障害

循環の要は，心臓のポンプ機能です。その機能障害が，現在あるのかないのか？　あるとしたらその程度は軽いのか重いのか？　循環のアセスメントではこれを判断します。

③緊急度の有無

最も緊急度が高いのは，呼吸状態が安楽ではなく，意識レベル低下を認めた場合です。即救急対応することをそのプロトコルの中で指示しています。

逆に，呼吸が安楽で，浮腫もなく，心不全の初期症状を想定した観察項目すべてに問題がなければ，循環についてその時点では「次回訪問までの課題なし」と判断します。

■看護計画

症状の出現時期，呼吸音，体温などを判断指標とし，心臓のポンプ機能について障害の程度を判断し，看護計画に結びつけます。

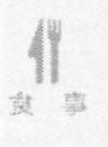

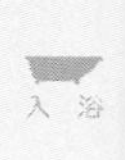

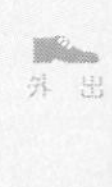

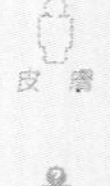

「循環」のフローチャート

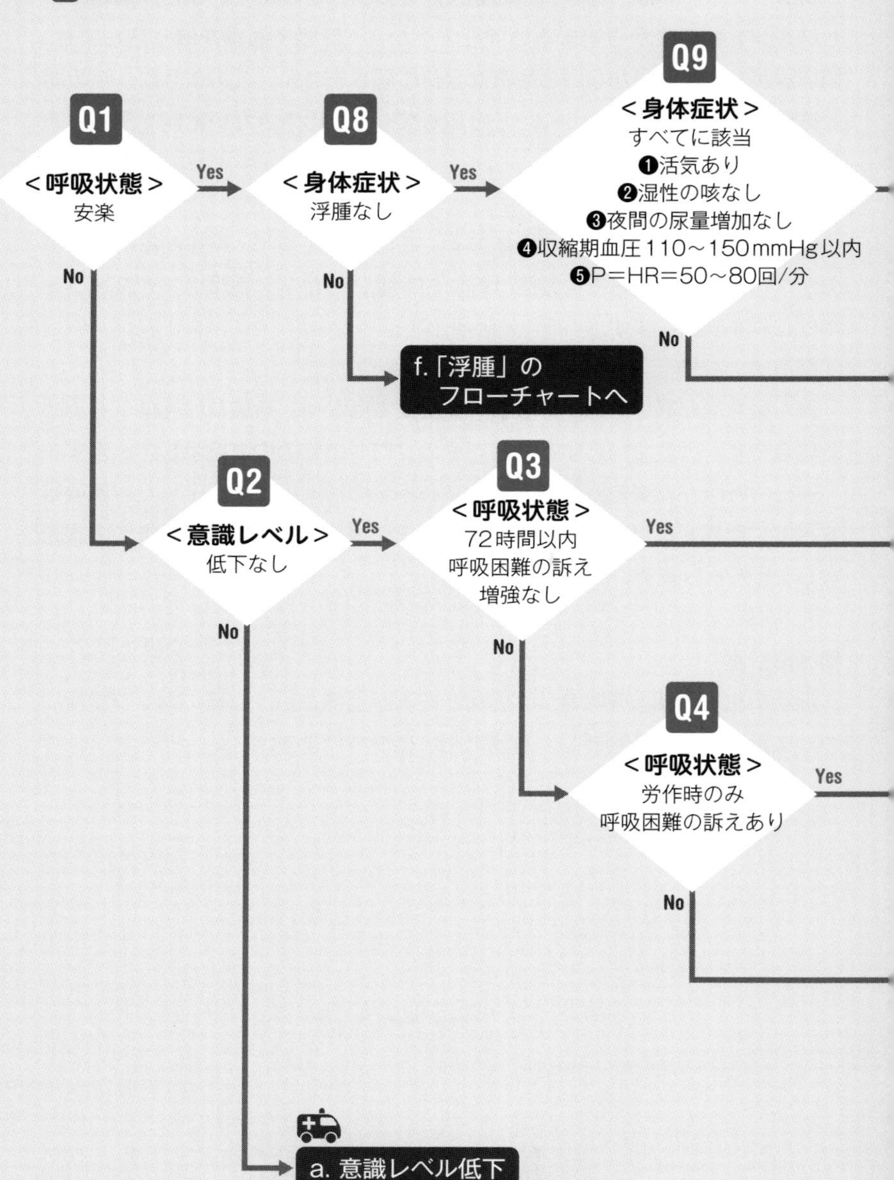
Q1
＜呼吸状態＞
安楽
Yes
No
Q8
＜身体症状＞
浮腫なし
Yes
No
Q9
＜身体症状＞
すべてに該当
❶活気あり
❷湿性の咳なし
❸夜間の尿量増加なし
❹収縮期血圧110～150mmHg以内
❺P＝HR＝50～80回/分
No
f.「浮腫」の
フローチャートへ
Q2
＜意識レベル＞
低下なし
Yes
No
Q3
＜呼吸状態＞
72時間以内
呼吸困難の訴え
増強なし
Yes
No
Q4
＜呼吸状態＞
労作時のみ
呼吸困難の訴えあり
Yes
No
a. 意識レベル低下

呼吸
水分
代謝
循環
食事
排便
トイレ
入浴
外出
眠り
痛み
痛み(がん)
浮腫
皮膚
認知症

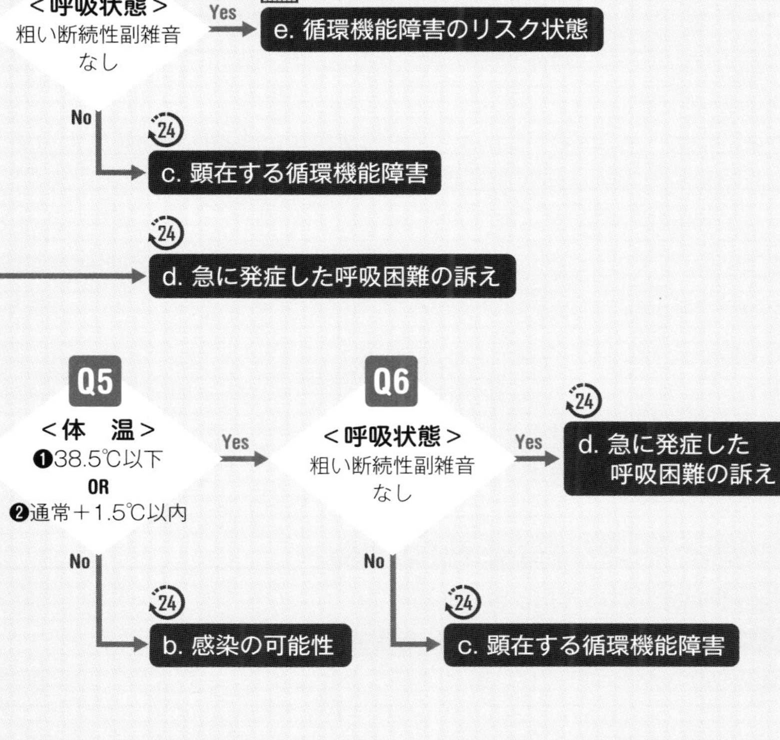
Yes
課題なし
e. 循環機能障害のリスク状態
Q7
<呼吸状態>
粗い断続性副雑音
なし
Yes
e. 循環機能障害のリスク状態
No
24
c. 顕在する循環機能障害
24
d. 急に発症した呼吸困難の訴え
Q5
<体　温>
❶38.5℃以下
OR
❷通常＋1.5℃以内
Yes
Q6
<呼吸状態>
粗い断続性副雑音
なし
Yes
24
d. 急に発症した
呼吸困難の訴え
No
24
b. 感染の可能性
No
24
c. 顕在する循環機能障害

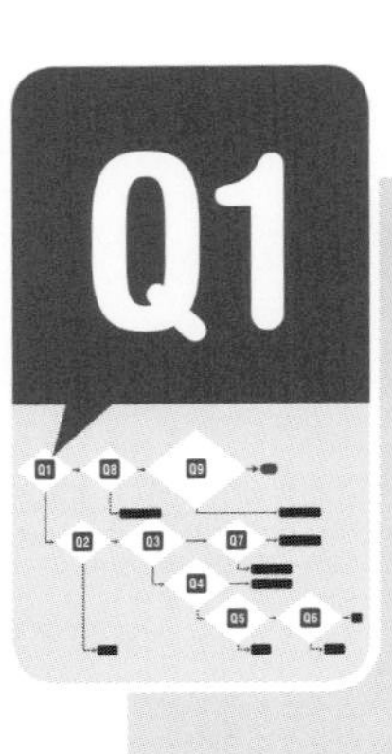

呼吸状態が安楽であるか？

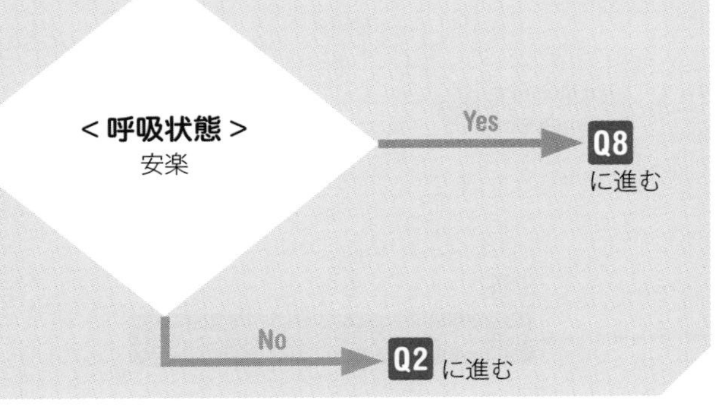

ゴール 呼吸状態から循環機能の低下を見抜く！

患者さんの呼吸状態に問題があっても，その原因が呼吸器にあるとは限りません。循環器に問題が生じている可能性があることも念頭に置いてください。

循環機能について確認するのにあたって最初に呼吸の状態をみるのは，呼吸の状態が循環機能の低下を示す非常に重要なサインと考えられるからです。

酸素を取り込む「呼吸」とそれを運ぶ「血液」，そして，その血液を全身に届ける「循環」。この三つの機能が正常に機能することで，身体の隅々にまで酸素が供給されるのです。

したがって，循環という視点で「呼吸が安楽ではない」ということは，「心臓のポンプ機能が低下しているために身体への酸素供給が不足している」サインと考えられます。

アセスメントテクニック

進め方 自覚症状の確認と客観的観察

STEP 1 患者さんが「呼吸困難」を自覚しているかをチェック

脈を取りながら「息苦しい感じはありませんか？」と声をかけ，患者さんが息苦しさを自覚している場合には呼吸状態は安楽ではないと判断し，Q2に進んでください。

STEP❷ 客観的に呼吸状態を確認する

患者さんが「苦しくない」と言う場合でも，表情や動作から呼吸状態が安楽ではないと推測・判断できるようなら，Q2に進んでいくほうがよいでしょう。

STEP❸ 自覚症状と客観的観察から判断する

STEP❶・❷から「呼吸状態が安楽である」と確認できた場合には，Q8に進みます。

理由

「息苦しい」という訴えや患者さんにその自覚がないときでも，呼吸不全の場合があります。呼吸に問題があっても，緩やかに進行すると身体が慣れてしまい，患者さん自身が息苦しさを感じないことがあるからです。

自覚症状の有無を聞き取るだけではなく，表情や動作の観察からも，呼吸が安楽かどうかを判断するようにしましょう。

CHECK BOX

□ 呼吸状態が安楽であるか

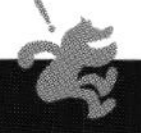

アクション

No 呼吸状態が安楽ではないと判断したら！

Q2に進んでください。

Yes 呼吸状態が安楽であったら！

Q8に進んでください。

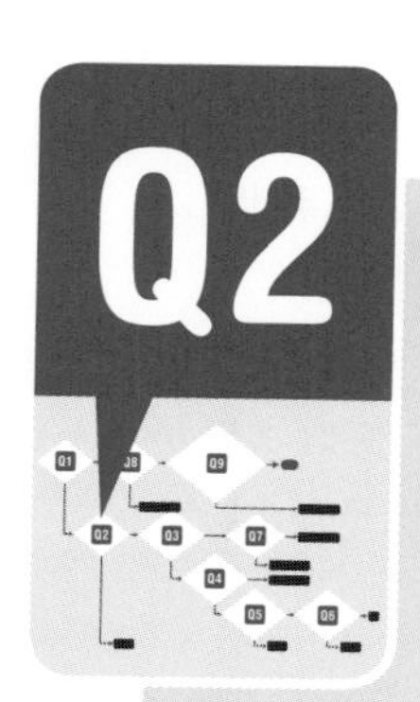

意識レベルの低下はないか？

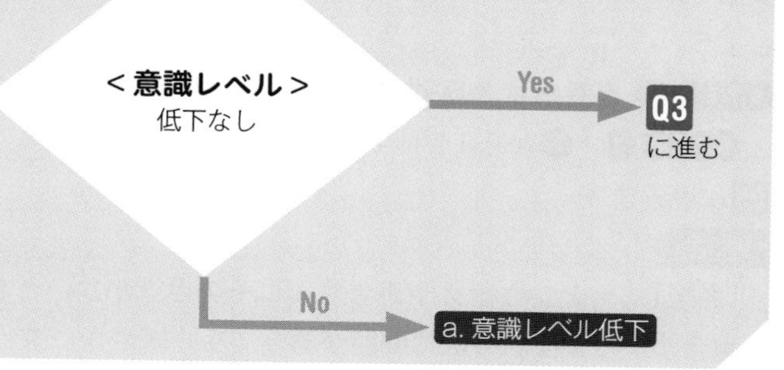

ゴール 意識レベルが低下していたら緊急医療につなぐ！

意識レベルの低下をみるのは，危機管理が目的です。意識レベルが低下していたら緊急医療につなげます。

アセスメントテクニック

進め方 意識レベルの低下の確認と緊急医療

STEP 1 意識レベルの低下の有無を確認

Q1で「No」の場合，意識レベルの低下の有無を確認します。意識レベルについては，ジャパン・コーマ・スケール（JCS：Japan Coma Scale，表 1，p90 参照）や，グラスゴー・コーマ・スケール（GCS：Glasgow Coma Scale，表 2，p91 参照）を用いて確認します。

呼吸は安楽ではなくとも意識レベルが保たれていれば，「Yes」と判断してQ3に進んでください。

STEP 2 意識レベル低下の場合は緊急医療につなぐ

意識レベルの低下がある場合には医師に報告し，緊急医療の受診につなげます。

理由

在宅療養における危機管理で最も緊急性が高いのは，呼吸状態が安楽ではなく，意識レベルの低下を認めた場合です。中枢神経系や循環の障害があると考えられるので，医師への報告と緊急医療の受診が必要です。

CHECK BOX

□ 意識レベルの低下はないか

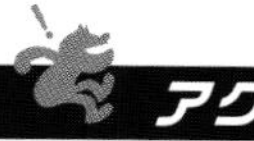

アクション

No 意識レベル低下と判断したら！

その場ですぐに主治医に連絡すると同時に，救急搬送の手配をして緊急医療につなげます。

医師への報告	その場で行う看護ケア
意識レベルが低下していることに加え，次の項目を確認して伝えます。 ①浮腫　□ある　□ない ②頸静脈怒張　□ある　□ない ③咳嗽　□ある　□ない ④喀痰　□ある　□ない	①救急要請をする ②応急処置をする

Yes 意識レベルの低下がなかったら！

Q3に進んでください。

表1　ジャパン・コーマ・スケール(JCS)

III．刺激しても覚醒しない		II．刺激すると覚醒する*		I．覚醒している	
300	まったく動かない	30	痛み刺激でかろうじて開眼する	3	名前，生年月日が言えない
200	手足を少し動かしたり顔をしかめる（除脳硬直を含む）	20	大きな声または体を揺さぶることにより開眼する	2	見当識障害あり
100	はらいのける動作をする	10	普通の呼びかけで容易に開眼する	1	清明とはいえない

*覚醒後の意識内容は考慮しない
R：不穏，I：糞尿失禁，a：自発性喪失を別に表示する（例：30-R，3-I，3-a）
（山内豊明：フィジカルアセスメントガイドブック，第２版，192，医学書院，2011. より）

プラスα ジャパン・コーマ・スケール（JCS）

意識レベルの低下がある場合，その程度や経過（変化）を客観的に評価しなくてはなりません。

表１のジャパン・コーマ・スケール（JCS：Japan Coma Scale）は，急性期にある意識障害患者の状態を客観的に評価するために作成された指標で，日本では救急隊を含め，広く普及しています。意識が清明な場合を「JCS 0」として，覚醒の程度に応じて大きく３段階に分け，さらに各段階を三つに分けています。このような分類の仕方から「3-3-9 度方式」とも呼ばれ，数値が大きくなるほど意識障害が重いことを示しています。JCS の評価を用いると，医師への連絡や救急医療の要請時に，患者さんの状態を客観的かつ迅速に伝えることができます。また，不穏状態であれば「R」，糞尿失禁があれば「I」，自発性喪失があれば「a」を付記します。

〈例〉

●意識レベルの状況

呼びかけても開眼せず，失禁が見られる。大きな声で呼びかけながら，痛み刺激を加えると開眼する。→評価：JCS 30-I

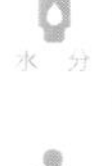

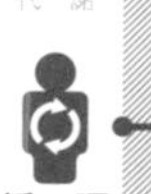

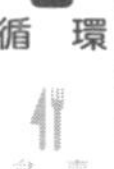

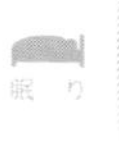

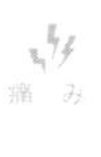

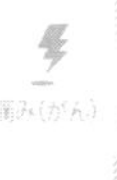

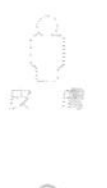

表2　グラスゴー・コーマ・スケール(GCS)

III．開眼 (eye opening：E)		II．言語反応 (verbal response：V)		I．運動反応 (best motor response：M)	
自発的に開眼する	4	見当識の保たれた会話	5	命令に従う	6
呼びかけで開眼する	3	会話に混乱がある	4	合目的的な運動	5
痛み刺激を与えると開眼する	2	混乱した発語のみ	3	逃避反応としての運動	4
開眼しない	1	理解不能の音声のみ	2	異常な屈曲運動(除皮質硬直)	3
——		なし	1	伸展反応(除脳硬直)	2
——		——		まったく動かない	1

注）開眼，言語，運動の各項の反応の合計をコーマ・スケールとし，深昏睡3点，正常者では15点となる。一般に8点以下を重症例として扱うことが多い。
(山内豊明：フィジカルアセスメントガイドブック，第2版，193，医学書院，2011．より)

プラスα グラスゴー・コーマ・スケール(GCS)

表2にあるグラスゴー・コーマ・スケール(GCS：Glasgow Coma Scale)は，全世界で使用されている，最も一般的な意識障害の評価指標です。

「開眼」「言語反応」「運動反応」の三つについて点数化し，各項の合計をコーマ・スケールとしています。15点満点が正常で，最低点の3点は深昏睡を示すように，点数が低いほど意識障害の程度が重いことを示しています。一般に8点以下を重症として取り扱います。組み合わせがJCSより多いため，さまざまな状態を表現しやすくなります。

JCSの意識判定は救急隊や神経内科医が，GCSは脳外科や外傷診療によく使うといわれています。

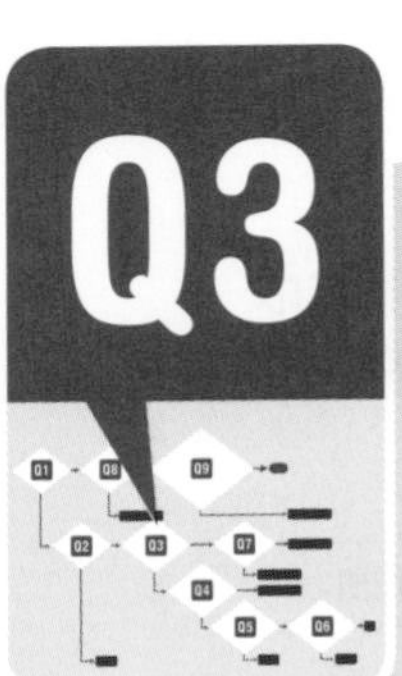

Q3 72時間以内に呼吸困難の訴え，または増強がないか？

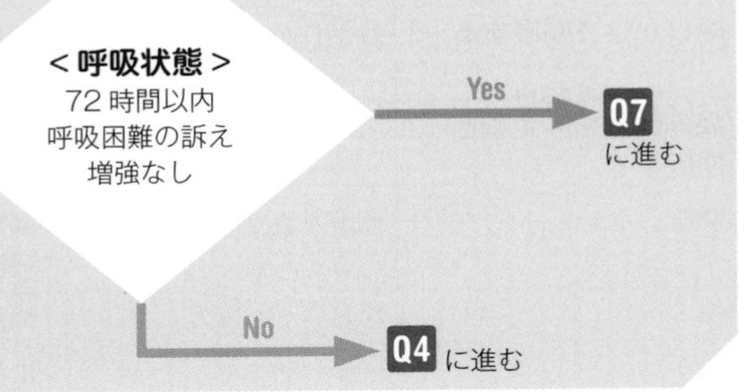

ゴール 呼吸状態の経過を把握する！

呼吸状態が安楽ではないけれど（Q1），意識レベルの低下がない場合（Q2）は，その状態がいつから発症したのか，または急激に増強したのかどうかを，「72時間以内」という時間軸の枠内で判断し，呼吸状態の経過を把握します。

例えば，「（息苦しい感じが始まったのは）最近ですか？」「急に苦しくなりましたか？」などと，患者さんから経過を聞き取ることが多いのですが，こうした表現は曖昧です。そこでここでは，「最近」「急に」などの時間の経過を示す基準を，「72時間以内（3日以内）」と設定しました。

アセスメントテクニック

進め方 発症時期と経過の確認

STEP 1 発症時期を確認する

「いつから息苦しくなりましたか？」「（息苦しい感じが始まったのは）最近ですか？」など，発症の時期について聞き取ります。聞き取った情報から「72時間以内」かを確認し，アセスメントします。

呼吸困難の訴え，または増強が，72時間以内に生じていない場合にはQ7に進み，呼吸音を確認します。

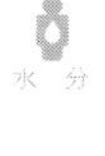

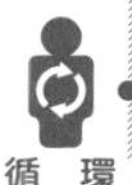
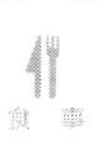

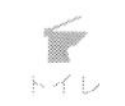
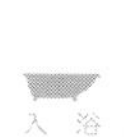
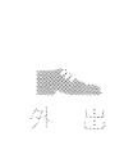

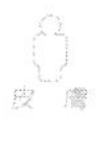
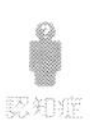

STEP 2 経過を確認する

「急に苦しくなりましたか？」「徐々に（少しずつ）苦しくなりましたか？」などと，経過を聞き取ります。

72 時間以内に症状の悪化を認めた場合には Q4 に進み，さらに呼吸状態を確認します。

理由

循環と呼吸はセットでとらえなくてはなりません。

ここでは，「72 時間以内（3 日以内）」という時間軸の枠のなかで，呼吸状態の変化・経過を精査しました。

72 時間以内に，呼吸困難が出現，あるいは増強した場合には，心不全などの循環機能障害の可能性があると考え，次の Q4 でさらにアセスメントを進める必要があります。

また，そうした悪化が認められないからといって，循環機能障害の可能性がないとはいえません。そのため，Q7 に進み，呼吸が安楽ではない原因をさらに追求します。

CHECK BOX

- □ 72 時間以内に呼吸困難の訴えがないか
- □ 72 時間以内に呼吸困難の増強がないか

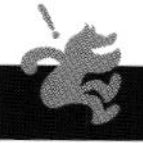

アクション

No 72 時間以内に呼吸困難の訴え，または増強があったら！

Q4 に進んでください。

Yes 72 時間以内に呼吸困難の訴え，または増強がなかったら！

Q7 に進んでください。

Q4 労作時のみ，呼吸困難の訴えがあるか？

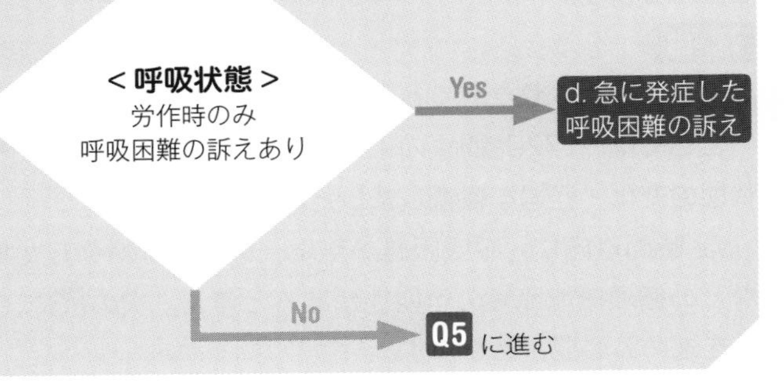

ゴール 急に発症した呼吸困難の訴えかを判断する！

呼吸困難が，労作時のみに自覚する症状なのかどうかを確認します。労作時のみに自覚するものであれば，呼吸困難の訴えが急に発症したものと判断します。

ここでいう労作時とは，「会話をする」「食事をする」「トイレまで移動する」などの日常生活での動作です。

アセスメントテクニック

進め方 症状や訴えを聞き取り，確認する

STEP 1 症状の悪化や緩和の因子を聞き取る

「どのようにすると，楽になりますか？」「逆に，どのようにすると，もっと苦しくなりますか？」などと，患者さんが自覚している症状の悪化や緩和の因子を聞き取ります。

STEP 2 具体的な労作時の例をあげながら確認する

さらに，「お食事をされる（お話をされる/トイレまで行かれる）ときには苦しくないですか？」などと，具体的な労作時の例をあげながら確認を進めます。

STEP❸ 呼吸困難の訴えが労作時のみかを判断する

STEP❶・❷から，労作時のみに呼吸困難の訴えがあると判断した場合には，「急に発症した呼吸困難の訴え」として対応します。

呼吸困難の訴えが，労作時だけではなく，安静時にも自覚される場合にはQ5に進みます。

理由

呼吸困難は，患者さん自身が自覚する息苦しさです。「酸素飽和度が正常→低酸素症ではない→だから苦しいはずはない」という三段論法は成り立ちません。

呼吸不全を示す徴候がなくても，労作時にのみ呼吸困難の訴えがある場合には，「急に発症した呼吸困難の訴え」と考えるべきです。

CHECK BOX
□労作時のみ呼吸困難の訴えがあるか

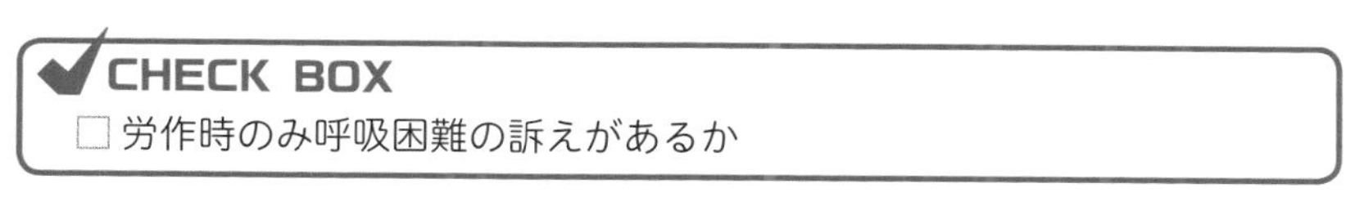

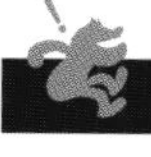

アクション

No 呼吸困難の訴えが労作時のみではなかったら！

Q5に進んでください。

Yes 急に発症した呼吸困難の訴えと判断したら！

呼吸困難の訴えが労作時のみであったら，医師に報告し，早急な医療の受診につなげます。また，患者さんとその家族に対しては，苦痛の減少や消失，再発予防の視点でケアや指導を行います。

医師への報告	その場で行う看護ケア	教育指導
次の項目を確認して医師に連絡し，早急な医療の受診につなげます。 ①呼吸困難の訴え　□ある　□ない ②咳嗽　□ある　□ない ③喀痰　□ある　□ない ④症状の発生時期と経過	①安楽な体位 ②薬剤管理 ③温度・湿度の調整 ④栄養・水分摂取の援助 ⑤精神的支援	①情報提供 ②自己管理方法指導 ③家族指導

Q5 体温は 38.5℃以下か？ または通常＋1.5℃以内か？

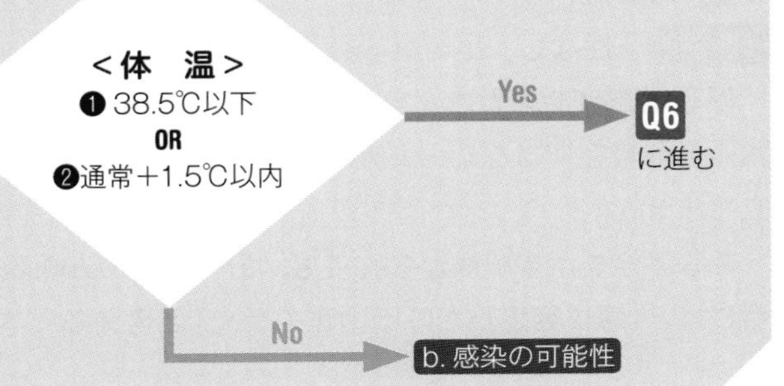

ゴール　体温測定で感染の可能性を確認する！

体温を測定することで，肺炎などの「感染の可能性」を確認します。高齢者の罹患が多く重篤化しやすい肺炎は，呼吸機能障害であると同時に，循環機能障害でもあります。

アセスメントテクニック

進め方 体温測定の結果から考える

STEP❶ 体温が 38.5℃以下

体温を測定し，体温が 38.5℃以下であれば，Q6 に進みます。

STEP❷ 体温が 38.5℃以上で，通常＋1.5℃以内

体温が 38.5℃以上でも，通常＋1.5℃以内であれば，Q6 に進みます。

STEP❸ いずれにも該当しない場合

感染の可能性があるとして対応します。

STEP❹ 体温が 38.5℃以下で，通常＋1.5℃を超えている

この場合も，感染の可能性があるとして対応します。

理　由

STEP❶ 発熱の有無と感染の可能性

呼吸困難が労作時だけではなく安静時にも自覚される場合には，体温を測定し，発熱の有無を確認します。発熱は肺炎などの感染症の可能性を示し，それが呼吸困難の原因と考えられるからです。

STEP❷ 発熱の判断目安は38.5℃以上

ここでは，体温が38.5℃以上であれば発熱ありと判断します。

STEP❸ 体温が38.5℃以上でも，通常＋1.5℃以内なら「感染の可能性なし」と判断する理由

通常＋1.5℃以内なら，感染徴候を示す「急な発熱」ではないからです。

STEP❹ 体温が通常＋1.5℃以上を「感染の可能性あり」とする理由

高齢者は通常の体温が低くなる傾向があるので，測定体温が通常＋1.5℃以上であれば発熱ありと判断し，感染の可能性があると考えて対応します。

CHECK BOX

□体温が38.5℃以下　　□体温が通常＋1.5℃以内

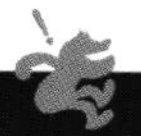

アクション

No 感染の可能性ありと判断したら！

医師に報告し，早急な医療の受診につなげます。また，患者さんとその家族に対しては，苦痛の減少や消失，再発予防の視点でケアや指導を行います。

医師への報告	その場で行う看護ケア	教育指導
次の項目を測定・確認して医師に連絡し，早急な医療の受診につなげます。 ①血中酸素飽和度 ②咳嗽　□ある　□ない ③喀痰　□ある　□ない ④頸静脈怒張　□ある　□ない ⑤症状の発生時期と経過 ⑥悪寒戦慄　□ある　□ない	①温・冷罨法 ②栄養・水分摂取の援助 ③衣類・寝具類の調整 ④清潔の援助 ⑤薬物・輸液の管理 ⑥精神的支援	感染症について情報の提供や指導を行います。 ①情報提供 ②自己管理方法指導 ③家族指導

Yes 体温が38.5℃以下か，通常＋1.5℃以内だったら！

Q6に進んでください。

Q6 粗い断続性副雑音はないか？ —息苦しさの原因確認

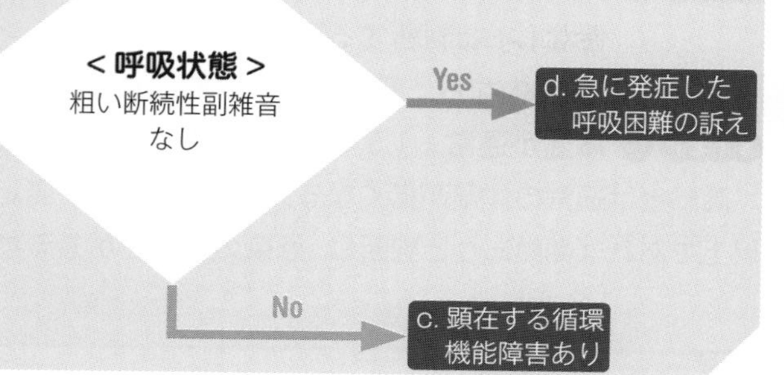

ゴール

息苦しさの原因を探り，的確な看護につなげる！

粗い断続性副雑音の有無を確認し，息苦しさの原因がどこに潜んでいるのかを探ります。問題領域を確定し，的確な看護の提供につなげます。

アセスメントテクニック

進め方 聴診で粗い断続性副雑音の有無を判断

STEP 1 呼吸音の聴診

呼吸音を聴診します。聴取方法や音の判断は「呼吸」Q3（p22），Q6（p28）を参照してください。

STEP 2 粗い断続性副雑音の有無を判断する

「ボコボコ」というお湯が沸いているような音が聴こえる場合には，粗い断続性副雑音があると判断します。このような音がまったくしない場合には「粗い断続性副雑音なし」と判断します。

理 由

粗い断続性副雑音は，気道内の湿気の中を空気が通過し，水をはじくようになる音と考えられます。

STEP❶ 粗い断続性副雑音なし

患者さんの呼吸状態が安楽ではないにもかかわらず，この音が聴取できない場合には，その息苦しさは急に発症した呼吸困難と考えられます。

STEP❷ 粗い断続性副雑音あり

この音が聴取できるということは，循環機能に低下や障害があるということです。原因はさまざまですが，ここに至るまでにすでにQ5（p96）で感染症は否定されていますから，その他に急に現れる粗い断続性副雑音となると，左心不全に起因する循環機能障害があると考えられます。

プラスα 心不全と咳

急性左心不全を起こすと，左心系は血液を送り出せなくなり，行き場を失った血液で左心系が満杯になっていきます。すると，右心系から肺を経由して左心系に血液を送ろうとしても，すでに左心系は満杯状態なので，左心系の手前にあたる肺に血液がうっ滞してしまい，やがて肺胞表面の血管から水分が肺胞に滲み出るとともに，肺胞につながる末端の細い気道では気道そのものの浮腫による狭窄を起こすこともあります。末端の細い気道の開通を確保するために，咳をし続けることになり，その姿はあたかも「喘息発作」のようにみえます。これを「心臓喘息」とよぶこともあります。

CHECK BOX

□ 粗い断続性副雑音はないか

アクション

No 顕在する循環機能障害の疑いありと判断したら！

急に起こった呼吸困難は，循環機能障害の症状と考えられます。原因の精査が必須であり，急変にも備えなければなりません。医師に報告して早急な受診につなげるとともに，呼吸を楽にする看護ケアを行います。

医師への報告	その場で行う看護ケア	教育指導
次の項目を測定・確認して医師に連絡し，早急な医療の受診につなげます。 ①血中酸素飽和度 ②咳嗽　□ある　□ない ③喀痰　□ある　□ない ④頸静脈怒張　□ある　□ない	①安楽な体位 ②気道分泌物の除去 ③栄養・水分摂取の援助 ④薬剤管理 ⑤温度・湿度の調整	①情報提供 ②自己管理方法指導 ③家族指導

Yes 急に発症した呼吸困難の訴えと判断したら！

粗い断続性副雑音がなかったら，医師に報告し，早急な医療の受診につなげます。

また，患者さんとその家族に対しては，苦痛の減少や消失，再発予防の視点でケアや指導を行います。

医師への報告	その場で行う看護ケア	教育指導
次の項目を確認して医師に連絡し，早急な医療の受診につなげます。 ①呼吸困難の訴え □ある □ない ②咳嗽 □ある □ない ③喀痰 □ある □ない ④症状の発生時期と経過	①安楽な体位 ②薬剤管理 ③温度・湿度の調整 ④栄養・水分摂取の援助 ⑤精神的支援	①情報提供 ②自己管理方法指導 ③家族指導

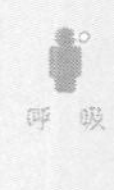

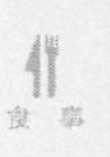

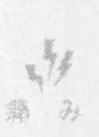

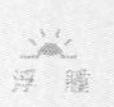
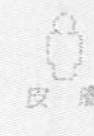
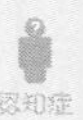

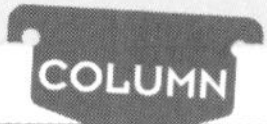

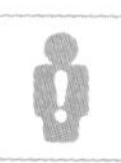

チアノーゼについて

今さらですが，チアノーゼってどういう状態を表しているのでしたっけ？　手指や口唇が青ざめていること？　あれ？　どうして青ざめて見えるのでしょう??

「チアノーゼ」とは，酸素を含んでいないヘモグロビンが一定以上あること。そう！「一定以上ある」。ここがミソです!!

少し回り道になりますが，手の甲の静脈を見てください。青く見えますよね。でも，静脈だから青い血が流れているわけではありません。

では，なぜ青く見えるのでしょうか？

昔，暗記物を覚える際に，赤い字で書いたノートの上に赤いセロファンを置いて字を隠す…ということをしませんでしたか？　実はこれ，「同じ色を重ねるとその色は差し引かれて見えなくなる」ということを利用していたのです。

静脈が青く見える理由も，この「同じ色を…」と同じです。

血液は酸素を多く含むと赤みが増します。しかし静脈は…。そうです，酸素量がぐんと減りますから，赤い色ではあるけれど，青みがかった暗い赤色をしています。その上に，赤いセロファンのように赤い毛細血管を重ねると…，赤色が差し引かれて，静脈は青く見える!!

言われれば納得ですが，普段気にもしないですよね。

ここで話を戻しますが，「チアノーゼ」は酸素を含んでいないヘモグロビンが一定以上あること…。

そうなのです！　重度の貧血や出血などで，ヘモグロビンそのものが少ないと，青く見せるほどの量がない！

ということは，「チアノーゼではない」＝「酸素が十分に取り込まれている」とは言えないとなるのです。

うっかり早合点をすると，誤った解釈をしてしまうかも!!

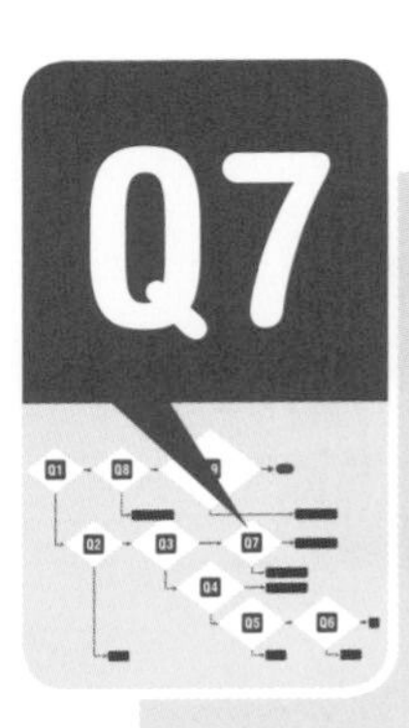

粗い断続性副雑音はないか？—循環機能障害の重症度確認

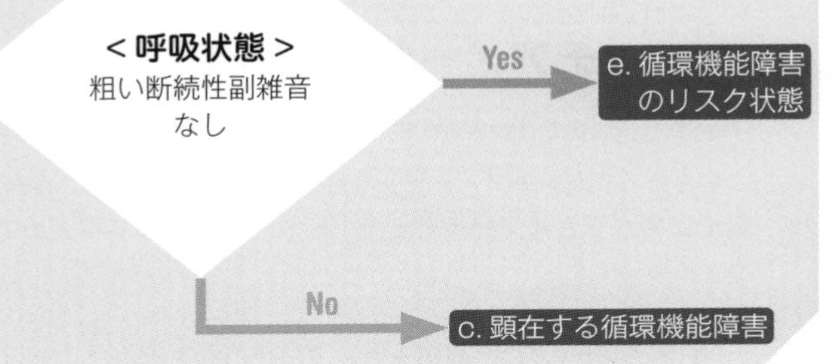

ゴール 循環機能障害の重症度を確認する！

呼吸状態が安楽ではなく（Q1），意識レベルの低下もなく（Q2），72 時間以内の呼吸困難の訴えもなかった（Q3）場合には，粗い断続性副雑音の有無を確認し，循環機能障害の重症度を判断します。

アセスメントテクニック

進め方 聴診で粗い断続性副雑音の有無を判断

STEP 1 呼吸音の聴診

呼吸音を聴診します。聴取方法や音の判断は「呼吸」Q3（p22），Q6（p28）を参照してください。

STEP 2 粗い断続性副雑音の有無を判断する

「ボコボコ」というお湯が沸いているような音が聴こえる場合には，粗い断続性副雑音があると判断します。このような音がしない場合には「粗い断続性副雑音なし」と判断します。

理 由

粗い断続性副雑音は，気道内の水分貯留により生じる音です。水の入ったコップにストローで息を吹き込むと「ブクブク」という音がします。これと同じ原理で，水分が貯留している気道内を空気が通るので粗い断続性副雑音が発生します。

STEP 1 粗い断続性副雑音が生じる理由

循環機能の障害により肺内の血流にうっ滞を生じ肺胞へ水分が滲み出た場合には，粗い断続性副雑音を生じる場合があります。

STEP 2 粗い断続性副雑音の有無と評価

粗い断続性副雑音がなければ，循環機能の障害は「リスク状態の疑いあり」と判断します。粗い断続性副雑音を聴取した場合には，気道内の水分貯留により生じる断続した音を聴取していると考え，「循環機能障害が顕在化している」と判断します。

STEP 3 急に現れる粗い断続性副雑音

急に現れる粗い断続性副雑音の背景には左心不全があり，その症状としての息苦しさが急に発症した呼吸困難と考えられます。

CHECK BOX
□ 粗い断続性副雑音はないか

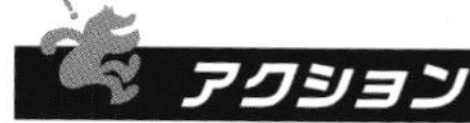

アクション

No 顕在する循環機能障害の疑いがあると判断したら！

呼吸困難は，循環機能障害の症状と考えられます。

急に起こった症状ではなくても，状態が急変するおそれがあります。

医師に報告して早急な受診につなげるとともに，呼吸を楽にする看護ケアを行います。

医師への報告	その場で行う看護ケア	教育指導
次の項目を測定・確認して医師に連絡し，早急な医療の受診につなげます。 ①血中酸素飽和度 ②咳嗽　□ある　□ない ③喀痰　□ある　□ない ④頸静脈怒張　□ある　□ない	①安楽な体位 ②気道分泌物の除去 ③栄養・水分摂取の援助 ④薬剤管理 ⑤温度・湿度の調整	①情報提供 ②自己管理方法指導 ③家族指導

Yes 循環機能障害のリスク状態の疑いがあると判断したら！

粗い断続性副雑音がなかったら，リスクの回避や異常の早期発見のために医師に報告します。

また，患者さんとその家族に対しては，苦痛の減少や消失，再発予防の視点でケアや指導を行います。

医師への報告	その場で行う看護ケア	教育指導
リスクの回避や異常の早期発見のために，医師に報告します。	①安楽な体位 ②栄養・水分摂取の援助 ③薬剤管理 ④温度・湿度の調整	①情報提供 ②自己管理方法指導 ③家族指導

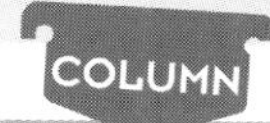

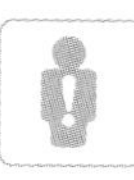

息苦しい

本書のフローチャートは全体で15種類ありますが，なぜ『循環』のアセスメントの冒頭に「呼吸状態が安楽であるか？」という設問があると思いますか？

私たちは，見た目が変わらないようでも，今の私をつくっている身体の中身は昨日の私と同じではありません。生命体は絶えず細胞の再生と水分の入れ替えを行っているからです。

この細胞の再生には「栄養」「熱」「酸素」が不可欠ですが，このうち，リアルタイムで供給されないと困るもの（急いで観察をする必要があるもの）とは，いったい何でしょうか？

栄養？　おなかがすいたなぁと思っても，食べ続けなければ足りないというものではありませんし，私たちは，自身が望まなくても身体にため込もうため込もうというしくみが備わっているので，時間的にゆとりがあります。

熱？　体温の半分は食べ物を分解したときの熱で，あとは筋肉を動かしてできるエネルギーの余熱ですが，どうしても体温が足りない!!　というときには，ぶるっ！　と震えて自動的に熱をつくり出すしくみ（シバリング）がありますね。

では，酸素はどうでしょう？

「このお部屋，人数が多くて酸素濃度が薄いから30分くらい呼吸を止めてくださいね」とは…，できませんよね。

「呼吸をするのも忘れて，夢中になりました」。本当だったら怖いですよ。

このように酸素の取り込みは，時間的なゆとりも，貯めておいたところからの貸し借りもできないので，迅速なアセスメントが必要になるのです。

さて，身体には60兆個の細胞があります。ここにリアルタイムで酸素を届けるには，仕入れと運搬と運搬道具が不可欠です。（仕入れ：呼吸器系／運搬：循環器／運搬道具：ヘモグロビン）。このどれが足りなくても「息苦しい」と表出されるので要注意!!!　だって，「血薄苦しい…」「心臓弱苦しい…」という訴えはできませんからね。

自分の身体のことでしょう？　といったって，当の本人だってどんな理由で息苦しいのかなんて，わかりようがないのですから。

ということで，『息苦しい＝呼吸器疾患（仕入れ）の問題』だと決めつけてしまうと，危険!!

循環に問題は？　そもそも貧血ではない？　と，多方面から観察する必要があるので，『循環』のアセスメントの最初に「呼吸」の設問があるのです。

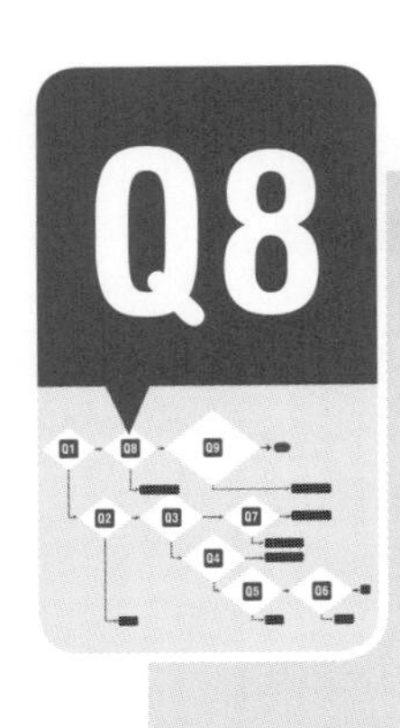

Q8 浮腫はないか？

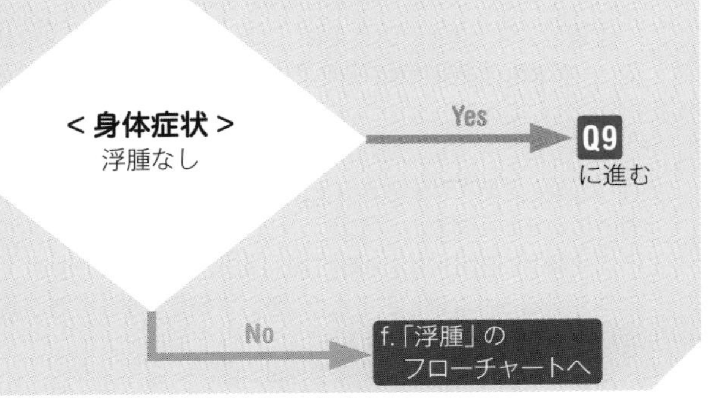

ゴール 浮腫の有無を確認する！

Q1 で呼吸状態が安楽であると確認できたら，身体症状を観察して，浮腫の有無を確認します。

アセスメントテクニック

進め方 問診と触診で浮腫の確認

STEP 1 「むくみがありますか？」と確認する

「むくみ」のことを医学的には「浮腫」といいますが，患者さんに問診する場合は「むくみがありますか？」と言い換えたほうが伝わりやすいでしょう。

STEP 2 触診で浮腫の有無を確認する

自覚症状の聞き取りや観察で浮腫を確認できない場合は，患者さんの同意を得てから，顔や下肢に指を押し付けて離します。浮腫があると，指の痕が残ります。

STEP 3 浮腫がない場合

浮腫がなければ Q9 に進んで身体症状をさらに確認します。

STEP 4 浮腫がある場合

浮腫が認められた場合には，「浮腫」のフローチャート（p288）に移動し，問題領域が明確になるまでアセスメントを行います。

理 由

浮腫は皮下組織にある水分が貯留し，身体の表面が膨らんで見える状態です。

浮腫は右心不全の初期徴候として重要ですが，高齢者の場合には低タンパク血症や慢性腎不全，肝疾患などから生じることもあります。

そのため，浮腫が認められた場合には，原因や緊急度を見抜く必要があります。

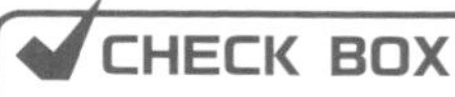

□ 浮腫はないか

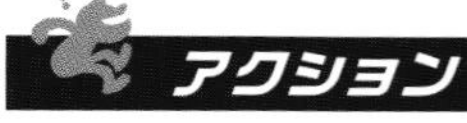

No 浮腫があると判断したら！

「浮腫」のフローチャートに移動し，問題領域が明確になるまでアセスメントを行います。

Yes 浮腫がなかったら！

Q9 に進んでください。

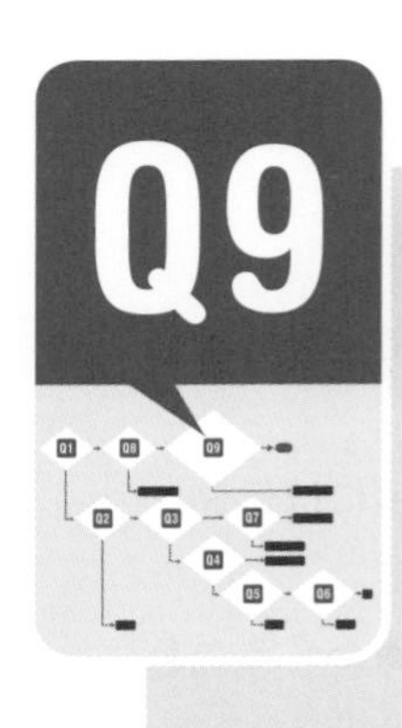

Q9 循環機能障害を疑う5項目の状態は？

< 身体症状 >
すべてに該当
❶活気あり
❷湿性の咳なし
❸夜間の尿量増加なし
❹収縮期血圧 110〜150 mmHg 以内
❺P＝HR＝50〜80 回/分

Yes → 課題なし

No → e. 循環機能障害のリスク状態

ゴール 循環機能障害の疑いがあるかを確認する！

呼吸状態が安楽で（Q1），浮腫がない（Q8）と確認できたら，循環機能低下の初期症状を想定した5項目を確認します。

すべてクリアできたら，「循環機能については問題なし」と判断できます。

しかし，一つでも該当しなければ，ためらうことなく「No」を選択し，循環機能障害のリスク状態として対応します。

アセスメントテクニック

進め方 循環機能障害を疑う5項目の確認

次の5項目を順に確認します。

STEP❶ 活気があるか

この項目はあえて，専門職である看護師の「何かおかしい」「いつもと違う」という異変を察知する直感を活かした観察から判断します。

「初めての訪問で判断できない」「家族から話を聞かないとわからない」など，普段の様子との違いを比較したり把握したりできない場合には，ためらうことなく「No」を選択します。

STEP 2 湿性の咳はないか

咳が出るか，出ないかを確認します。

咳が出る場合には，乾いた感じの「コン，コン」という咳が出るのか，それとも痰を伴った湿った感じの「ゴホン，ゴホン」という咳が出るのかを確認します。

STEP 3 夜間の尿量増加はないか

普段の様子との違いを比較したり把握できない場合には，ためらうことなく「No」を選択します

STEP 4 収縮期血圧が 110～150 mmHg 以内か

血圧を測定します。

収縮期血圧 110 mmHg 未満，または 150 mmHg より高い場合には，「No」を選択します。

STEP 5 P＝HR＝50～80 回/分であるか

脈拍を測定します。

「P（脈拍）＝HR（心臓の拍動数）」と考え，毎分 50 回未満，または毎分 80 回より多い場合には，「No」を選択します。

理由

STEP 1 活気があるかを確認する理由

循環機能障害の初期症状の一つが，活気がない状態です。

明らかな循環機能障害を認めない場合でも，心拍出量が低下していれば，全身倦怠感や易疲労感などの症状が現れるからです。

STEP 2 一つでも該当しなければ

5 項目のうち一つでも該当しなければ，ためらうことなく「No」を選択し，循環機能障害のリスク状態として対応します。

CHECK BOX

- □ 活気あり
- □ 湿性の咳なし
- □ 夜間の尿量増加なし
- □ 収縮期血圧が 110～150 mmHg 以内
- □ P＝HR＝50～80 回/分であるか

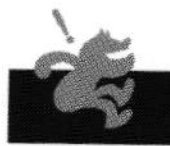

アクション

No 循環機能障害のリスク状態の疑いがあると判断したら！

呼吸困難は，循環機能障害の症状と考えられます。72 時間以内に出現した呼吸困難ではなくても，状態が急変するおそれがあります。リスク回避や異常の早期発見のために医師に報告します。

また，患者さんやその家族に対しては，苦痛の減少や消失，再発予防の視点でケアや指導を行います。

医師への報告	その場で行う看護ケア	教育指導
リスクの回避や異常の早期発見のために，医師に報告します。	①安楽な体位 ②栄養・水分摂取の援助 ③薬剤管理 ④温度・湿度の調整	①情報提供 ②自己管理方法指導 ③家族指導

Yes 5 項目すべて該当したら！

現時点での課題はありませんが，循環機能状態についての観察は継続します。

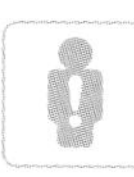

突然の意識障害

『突然の意識障害』。そのとき，あなたはどうしますか!?

意識レベルがストンと落ちた！「こんなときに限ってペンライトがない!!瞳孔が確認できない！　どうしよう…」

大丈夫。落ち着いて瞼を開けて左右差がないか確認しましょう。

「え？　ペンライトがないのに？」

その人の顔が見えるということは，それなりの明るさがその場にあるということ。ということは，その明るさに応じた瞳孔に縮瞳しているはず。

左右差があれば，大きいほうの瞳孔が十分に縮瞳できていないということを指し，動眼神経のトラブルが示唆されます（大脳が腫れて，動眼神経を圧迫しているのかも！）。

すぐさま，『脳神経外科』に連絡を取りましょう。意識レベル低下の場合，『神経内科』を第一選択にしがちですが，瞳孔左右不同の場合は一刻を争う事態です。ここは間違えないようにしてください。

また，このときに脈を触れて「あっ，しっかりした脈が触れる。よかった」は，OUT ！

脳内が圧迫されて必要な血液量を確保できなくなると，脈拍数をおさえてぐーっと血液を貯めて，どん！　と送り出す『クッシング現象』が起こります。脈をはやめることをやめてまで勢いよく送り出さないと，血液を届けられないくらい，脳内がパンパンになっている＝危険！　時間がない！　となるのです。

ツンツンと触れる脈のときには要注意ですよ！

意識レベル低下の原因としては，脱水や低血糖なども多く見られます。

＜意識レベル低下≠頭の問題＞

身体と生活の両面からアセスメントをしていきましょう！

（くどいですが）「瞳孔左右不同」の際は，即座に脳外科へ!!

2

生活をするためのしくみ

1 「食事がしたい」のアセスメント

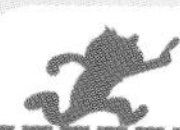

アセスメントのゴールは？

どのような状態・機能レベルでも，安全に配慮しながら，おいしく食べられるように支援します。

■「食事がしたい！」という思いに応える

食べるということは，栄養摂取という目的や機能のためだけのものではありません。「おいしい！」と味覚を通して幸せを感じるなど，喜びや楽しさを伴う営みです。特に，加齢や疾患など生活の範囲や行動が制限されていると，おいしく食べることは日々の喜びや楽しさを彩る大きな要素となっている例が少なくありません。人間の基本的欲求である「食事がしたい」というニーズを満たすことは，どのような状態・機能レベルでも，安全に，おいしく，楽しく「食べられるように支援する」ということです。

■食べる動作と阻害要因

食べるという一連の動作のプロセスは次のような５期に分かれています。

①先行期：目で食物を視て大脳で「食物」と認識する
②口腔準備期：食物を口腔内に取り込むために口唇を開閉する
③口腔期：口腔内で歯と舌を使って食物を塊にして咽頭へ送り込む
④咽頭期：嚥下反射により食塊が咽頭から食道に送り込まれる（喉頭蓋が閉

じて気道に入るのを防ぐ）
⑤食道期：食道の蠕動運動で食塊が胃に送り込まれる

「食事をしたい」という欲求が生じるのは，この一連のプロセスで問題が生じ，飲食物（食塊と液体）を，口腔から胃まで円滑に送り込むことができない状態にあるということです。

■アセスメントの進め方

食べる動作は，食物を食物と認識するところから始まります。しかし，このフローチャートでは，あえて「認知機能」ではなく「嚥下反射」からスタートしています。なぜなら，訪問看護の場合，誤嚥や肺炎，低栄養，脱水，窒息など，身体リスクを念頭に看護にあたらなくてはならないからです。むせこみ反応もなく誤嚥している不顕性肺炎などの例もあるので，誤嚥や肺炎に関するリスク管理の視点から，嚥下機能を的確に把握するところから始めることにしました。

■看護の視点で重要なこと

嚥下機能や認知・運動機能，食環境など，さまざまな角度からアセスメントを進めていきます。しかし，食べられない原因を追求することがゴールでありません。安全に，おいしく食べられるように支援するためには，判明した阻害要因をどのように解消・改善していくのかが重要です。

「食事がしたい」のフローチャート

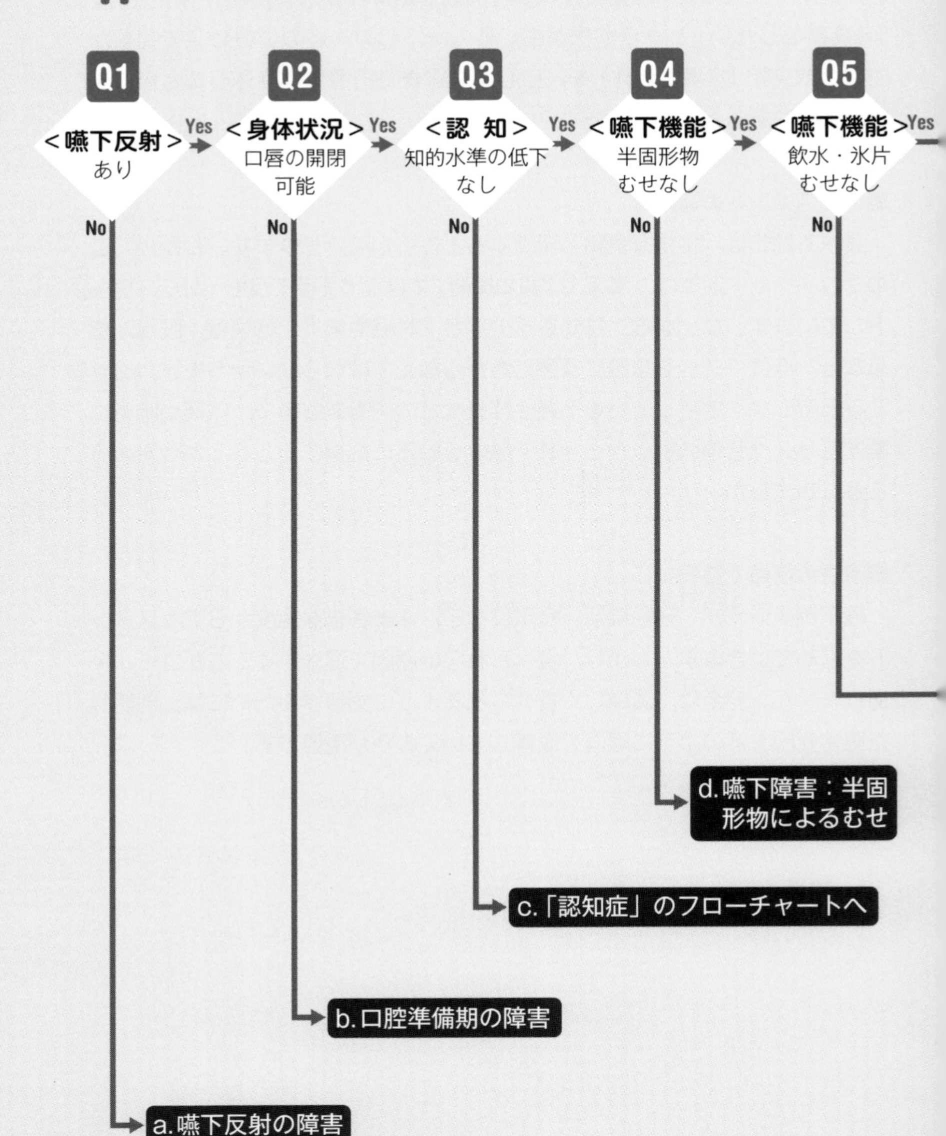

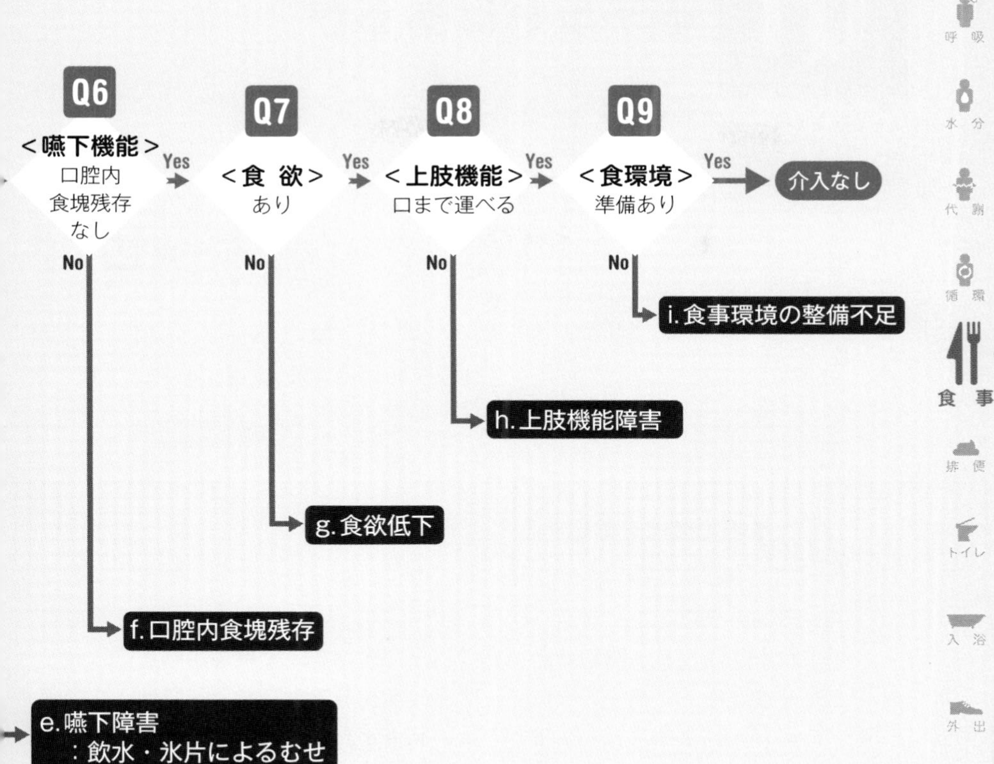
Q6
<嚥下機能>
口腔内
食塊残存
なし
Yes
Q7
<食 欲>
あり
Yes
Q8
<上肢機能>
口まで運べる
Yes
Q9
<食環境>
準備あり
Yes
介入なし
No
No
No
No
i. 食事環境の整備不足
h. 上肢機能障害
g. 食欲低下
f. 口腔内食塊残存
e. 嚥下障害
：飲水・氷片によるむせ

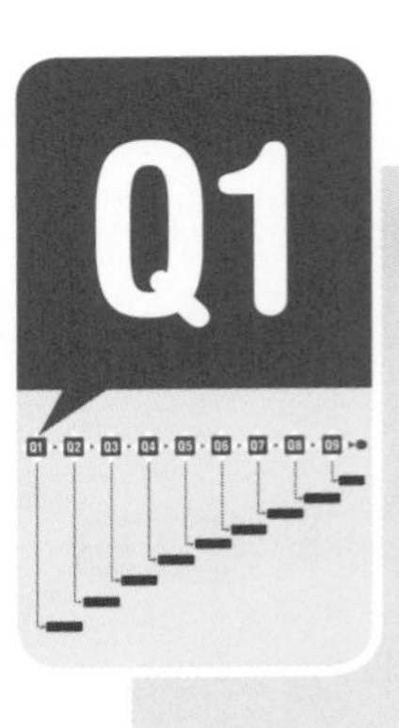

嚥下反射はあるか？

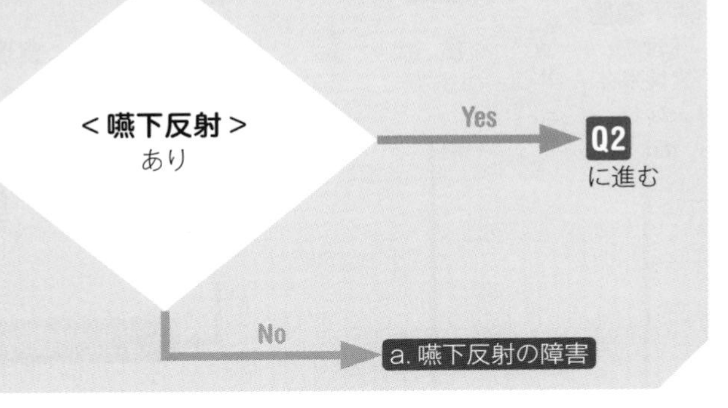

ゴール 嚥下機能を確認する！

食事をしたいという気持ちがあっても，何らかの阻害要因があると，実際には食べられません。食物で口の奥や咽頭の粘膜が刺激されると嚥下反射が起こり，喉頭蓋が気管の入り口をふさいで食物が気管に入ることなく食道に入ります。そこで，食事に関するアセスメントでは，この嚥下反射が起こるかどうかの確認から始めます。

アセスメントテクニック

進め方 反復唾液嚥下テスト（RSST）で嚥下機能を確認する

嚥下反射の確認方法として，安全で簡単な「反復唾液嚥下テスト（RSST：repetitive saliva swallowing test）」を用います。RSST では，患者さんに唾液の嚥下を 30 秒間繰り返してもらいます。その際に検査者は，患者さんの喉仏のあたりに指をあてて，嚥下の有無を確認します。

理由

RSST の結果を，次のような基準で評価します。

STEP 1 30 秒間に 2 回以下の場合

RSST を行い，唾液の嚥下が 30 秒間に 2 回以下の場合は，嚥下開始困難，または誤嚥が疑われます。No に進み，嚥下反射の障害として対応します。

STEP 2 嚥下反射の障害の場合

患者さんに「食べたい」という気持ちがあっても，嚥下機能に障害があると，食事は勧められません。食塊が気道に詰まる「窒息」や「誤嚥性肺炎」などが起こりやすく，食べること自体がリスクとなるからです。医師との連携を密にし，患者さん・家族，介護者への支援・指導を行います。

STEP 3 30秒間に3回以上の場合

RSSTを行い，唾液の嚥下が30秒間に3回以上の場合は，嚥下機能はほぼ問題がないと考えられます。Yesとして，Q2に進みます。

CHECK BOX

- □ 嚥下反射はあるか

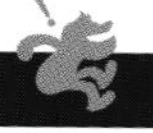

アクション

No 嚥下反射の障害と判断したら！

嚥下機能に障害があると，経口による栄養摂取が難しいので，適切な栄養状態の確立や維持が最優先課題になります。医師との連携を密にし，嚥下状態の改善とともに課題への対策を講じましょう。

その場で行う看護ケア	教育指導
①口腔ケア ②嚥下訓練 ③経管栄養法管理 ④経静脈栄養法管理 ⑤精神的支援 ⑥環境調整	嚥下機能低下による「窒息」や「誤嚥性肺炎」などのリスクがあることを伝えます。「飲み込みやすい形態」「飲み込みやすい一口分の量」「一口ずつゆっくり食べる」ことを指導します。また，嚥下状態改善のために，歯科衛生士による口のリハビリや口腔ケアなどの提案・情報提供を行います。 ①情報提供 ②自己管理方法指導 ③家族指導

Yes 嚥下反射ありと判断したら！

Q2に進んでください。

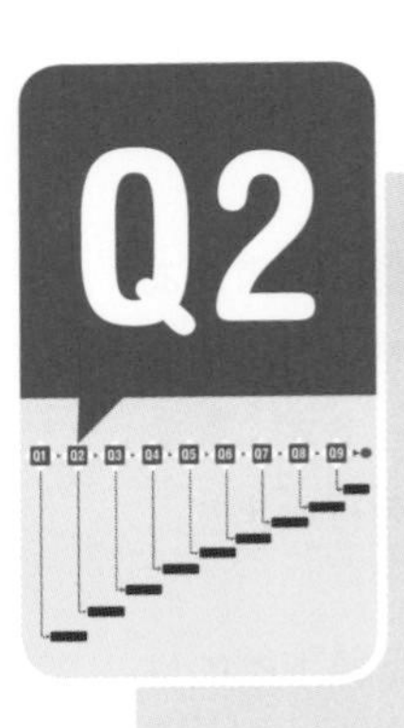

口唇の開閉は可能か？

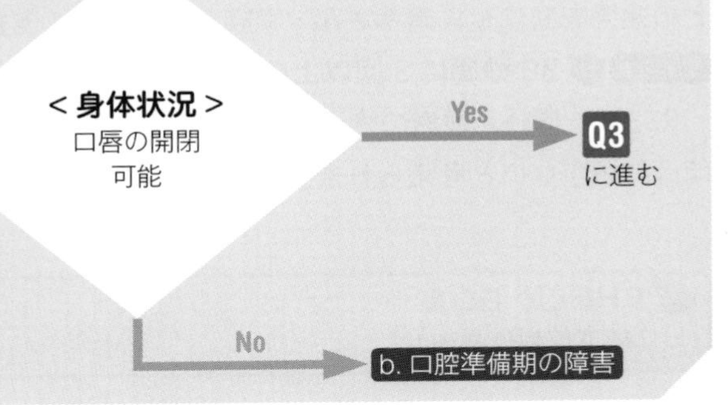

ゴール「口唇の開閉状況」を観察する！

食べるための身体機能が保持されているかどうかを確認します。食物を身体に取り込む入り口である「口唇」の開閉状況を観察し，嚥下状態を評価します。なお，嚥下機能は5期からなっており，口唇の開閉は，食物を口に取り込むための「口腔準備期」(p114 参照) にあたります。

アセスメントテクニック

進め方 口唇の開閉を観察する

STEP 1 「食物の取り込み」ができているか

口唇が開いて「食物の取り込み」ができているかどうか，確認します。

STEP 2 「食物の送り込み」ができているか

口唇を閉じて「食物の送り込み」ができているかどうか，確認します。患者さんに頬を膨らませてもらい，片側を指で押してみましょう。口唇をしっかり閉じることができないと，唇の先で空気が抜けてしまいます。

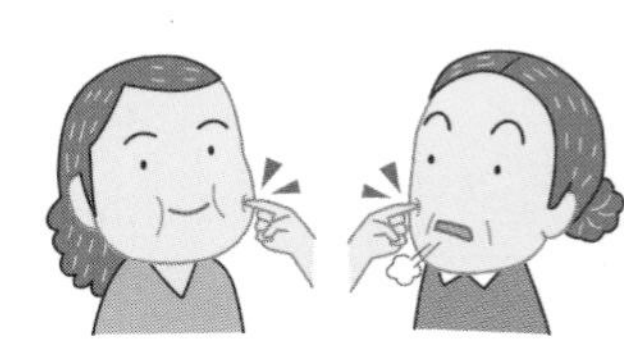

理由

閉口がうまくいかない場合には「食物の取り込みが困難な状態」，閉口できない場合には「食物の咽頭への送り込みが困難な状態」と評価します。口唇の開閉がうまくできない場合は No に進み，口腔準備期の障害として対応します。口唇の開閉に問題がない場合は Q3 に進みます。

STEP 1 口唇の開閉に問題がある場合

口唇の開閉がうまくできないと，経口摂取が困難な状況にあると考えられます。低栄養や脱水状態などのリスクを考慮して対策を立てましょう。

また，口腔内の清潔も保持されにくいと考えられるので，口腔内細菌誤嚥による肺炎も予防する必要があります。医師との連携を密にするとともに，患者さん・家族，介護者への支援・指導を行いましょう。

STEP 2 口唇の開閉が可能と確認できた場合

Yes として，Q3 に進みます。

CHECK BOX

□ 口唇の開閉は可能か

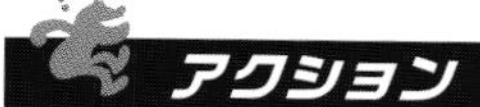

No 口腔準備期の障害と判断したら！

経口摂取が困難な状況にあるため，低栄養や脱水状態を回避するために，医師との連携を密にして，適切な栄養状態の確立や維持を図りましょう。

その場で行う看護ケア	教育指導
①口腔ケア ②嚥下訓練 ③水分・食事摂取の援助 ⑤精神的支援 ⑥環境調整	食事摂取の工夫や食事環境の整備などの支援・指導を行うほか，口腔ケアによる肺炎予防の重要性と具対的な方法をわかりやすく伝える必要があります。 ①情報提供 ②自己管理法指導 ③家族指導

Yes 口唇の開閉が可能と判断したら！

Q3 に進んでください。

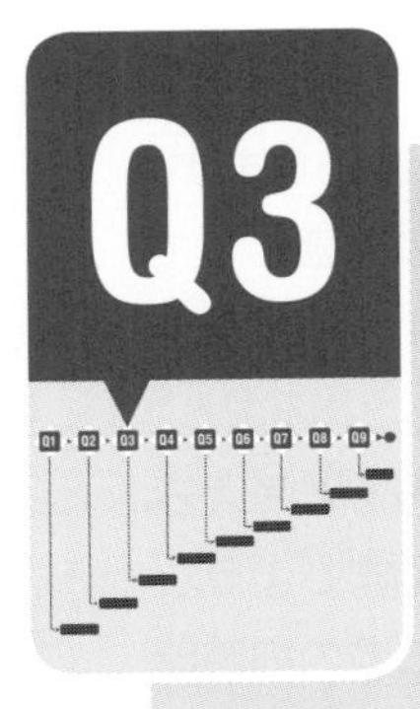

知的水準の低下はないか？

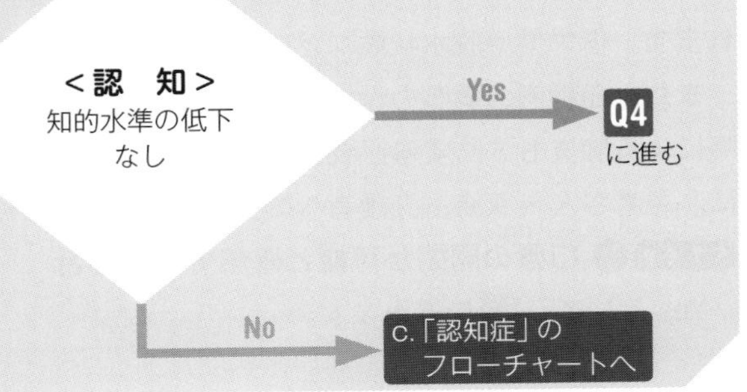

ゴール 食事に対する「認知状況」を観察する！

Q1・Q2で身体機能に問題がないとされているのに，食事がうまく摂れないということもあります。

その原因として，ここでは「認知症」を想定し，その有無や影響について精査します。

アセスメントテクニック

進め方 複数の視点から観察する

目の前に食物が出されたら，それを食物としてしっかりと認識できるかどうか，複数の視点から観察します。

STEP 1 身体状態・覚醒状態を観察する

身体機能に問題がなくても，具合が悪く，しっかり覚醒していない状態では，摂食・嚥下機能は十分に発揮されません。身体状態や覚醒状況を観察します。

〈例〉

・熱が出てぼんやりとして活気がない状態ではないか？

・しっかりと覚醒している状況か？

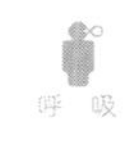
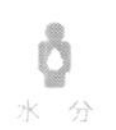

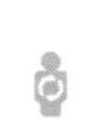

STEP 2 食物や食事についての認知状況を観察する

認知症によって，食物や食事をしっかり認知できない場合があります。代表的な徴候が，「食事拒否」「自分から食べようとしない」「食事中に食物が口の中に残ったままになる」という3パターンです。

各パターン，それぞれに原因が推測できます。次の例を手がかりに，アセスメントを進めましょう。

〈例〉

①食事拒否

・食事への関心がもてない

・環境の変化が多く，食事に集中できない

・食事に対する不快感

・食べさせられているというストレス

・食事内容への不満をもっている

・食事内容に不安がある

②自分から食べようとしない

・食事よりも気がかりなことがある

・依存心が強すぎる

・十分な睡眠がとれていない

・生活リズムが乱れている

③食事中に食物が口の中に残ったままになる（Q6，p130参照）

・身体機能の衰退

・覚醒状況が持続しない

・摂食機能低下

・疲労感が強い

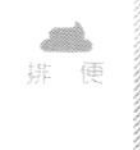

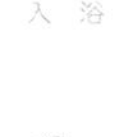
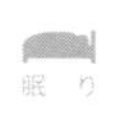
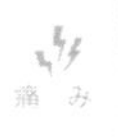

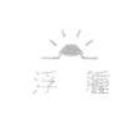
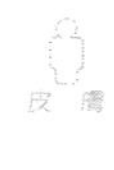
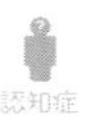

理由

知的水準の低下やその疑いがある場合にはNoに進み，「認知症」のフローチャート（p326）に移って認知機能状態を観察し，適切に対応するようにしましょう。

知的水準の低下が認められない場合にはYesとして，Q4でさらにアセスメントを続けます。

STEP 1 知的水準の低下やその疑いがある場合

認知機能に問題がある場合にはその原因を探り，きちんと食事に集中できる環境をつくり，誤食や誤嚥などの心配がなく安全に食事ができるように配慮しましょう。

また，食事の認識ができず，長時間・長期間にわたって食事が摂れない状況が続いていると，脱水や低栄養によって衰弱していると考えられます。適切な水分摂取や食事摂取ができるような支援が必要です。

STEP 2 知的水準の低下やその疑いがない場合

認知機能に問題がない場合には，食物や食事をすることについて正しく認知している状態であり，「認知症の可能性や影響はない」と判断します。しかし，「嚥下機能」は不明であるため，次のQ4で追求する必要があります。

CHECK BOX

□ 知的水準の低下はないか

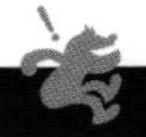

アクション

No 知的水準の低下ありと判断したら！

「認知症」のフローチャートに進み，認知機能の状態を観察します。

Yes 知的水準の低下なしと判断したら！

Q4に進んでください。

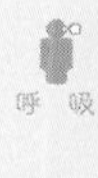

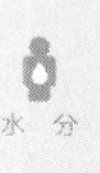

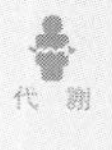

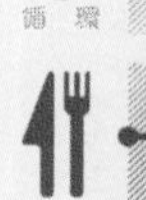

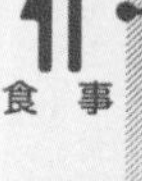

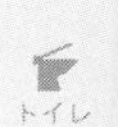

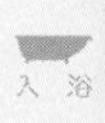

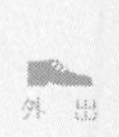

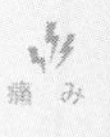

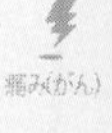

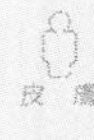

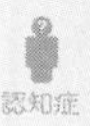

認知症

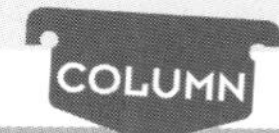

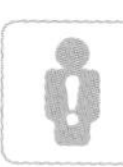

『わからない』ということ

『わからない』について考えてみましょう。

例えば，新人スタッフさんが訪問先で，『どうしたらいいのか…，わからない…』と戸惑っていたとします。この『わからない』には何があると思いますか？

①何も頭に浮かばない
看護学生さんがはじめて実習に出たときなど，緊張で頭が真っ白で，こんな感じになりますよね。そんなときには，外から色々な情報や選択肢を頭に入れてあげなければいけません。
しかし，現場に出ている多くの方は次の理由ではないでしょうか？

②あれも，これもと頭に浮かび，何をしたらよいのかがわからない
訪問先では，気になること，お伝えしたいこと，ケアしたいこと…。山のように，「自分がしたいこと」が浮かんできます。
しかし，限られた時間のなかですべてのことはできませんし，またしないほうがよいこともあります（あくまでも，「目的」を見失わないように）。不要なものを捨て，優先順位を見極める力が重要なのです。

逆に，ベテランの人は無意識に，「不要なもの（異常がない）」というのを判断しています。
しかし，無意識だからこそ，記録に残していないケースも多くみられます。『異常がない』『変化がない』も重要な情報です。
何がどのようだから，異常がないと判断をしたのかを丁寧に残すことで，自分の思考も整理され，＜段取り上手＞に近づくことができますよ。

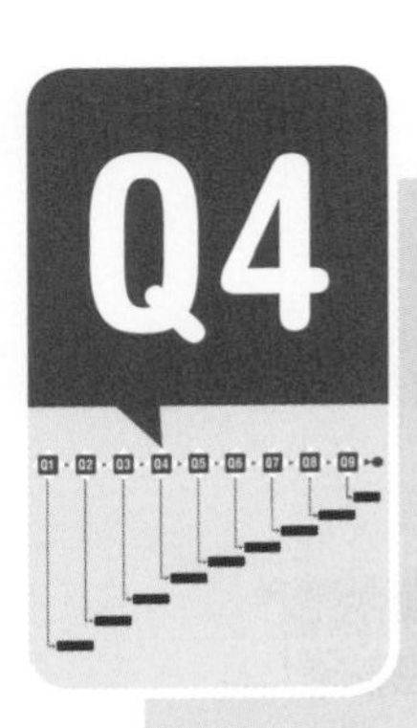

半固形物によるむせはないか？

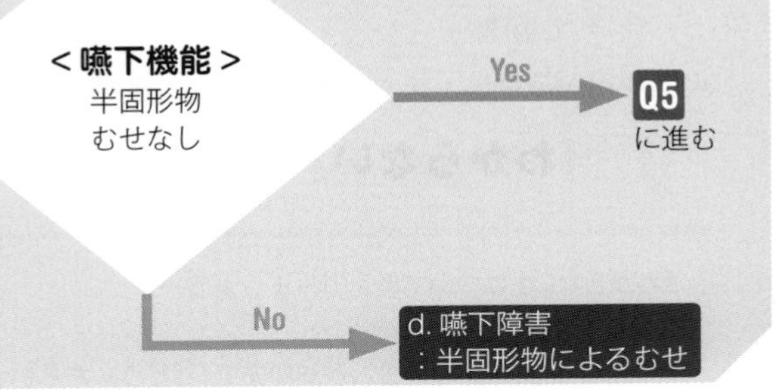

ゴール 半固形物を嚥下するときの「むせ」を確認する！

ここからは，どのような形態の食物が嚥下の障害になるのかを探っていきます。

アセスメントテクニック

進め方 むせの有無を観察する

食物が気道に入ると，その反射行為として起こるのが「むせ」です。嚥下反射が低下していると，液体ではむせてしまいます。しかし，とろみがついた半固形物状態にすると，咽頭への送り込みのスピードが遅くなり，嚥下反射のタイミングをとりやすくなるので，うまく嚥下できるようになります。

そこで，嚥下しやすい半固形物を摂取する際にむせるかどうかを観察し，むせの有無を精査します。ゼリーやプリン，ムース状食物など，半固形物の摂取状況を観察しましょう。

理 由

むせがある場合には No に進み，嚥下状況の障害（半固形物）として対応します。むせがない場合には Q5 に進みます。

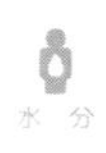

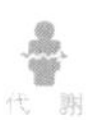

STEP 1 むせがある場合

むせがある場合，誤嚥している可能性が高いと考えます。食事摂取の方法を改善し，適切な栄養状態の維持と誤嚥性肺炎の予防が課題となります。食事に関する身体機能，食欲の有無，食後の胸やけの有無などをよく観察して，よりよい対応を考えましょう。

STEP 2 むせがない場合

むせがない場合は，半固形物による誤嚥のリスクは低いと考えられます。

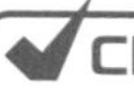

CHECK BOX

□ 半固形物によるむせはないか

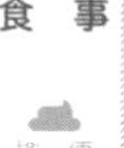

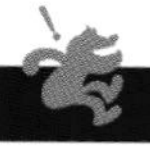

アクション

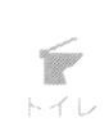

No 半固形物によるむせがあると判断したら！

嚥下や身体の状態に応じた食事環境の調整などの支援・指導を行うほか，ケアマネジャーとも連携し，適切な口腔ケアや嚥下訓練なども受けられるようにしましょう。

その場で行う看護ケア	教育指導
①嚥下状態に応じた食事環境の調整	①情報提供
②身体機能に応じた食事環境の調整	②自己管理方法指導
③精神的支援	③家族指導
④口腔ケア	
⑤嚥下訓練	
⑥ケアマネジャーへ調整依頼	

Yes 半固形物によるむせはないと判断したら！

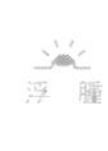

Q5 に進んでください。

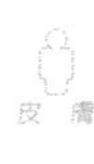

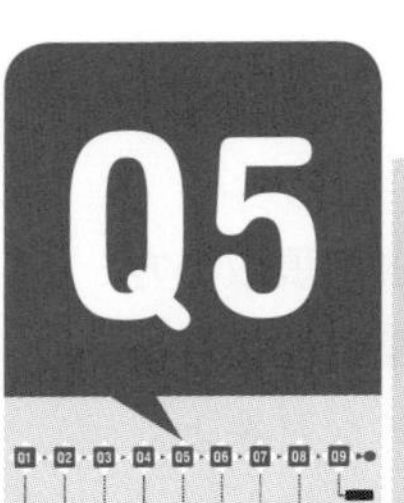

Q5 飲水・氷片によるむせはないか？

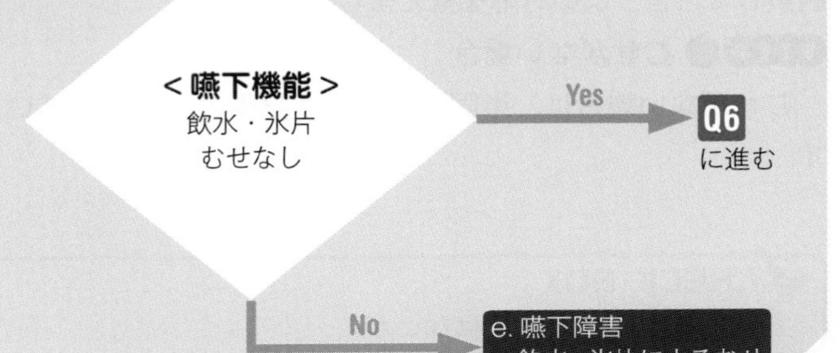

ゴール 液体・固形物を嚥下するときの「むせ」を確認する！

ここでは，飲水・氷片によるむせの有無で，液体や固形物による嚥下障害と誤嚥のリスクを確認します。

アセスメントテクニック

進め方 むせの有無とタイミングを観察する

水分のようにさらりとした液体や，氷片のような固形物が混ざっている飲み込みにくい飲食物の摂取状況を観察します。

理 由

呼吸のために開いている気道は，飲食物が入ってくるとすぐに閉じます。しかし，水分のようにさらりとした液体や，氷片のような固形物が混ざっている飲食物は，嚥下反射に遅延のある人にとっては飲み込むタイミングがうまく計れず，誤嚥につながりやすくなります。

そのため，むせがあれば嚥下障害と判断して No に進み，嚥下障害（飲水・氷片）として対応します。むせがない場合には，Yes として Q6 に進んでください。

STEP 1 むせがある場合

飲水・氷片の摂取でむせがある場合は，誤嚥している可能性が高いので，誤嚥性肺炎の予防や嚥下状態に応じた食事摂取の工夫その他が必要です。そのためには，食事に関する身体機能，食欲の有無，食後の胸やけの有無などもよく観察して，よりよい対応を考えましょう。

また，患者さんは，むせるのが嫌で食事や水分を控えているかもしれません。低栄養や脱水のリスクにも注意を払いましょう。

STEP 2 むせがない場合

むせがない場合は，飲水・氷片による誤嚥のリスクは低いと考えられます。

CHECK BOX

□飲水・氷片によるむせはないか

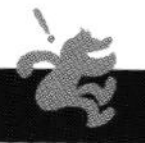

アクション

No 飲水・氷片によるむせがあると判断したら！

嚥下や身体の状態に応じた食事形態の調整などの支援・指導を行うほか，ケアマネジャーとも連携し，適切な口腔ケアや嚥下訓練なども受けられるようにしましょう。

その場で行う看護ケア	教育指導
①嚥下状態に応じた食事環境の調整 ②身体機能に応じた食事環境の調整 ③精神的支援 ④口腔ケア ⑤嚥下訓練 ⑥ケアマネジャーへ調整依頼	①情報提供 ②自己管理方法指導 ③家族指導

Yes 飲水・氷片によるむせはないと判断したら！

Q6に進んでください。

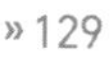

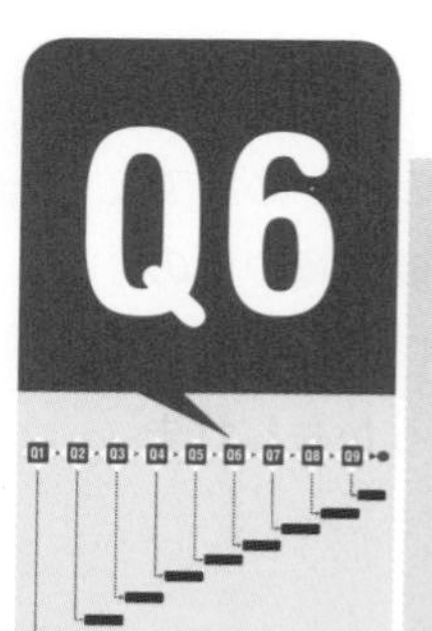

口腔内に食塊残存はないか？

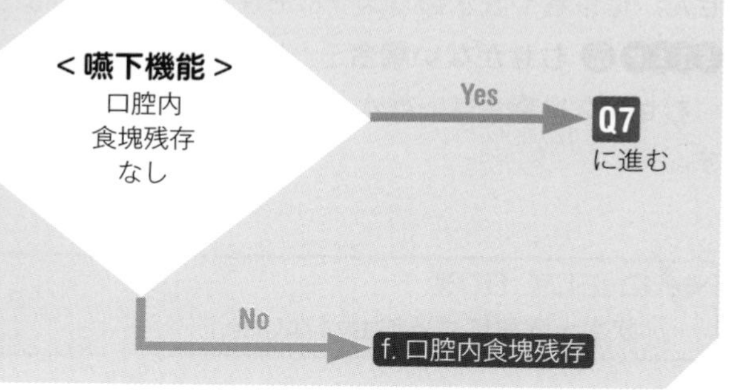

ゴール 食事後に口腔内の「食塊残存」を確認する！

むせることなく食事ができたら，食後に口腔内に食物が残っていないかを確認します。残存があれば，口腔内での咀嚼や咽頭への送り込みに問題があると考えられます。また，食事中の食べこぼしも，口腔内での咀嚼や送り込みが不十分な状態であることのサインです。

アセスメントテクニック

進め方 食後に口腔内の状態を観察する

STEP 1 食前の口腔内の状態を確認する

かむ（咀嚼），飲み込むという機能に障害がないか，よく見ます。

〈例〉

・口腔内が乾燥している（唾液分泌が不十分で飲み込みに支障）

・義歯の不適合，摩耗，破損など（咀嚼に支障）

・麻痺（咀嚼・飲み込みに支障）

STEP 2 食事中の様子を観察する

顎や口唇，舌の動きや食べこぼしがないかなどを観察します。

〈例〉

・食べ物を口に入れても，口が動かない（咀嚼・飲み込みに支障）

・食べこぼしがある（口唇の開閉に問題がある）
・むせがある（食道部の障害）

STEP 3 食後の口腔内の状態を確認する

口の中に食物が残っていないか，確認します。食塊が残留しやすい主な場所は，喉頭蓋の上や食道入口部の2か所です。

理由

それぞれの観察結果から問題が見えた場合には，原因に応じた対策を講じます。また，口腔内の清潔が全身の健康に影響を及ぼすので，口腔ケアの指導に加え，歯科受診または訪問歯科診療の利用など，口腔を健康に導くように努めましょう。口腔内に食物が残っている場合には，誤嚥しやすいリスクがあると考えてケアにあたる必要があります。

CHECK BOX

□ 口腔内に食塊残存はないか

アクション

No 口腔内に食塊が残存していると判断したら！

嚥下や身体の状態に応じた食事形態の調整などのほか，ケアマネジャーと連携し，口腔ケアや嚥下訓練なども受けられるようにしましょう。

その場で行う看護ケア	教育指導
①嚥下状態に応じた食事環境の調整 ②身体機能に応じた食事環境の調整 ③精神的支援 ④口腔ケア ⑤嚥下訓練 ⑥ケアマネジャーへ調整依頼	①情報提供 ②自己管理方法指導 ③家族指導

Yes 口腔内に食塊の残存はないと判断したら！

Q7に進んでください。

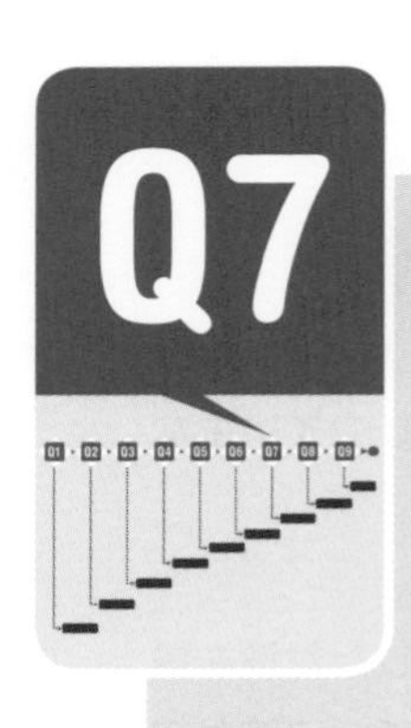

食欲はあるか？

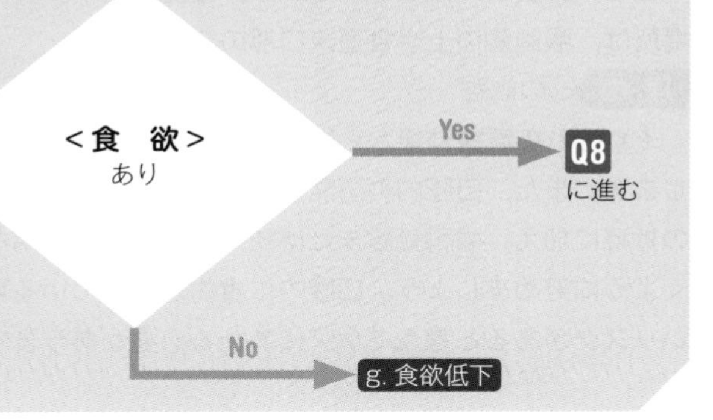

ゴール 食べる「意思・意欲」を確認する！

Q1～Q6までに嚥下機能や認知機能状態に問題がないと判明したにもかかわらず，食べることに問題が生じているのでしょうか？　ここでは根本的な原因として，患者さんの食べる「意思・意欲」を確認します。

アセスメントテクニック

進め方 食欲の有無を確認する

食欲の有無を確認します。食欲がわかないという場合には，その背景に潜む原因・理由も考察します。

STEP 1 本人に確認する

まずは，食欲の有無を本人に尋ねてみましょう。

〈例〉

・食欲はありますか？

・食べたいという気持ちはありますか？

・お腹は空いていませんか？

・ここに大好物（具体的名称）があったら食べたいですか？

STEP 2 「食べたい」意欲を妨げる要因の有無を考察する

身体と精神の両面から，食欲を妨げる原因を探ります。

〈例〉
- 精神疾患による影響
- 心因性
- 運動不足
- 加齢による代謝率の低下
- 疾患の影響
- 嗜好に合わない
- 食事が楽しくない

理由

それぞれの観察・考察結果から，食べる「意思・意欲」を評価します。

STEP 1 さまざまな原因が食欲を妨げている

それぞれの原因に応じた対策を講じます。また，食欲の低下は，脱水や低栄養に直結するので，適切なケアを行う必要があります。

STEP 2 食欲があるのに食べられない

食事にかかわる機能に問題があると考えられます。次のQ8に進みましょう。

CHECK BOX
□ 食欲はあるか

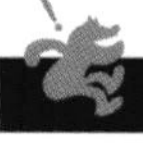

アクション

No 食欲が低下していると判断したら！

食事に関する身体機能，食後に胸やけがあるかを観察します。また，心身の状態に応じた食事環境の調整等の支援・指導を行うほか，ケアマネジャーと連携し，楽しくおいしく食べられるよう環境を改善します。

その場で行う看護ケア	教育指導
①精神的支援 ②身体機能に応じた食事環境の調整 ③口腔ケア ④ケアマネジャーへ調整依頼	①情報提供 ②自己管理方法指導 ③家族指導

Yes 食欲はあると判断したら！

Q8に進んでください。

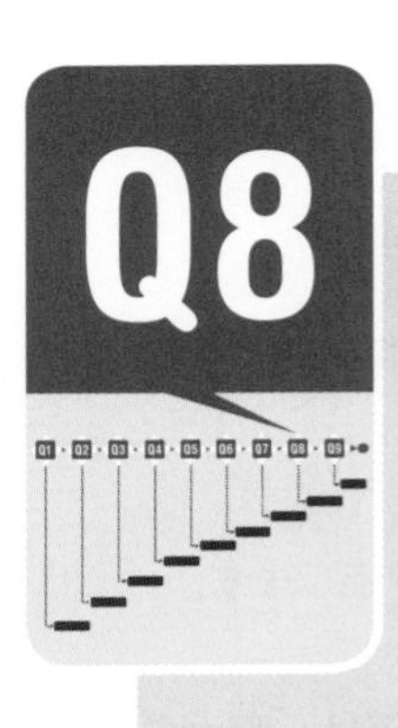

食物を口まで運べるか？

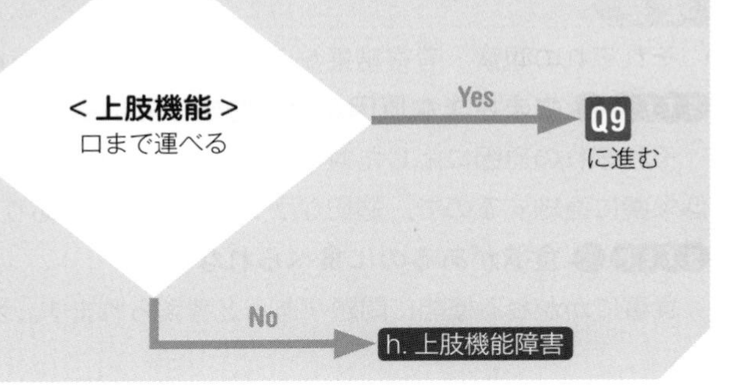

ゴール 食物を口まで運ぶ上肢機能を確認する！
ここでは，「食欲があるのに食べられない」原因を，身体機能から探ります。

アセスメントテクニック

進め方 上肢機能に問題はないか確認する

食物を視覚でとらえてから手を動かして口に運ぶまでの，上肢機能を使った一連の動作のどこに問題があるのかを精査します。

次のような視点で観察してみましょう。

〈例〉

・利き手が使えるか
・箸（またはスプーン・フォーク）は使えるか
・握力はあるか
・指は動くか
・こぼさないか
・姿勢は安定しているか

理由

STEP 1 食事を支える上肢機能を評価する

食べるために必要な上肢の動作のどこかに支障があればNoに進み，上肢機能障害として対応します。問題がなければYesとして，Q9に進みます。

STEP 2 上肢機能に支障がある場合

食べるために必要な身体機能に何らかの問題がある場合には，どこまで回復が見込めるのかを査定し，専門職と連携してリハビリの強化を検討すると同時に，食事ができるように適切な介助が行われるように支援します。

また，食後の胸やけの有無なども確認しましょう。

CHECK BOX

□ 食物を口まで運べるか

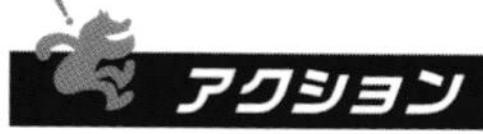

No 上肢機能に障害があると判断したら！

上肢の機能の状態に応じた食事環境の調整などの支援・指導を行うほか，ケアマネジャーとも連携し，楽しくおいしく食べられるように環境を改善しましょう。

その場で行う看護ケア	教育指導
①精神的支援 ②身体機能に応じた食事環境の調整 ③口腔ケア ④ケアマネジャーへ調整依頼	①情報提供 ②自己管理方法指導 ③家族指導

Yes 口まで運べると判断したら！

Q9に進んでください。

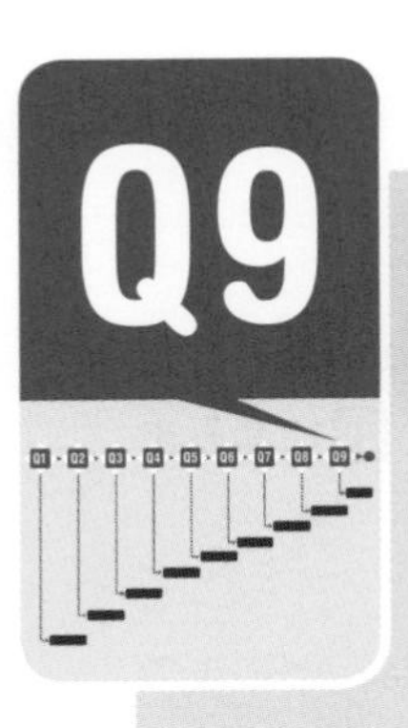

食事環境の準備は整っているか？

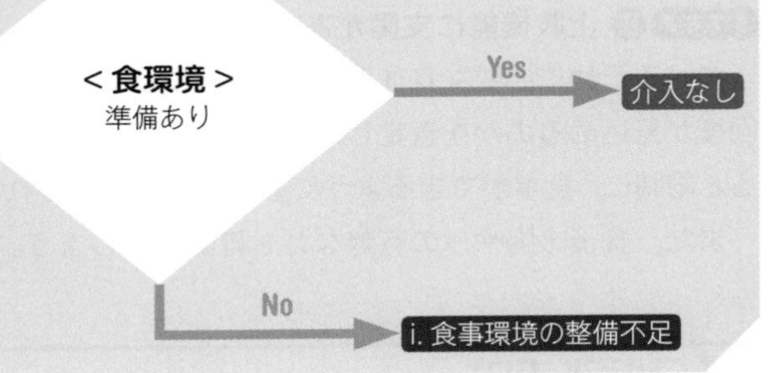

ゴール 食事環境の準備状況を確認する！

Q1～Q8までは，患者さん自身の課題を問うものでした。そこに解決すべき問題がないとなれば，患者さんを取り巻く環境に課題がないかどうかを確認します。そのため，ここでは，「心身の機能に問題がないのに食べられない」原因を，食事環境から探ります。

アセスメントテクニック

進め方 食事環境に問題はないか確認する

おいしく楽しく食べられるような食事環境が整えられているか，確認します。

次のような視点で精査していきましょう。

〈例〉

・一人で買い物に行くことができるか
・買い物の際に同行者・支援者はいるのか
・食事を整えることは可能か
・食事内容は適切か
・嗜好に合っているか
・食事を楽しめる環境になっているか

・食べたい（食べられる体調の）ときに食事が用意されているか
・身体能力に応じた箸や食器などが用意されているか

理由

食べるということは，空腹を満たしたり，栄養を補給したりするだけではありません。おいしく楽しくという「食べる喜び」が，心身の健康につながります。食事の準備や食べるときの環境が，そうした喜びにつながる形になっているかどうかを評価します。

STEP 1 食事環境の準備が整っていない場合

食事環境の準備が整っていない場合はNoに進み，食事環境の整備不足として対応します。

STEP 2 食事環境に問題がない場合

アセスメントを終了します。

CHECK BOX

□ 食事環境の準備は整っているか

アクション

No 食事環境の整備不足があると判断したら！

食事の準備や食べるときの環境が改善されるように，適切な支援・指導を行います。

その場で行う看護ケア	教育指導
①食事環境の調整 ②ケアマネジャーへ調整依頼	①情報提供 ②自己管理方法指導 ③家族指導

Yes 食事環境に問題がないと判断したら！

アセスメントを終了します。

2

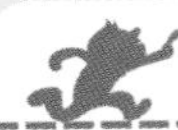

「排便したい」のアセスメント

アセスメントのゴールは？

便秘について正しく理解したうえで，患者さんの状態を正確にアセスメントし，原因に応じた的確な看護処置を導き出します。

■便秘の定義

排便の量や回数には個人差がありますが，臨床的には「3日間以上便が出ない場合」や「便量が35 g以下」を便秘と定義しています。個人差があることを理解したうえで，排便の量や回数についてフローチャートでは，この定義に従ってアセスメントを進めます。また，たとえ毎日排便があったとしても，少量で残便感などの不快症状があれば，便秘と判断します。

■排便の経路

私たちが食べたものは，胃・小腸で消化・吸収された後，身体に不要な残渣が大腸・直腸を経て肛門から排出されます。

■排便の仕組み

大腸で水分が吸収されてできた便塊は，蠕動運動で直腸に移動します。便の移動によって直腸の粘膜が刺激されたり，直腸の内壁が進展されたりすると，排便中枢に伝わり，便意を催します。

■便秘の分類

「排便したい」のアセスメントにおいては，「便秘の種類」を評価することが付随しています。これは，どのような原因で便秘が生じているのかを考察し，改善を図るために行います。本書では，療養生活支援の視点から次のように分類しています。

①器質性便秘：便の通過が物理的に妨げられて起こる便秘です。腫瘍や炎症疾患，腸内容物の通過時間延長，蠕動運動の低下など，腸管の器質的障害が主な原因です。

②機能性便秘：消化器官の機能低下が原因で起こる便秘です。本書では，主に食習慣（食事量・食物繊維摂取量・水分摂取量）に起因する便秘としています。

③習慣性便秘：本書では，「運動量不足」や「便意の抑制」「内服薬の副作用」など療養生活におけるさまざまな事情により，大腸や直腸・肛門の働きが乱れることで起こるものを「習慣性便秘」としています。また，「内服治療の可能性がある便秘」もここに含めます。

実際の訪問現場では，簡単な介入（食事や運動を勧める，摘便するなど）で解決できる短期決戦型便秘か，疾患等の影響で腸が機能していない（腸の動きが悪いなど）長期戦型便秘かという，対応策に主軸を置いて大きく分けることもあります。つまり，このアセスメントで大事なのは，便秘の分類をすることではなく，アセスメント結果を看護につなげることです。便秘の分類（原因追求）の次（対応）を視野に入れてアセスメントしましょう。

■高齢者と便秘

高齢者はさまざまな身体的変化に起因して便秘が起こりやすくなっています。

〈例〉

神経の反応鈍化：胃・結腸反射が起こりにくくなり，直腸内に便が停滞。

運動量の低下：筋力低下の影響は体内にも及びます。内臓が下垂して腸蠕動鈍化や大腸の運動機能低下が起こり，ガスの吸収能力が落ちます。

咀嚼力の低下：歯が悪くなると十分に咀嚼できないまま嚥下するので，消化が悪くなったり，食事摂取量そのものも低下したりしてしまいます。

腹筋の衰え：怒責（排便時のいきみ）が弱くなり，スムーズに排泄できないため，腸に便が停留して水分過吸収により硬化，さらに排出困難となる悪循環を招きます。

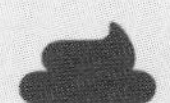

「排便したい」のフローチャート

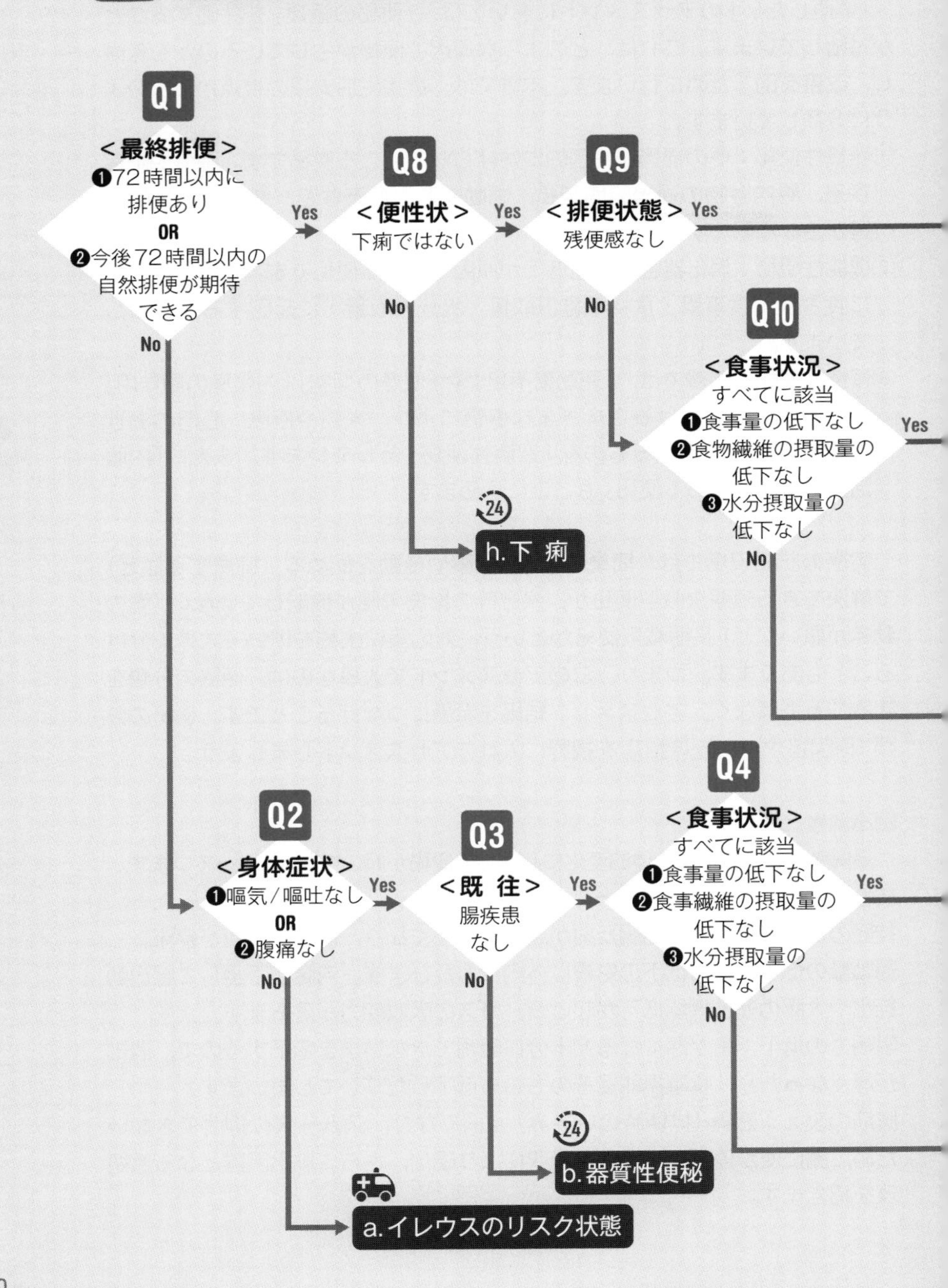

理由

食事量，食物繊維量，水分量。このどれか一つでも不足していると，円滑な排便に支障をきたし，便秘を招きます。

3項目すべてに問題がない場合はQ5に進み，さらに便秘の原因を探ります。

一つでも問題がある場合には，腸の機能が低下したために起こる機能性便秘として排便支援を行います。

CHECK BOX

- □ 食事量の低下なし
- □ 食物繊維の摂取量の低下なし
- □ 水分摂取量の低下なし

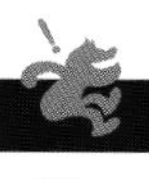

アクション

No 機能性便秘と判断したら！

医師に報告するとともに，食事状況の改善および不快症状の軽減・消失，原因に合わせた予防など，排便を円滑に促すための援助を行います。

その場で行う看護ケア	教育指導
①排便援助 ②食事環境の調整（適正な量の水分・食事・食物繊維の確保）	①情報提供 ②自己管理方法指導 ③家族指導

Yes 食事状況に問題がないと判断したら！

Q5に進んでください。

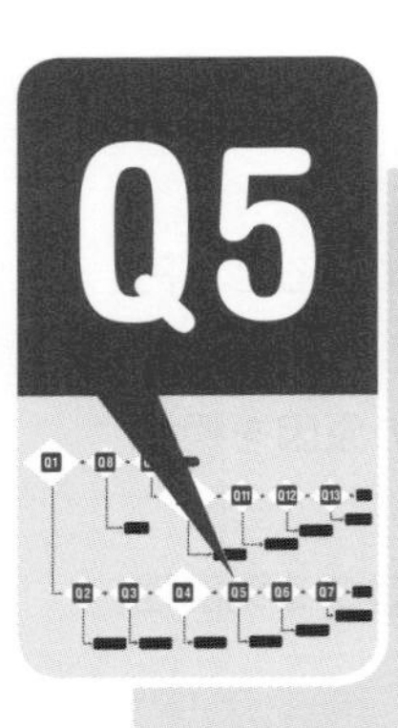

運動量の低下はないか？ ―便秘の原因確認

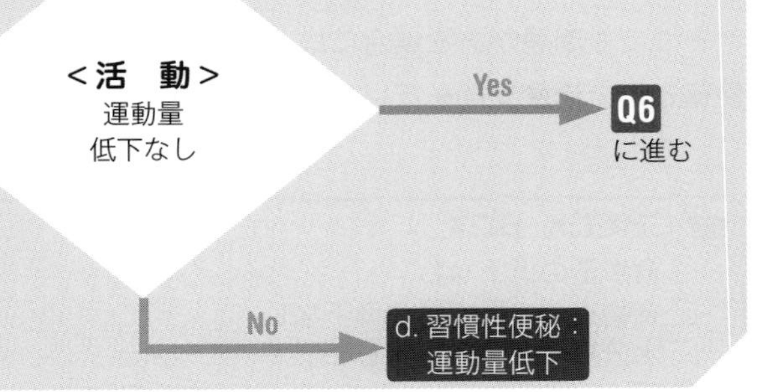

ゴール 運動量から便秘の原因を探る！

運動不足や腹筋の低下は便秘を招きます。ここでは，便秘の原因として運動量に注目し，適切な看護につなげます。

アセスメントテクニック

進め方 日常の運動量を確認する

本人への確認と観察・情報収集で，日常の運動量を確認します。

STEP 1 本人に聞く

〈例〉

・外に出かけることはありますか？
・例えば，散歩とか買い物とか（具体例をいくつかあげてみる）……。
・家のなかではよく身体を動かしていますか？
・どんなふうに身体を動かしていますか？
・どのくらい身体を動かしていますか？
（距離や時間，回数，活動内容などから運動量を推し量る）

STEP 2 実際の運動量を評価する

本人の言葉から判断が難しい場合には，観察から実際の状況を推測します。

〈例〉

・家族や介護者など関係者から情報収集します。
・身の回りに置いてある品物の増減や，買い物のレシートなどから，外出した形跡を確認します。
・靴や杖などの道具類の使用痕跡から，活動・運動の実際を判断します。

理 由

運動量や活動量の低下が認められない場合には，「運動習慣に関連した便秘ではない」と判断し，**Q6**に進みます。

運動量の低下がある，もしくは低下が疑われる場合には，「習慣性便秘：運動量低下による便秘」として対応します。

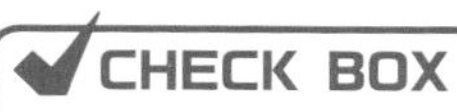

□ 運動量の低下なし

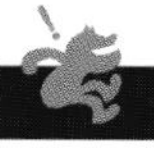

アクション

No 習慣性便秘：運動量の低下による便秘と判断したら！

運動量の改善・維持および不快症状の軽減・消失，原因に合わせた予防など，排便を円滑に促すための援助を行います。

その場で行う看護ケア	教育指導
①排便援助 ②運動環境の調整	①情報提供 ②自己管理方法指導 ③家族指導

Yes 運動量の低下はないと判断したら！

Q6に進んでください。

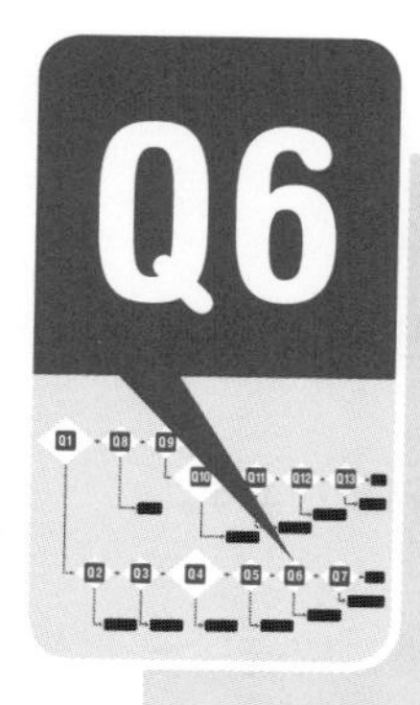

便意の抑制はないか？ ―便秘の原因確認

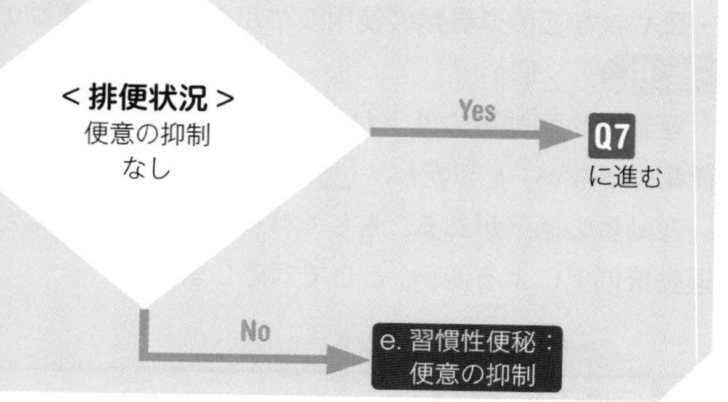

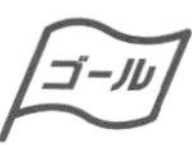

便意抑制の有無から便秘の原因を探る！
ここでは，便秘の原因として便意抑制の有無に注目します。

アセスメントテクニック

進め方 便意抑制の有無から便秘の原因を探る

便意があり，排便が可能にもかかわらず便秘である場合，何が阻害要因なのかを精査する必要があります。

STEP 1 便意抑制の有無を確認する

便意を繰り返し我慢していると，便が直腸に来ているのに便意を催さなくなるので，便の回数が減ったり，便が硬くなって出にくくなったりしてしまいます。そこで便意抑制の有無を確認します。

●本人に聞く
・便が出そうな感じはしますか？
・トイレに行くのを我慢することがありますか？
●排便状況を観察・情報収集する
・ケアを始めるとすぐに排便する傾向がある
・トイレに誘導するとすぐに排泄する傾向がある

STEP 2 便意抑制の原因を探る

便意の抑制がある場合やその疑いがある場合にはその原因を探ります。

・環境の変化はないか　・精神的ストレスはないか
・トイレまでの移動や排泄にかかわる身体の動きに問題はないか
・衣服などの着脱に支障はないか
・排泄時またはオムツ交換時のプライバシーは守られているか
・気持ちよく排泄できるトイレ環境になっているか（便器様式，手すりの有無，温水洗浄便座などの設備の有無）
・福祉用具が適切に使われているか（トイレまでの動線に手すりがあるか，ベッドサイドにポータブルトイレがあるか）
・便意を催してから排泄に至るまでに必要な介護が提供されているか

理由

便意の抑制，もしくそれが疑われる場合には，「習慣性便秘：便意抑制による便秘」として，原因に応じた適切な看護につなげます。便意の抑制が認められない場合には，Q7に進みます。

CHECK BOX

□ 便意の抑制はないか

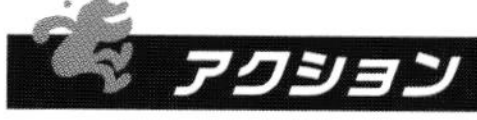

No 習慣性便秘：便意抑制による便秘と判断したら！

排便抑制を改善するための排便環境整備や，不快症状の軽減・消失など，排便を円滑に促すための援助を行います。

その場で行う看護ケア	教育指導
①排便援助 ②排泄環境の調整 ③ケアマネジャーへ調整依頼	①情報提供 ②自己管理方法指導 ③家族指導

Yes 便意の抑制がないと判断したら！

Q7に進んでください。

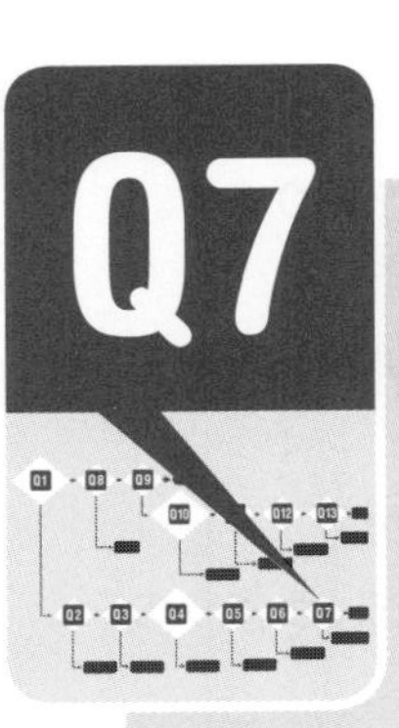

副作用として，便秘となる内服はないか？―便秘の原因確認

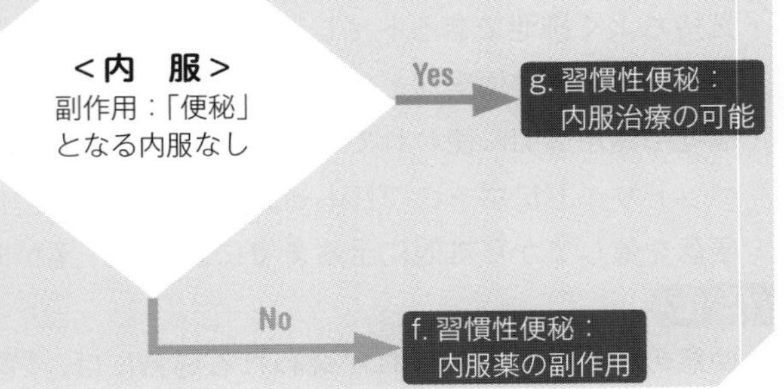

ゴール 内服薬の副作用による便秘なのか精査する！

薬の副作用で便秘を起こすことがあります（薬剤性便秘）。ここでは，内服薬の副作用による便秘であるかどうかを精査し，適切な看護につなげます。

アセスメントテクニック

進め方 内服薬とその副作用を確認する

内服薬を確認し，便秘の原因がその副作用によるものか精査します。

次のような薬剤を内服しているかどうか，確認します。

〈例〉

・抗コリン薬
・抗パーキンソン薬
・抗けいれん薬
・向精神薬
・麻酔薬
・制酸薬
・麻薬

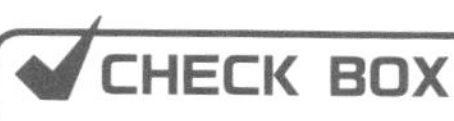

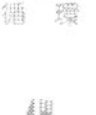

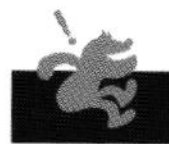
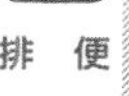

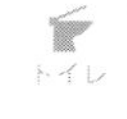

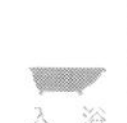

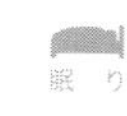

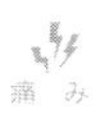

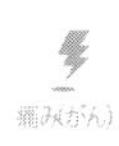

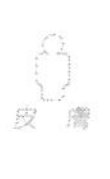

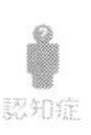

理由

使用中の内服薬が便秘を起こさないものである場合には，これまでの排便支援に加えて，薬剤による便秘の治療を検討します。

また，薬の副作用による便秘と判断した場合には，内服薬の調整などの改善策を講じます。

CHECK BOX

□副作用として便秘を起こす内服はないか

アクション

No 習慣性便秘：内服薬の副作用と判断したら！

医師に内服薬の調整を依頼するとともに，不快症状の軽減・消失など，排便を円滑に促すための援助を行います。

その場で行う看護ケア	教育指導
①排便援助 ②薬剤管理 ③医師へ内服薬の調整依頼	①情報提供 ②自己管理方法指導 ③家族指導

Yes 習慣性便秘：内服治療の可能性があると判断したら！

医療の受診につなげ，内服薬による便秘治療の可能性を検討します。

その場で行う看護ケア	教育指導
①排便援助 ②薬剤管理 ③医師へ内服薬（便秘治療）の調整依頼	①情報提供 ②自己管理方法指導 ③家族指導

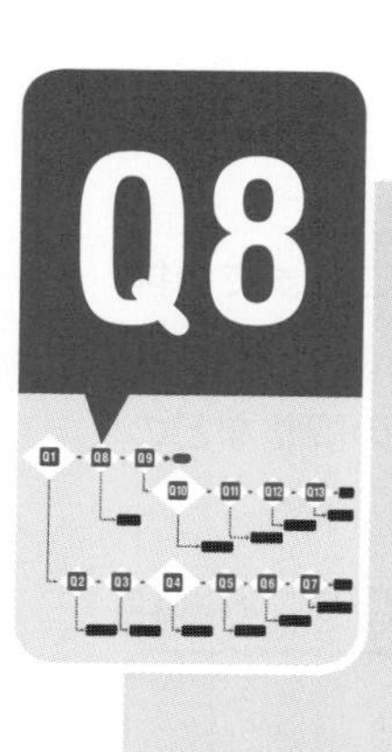

Q8 下痢ではないか？

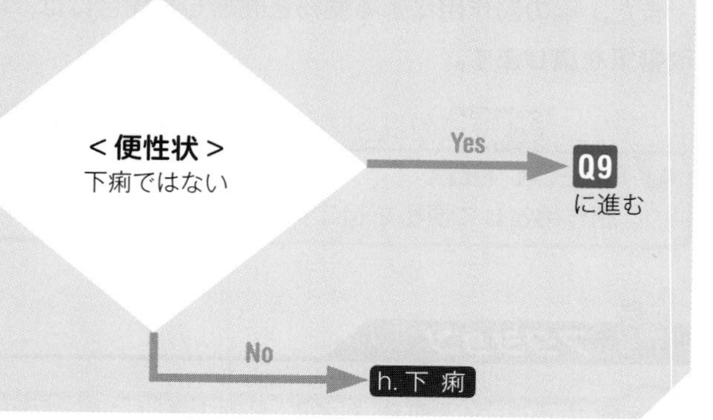

ゴール 便の性状から下痢の有無を確認する！

Q1 で便秘ではないと確認できたら，ここでは便の性状から下痢の有無を確認し，適切な看護につなげます。

アセスメントテクニック

進め方 便の性状から下痢の有無を確認する

下痢の有無は，患者さん本人や家族，介護者に確認します。

下痢の回数は問いません。

「泥状」「不消化」「水様便」など，下痢を示す性状であるかどうかを確認します。

理 由

下痢ではないと確認できた場合は，さらに排便の課題を精査するために Q9 に進みます。

下痢であると確認した場合には，医師に報告するとともに，脱水による状態悪化を考慮して，水分管理や排便支援などの看護につなげます。

CHECK BOX

□ 下痢ではないか

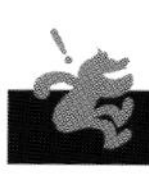

アクション

No 下痢と判断したら！

高齢者の場合，脱水による状態の悪化が考えられるため，「水分」のアセスメントもあわせて行い，早急な対応と水分管理が必要です。

また，その日のうちに医師にも報告します。

医師への報告	その場で行う看護ケア	教育指導
追加情報として，次の項目を確認して医師に伝えます。 ①腹痛　□ある（ある場合は，その程度）□ない ②嘔気・嘔吐　□ある（ある場合は，その程度）□ない ③腸蠕動音聴取の結果 ④腹部膨満感　□ある（ある場合は，その程度）□ない ⑤肛門周囲などの皮膚トラブル　□ある（ある場合は，その程度）□ない	①水分摂取の援助 ②排泄援助 ③保温 ④薬剤管理	①情報提供 ②自己管理方法指導 ③家族指導

Yes 下痢ではないと判断したら！

Q9 に進んでください。

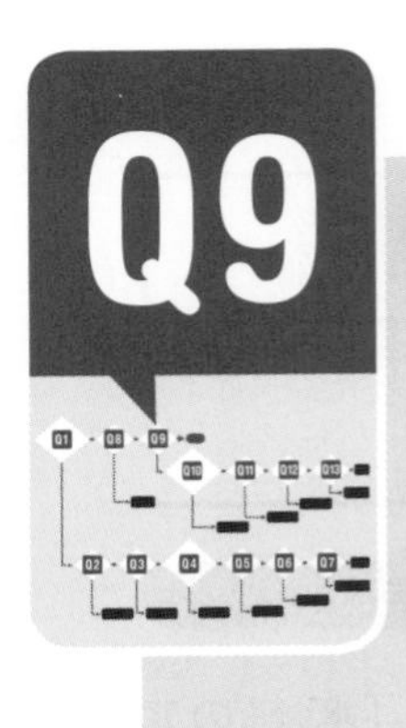

Q9 残便感はないか？

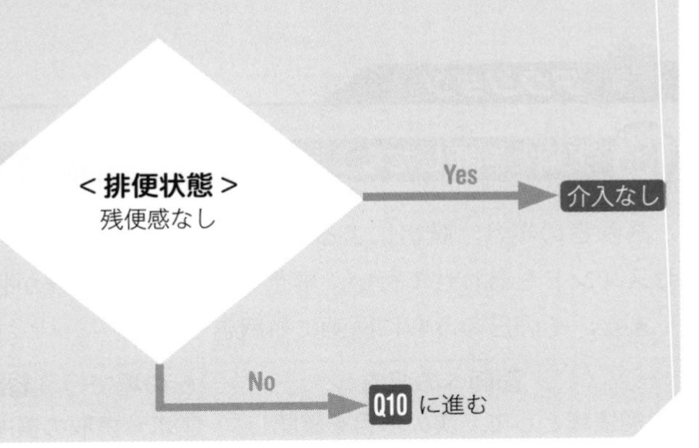

ゴール 残便感の有無を確認する！

すっきりと排便できず，残便感がある場合も，便秘の可能性があると考えられます。

ここでは，その精査を行います。

アセスメントテクニック

進め方 残便感の有無を確認する

残便感の有無は，患者さん本人や家族，介護者に確認します。

STEP 1 本人に聞く

次のように，本人に聞いていきます。

〈例〉

・排便してもすっきりしない感じですか？

・便が残っている感じがしますか？

・便を出しきれていない感じがしますか？

・肛門付近に不快感がありますか？

・紙に付着する程度の便しか出ませんか？

STEP 2 情報収集で評価する

家族や介護者など，周囲の人から情報を収集して，実際の状況を推測します。

〈例〉

・トイレの回数が増えていないか

・トイレに入っている時間が長くないか

理由

残便感がない場合には，排便したいというニーズには阻害要因がなく，「介入の必要なし」と判断します。

残便感がある場合には，その原因を探すためにQ10に進みます。

CHECK BOX

□ 残便感はないか

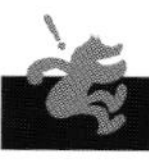

アクション

No 残便感があると判断したら！

Q10に進んでください。

Yes 残便感がないと判断したら！

残便感がなく，すっきりしている場合には，介入すべき課題はないと判断します。

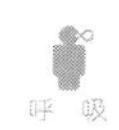

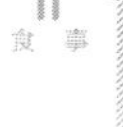
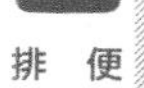
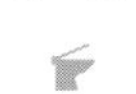
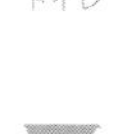
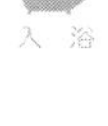
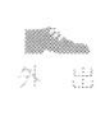

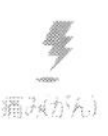
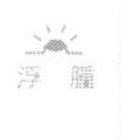
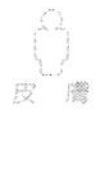
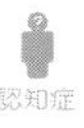

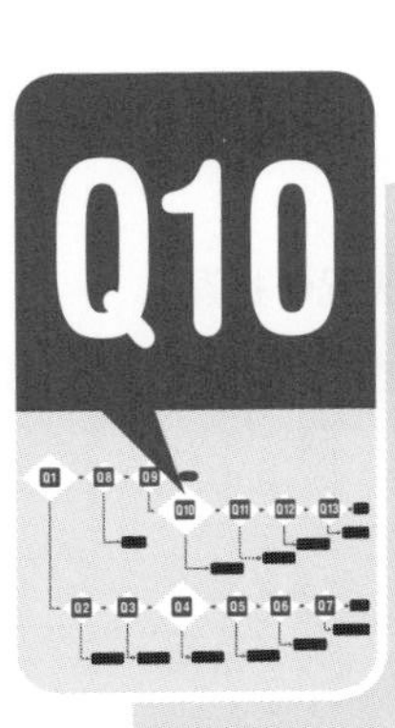

Q10 食事状況を確認する３項目の状態は？—残便感の原因確認

＜食事状況＞
すべてに該当
❶食事量の低下なし
❷食物繊維の摂取量の低下なし
❸水分摂取量の低下なし

Yes → Q11に進む
No → c. 機能性便秘

ゴール 食事状況から残便感（便秘）の原因を探る！

便が出ていてもすっきりしない場合も，便秘として対応します。ここでは残便感の原因を探り，適切な看護につなげます。

アセスメントテクニック

進め方 食事の摂取状況をアセスメントする

排便に影響を及ぼす「食事の摂取状況」について，次のような三つの視点から評価します。また，評価する期間は「数日間」として評価します。

STEP❶ 食事量が低下していないかを評価

便の原料となる食事量が低下していないかを評価します。

STEP❷ 食物繊維量が低下していないかを評価

便の量を増やし，腸の蠕動運動を活発にする食物繊維量（野菜や海藻類，キノコ類など）が低下していないかを評価します。

STEP❸ 水分摂取量が低下していないかを評価

水分の大半は，大腸を通過する際に吸収されて，残りかすが便になります。そのため，水分摂取量が少ないと，便が硬くなり，便秘になりやすくなります。円滑な排便を促すための水分摂取量が低下していないかを評価します。

理由

食事量，食物繊維量，水分量。このどれか一つでも不足していると，円滑な排便に支障をきたし，残便感（便秘）を招きます。

３項目すべてに問題がない場合はQ11に進み，さらに残便感（便秘）の原因を探ります。

一つでも問題がある場合には，腸の機能が低下したために起こる機能性便秘として排便支援を行います。

CHECK BOX

- □ 食事量の低下なし
- □ 食物繊維の摂取量低下なし
- □ 水分摂取量の低下なし

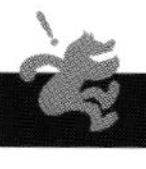

アクション

No 機能性便秘と判断したら！

医師に報告するとともに，食事状況の改善および不快症状の軽減・消失，原因に合わせた予防など，排便を円滑に促すための援助を行います。

その場で行う看護ケア	教育指導
①排便援助 ②食事環境の調整（適正な量の水分・食事・食物繊維の確保）	①情報提供 ②自己管理方法指導 ③家族指導

Yes 食事状況に問題ないと判断したら！

Q11に進んでください。

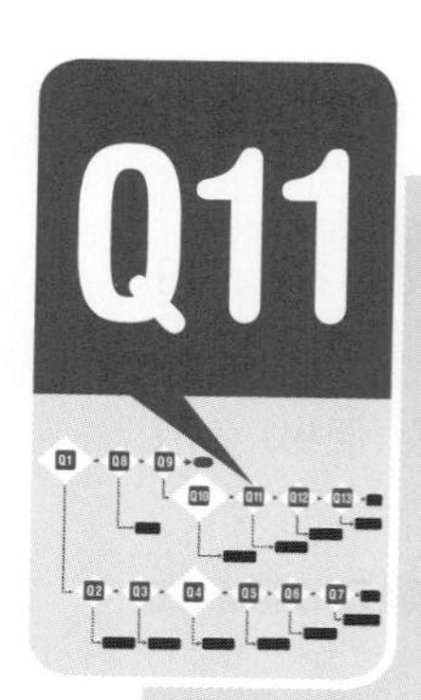

Q11 運動量の低下はないか？──残便感の原因確認

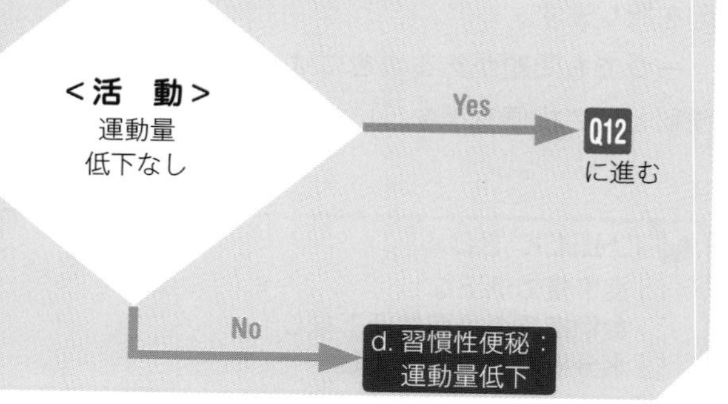

ゴール 運動量から残便感（便秘）の原因を探る！

運動不足や腹筋の低下は便秘を招きます。ここでは，残便感（便秘）の原因として運動量に注目し，適切な看護につなげます。

アセスメントテクニック

進め方 日常の運動量を確認する

本人への確認と観察・情報収集で，日常の運動量を確認します。

STEP 1 本人に聞く

〈例〉

・外に出かけることはありますか？

・例えば，散歩とか買い物とか（具体例をいくつかあげてみる）……。

・家のなかではよく身体を動かしていますか？

・どんなふうに身体を動かしていますか？

・どのくらい身体を動かしていますか？

（距離や時間，回数，活動内容などから運動量を推し量る）

STEP 2 実際の運動量を評価する

本人の言葉から判断が難しい場合には，観察から実際の状況を推測します。

〈例〉
・家族や介護者など関係者から情報収集します。
・身の回りに置いてある品物の増減や，買い物のレシートなどから，外出した形跡を確認します。
・靴や杖などの道具類の使用痕跡から，活動・運動の実際を判断します。

理由

運動量や活動量の低下が認められない場合には，さらに原因を探るために Q12 に進みます。

運動量の低下がある，もしくは低下が疑われる場合には，「習慣性便秘：運動量低下による残便感（便秘）」として対応します。

CHECK BOX
□運動量の低下なし

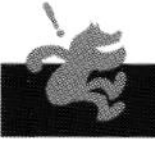

アクション

No 習慣性便秘：運動量低下による便秘と判断したら！

運動量の改善・維持および不快症状の軽減・消失，原因に合わせた予防など，排便を円滑に促すための援助を行います。

その場で行う看護ケア	教育指導
①排便援助 ②運動環境の調整	①情報提供 ②自己管理方法指導 ③家族指導

Yes 運動量の低下はないと判断したら！

Q12 に進んでください。

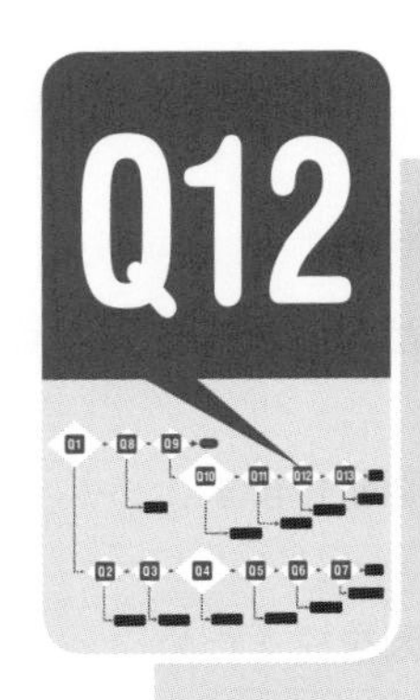

便意の抑制はないか？—残便感の原因確認

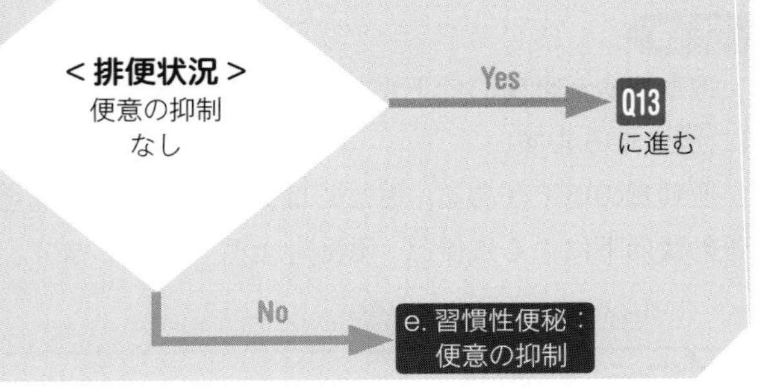

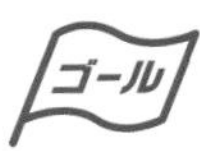

便意抑制の有無から残便感（便秘）の原因を探る！
ここでは，残便感（便秘）の原因として便意抑制に注目します。

アセスメントテクニック

進め方 便意抑制の有無から残便感の原因を探る

便意があり，排便が可能にもかかわらず残便感（便秘）がある場合，何が阻害要因なのかを精査する必要があります。

STEP 1 便意抑制の有無を確認する

便意を繰り返し我慢していると，便が直腸に来ているのに便意を催さなくなるので，便の回数が減ったり，便が硬くなって出にくくなったりしてしまいます。そこで便意抑制の有無を確認します。

●本人に聞く
・便が出そうな感じはしますか？
・トイレに行くのを我慢することがありますか？
●排便状況を観察・情報収集する
・ケアを始めるとすぐに排便する傾向がある
・トイレに誘導するとすぐに排泄する傾向がある

STEP 2 便意抑制の原因を探る

便意の抑制がある場合やその疑いがある場合にはその原因を探ります。

・環境の変化はないか　・精神的ストレスはないか
・トイレまでの移動や排泄にかかわる身体の動きに問題はないか
・衣服などの着脱に支障はないか
・排泄時またはオムツ交換時のプライバシーは守られているか
・気持ちよく排泄できるトイレ環境になっているか（便器様式，手すりの有無，温水洗浄便座などの設備の有無）
・福祉用具が適切に使われているか（トイレまでの動線に手すりがあるか，ベッドサイドにポータブルトイレがあるか）
・便意を催してから排泄に至るまでに必要な介護が提供されているか

理由

便意の抑制，もしくそれが疑われる場合には，「習慣性便秘：便意抑制による残便感（便秘）」として，原因に応じた適切な看護につなげます。便意の抑制が認められない場合には，Q13に進みます。

CHECK BOX

□ 便意の抑制はないか

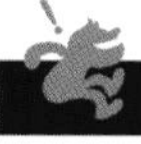

アクション

No 習慣性便秘：便意抑制による便秘と判断したら！

排便抑制を改善するための排便環境整備や，不快症状の軽減・消失など，排便を円滑に促すための援助を行います。

その場で行う看護ケア	教育指導
①排便援助 ②排泄環境の調整 ③ケアマネジャーへ調整依頼	①情報提供 ②自己管理方法指導 ③家族指導

Yes 便意の抑制がないと判断したら！

Q13に進んでください。

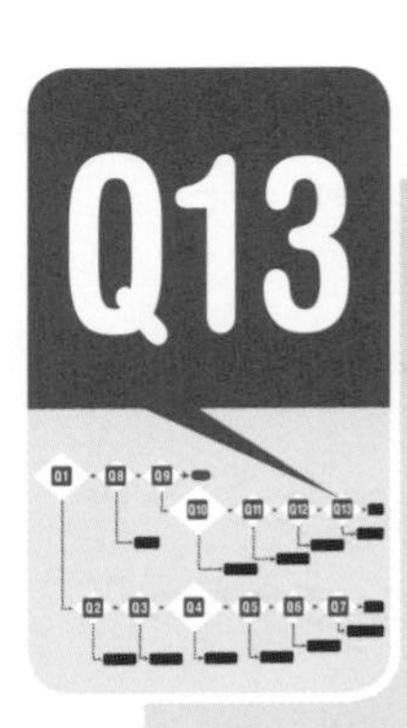

副作用として，便秘となる内服はないか？—残便感の原因確認

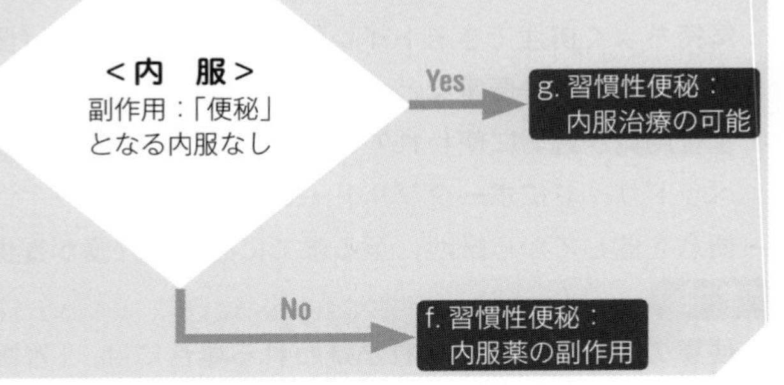

ゴール 内服の副作用による残便感（便秘）なのか精査する！

薬の副作用で便秘を起こすことがあります（薬剤性便秘）。ここでは，残便感（便秘）の原因として内服薬に注目し，適切な看護につなげます。

アセスメントテクニック

進め方 内服薬とその副作用を確認する

内服薬を確認し，残便感（便秘）の原因がその副作用によるものか精査します。

次のような薬剤を内服しているかどうか，確認します。

〈例〉

・抗コリン薬
・抗パーキンソン薬
・抗けいれん薬
・向精神薬
・麻酔薬
・制酸薬
・麻薬

理由

使用中の内服薬が便秘を起こさないものである場合には，これまでの排便支援に加えて，薬剤による残便感（便秘）の治療を検討します。

また，薬の副作用による残便感（便秘）判断した場合には，内服薬の調整などの改善策を講じます。

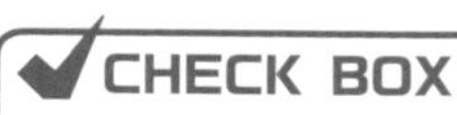

□副作用として便秘となる内服はないか

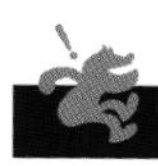

アクション

No 習慣性便秘：内服薬の副作用と判断したら！

医師に内服薬の調整を依頼するとともに，不快症状の軽減・消失など，排便を円滑に促すための援助を行います。

その場で行う看護ケア	教育指導
①排便援助 ②薬剤管理 ③医師へ内服薬の調整依頼	①情報提供 ②自己管理方法指導 ③家族指導

Yes 習慣性便秘：内服治療の可能性があると判断したら！

医療の受診につなげ，内服薬による残便感（便秘）治療の可能性を検討します。

その場で行う看護ケア	教育指導
①排便援助 ②薬剤管理 ③医師へ内服薬（便秘治療）の調整依頼	①情報提供 ②自己管理方法指導 ③家族指導

3-1 「トイレに行きたい」のアセスメント

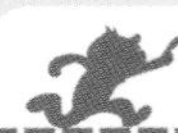

アセスメントのゴールは？

「トイレに行って排泄したい」という患者さんの気持ちを受容し，そのニーズを妨げる原因を精査しながら，適切な看護支援を提供します。

■「トイレに行く」行為の阻害要因

人間の生理的欲求のなかに，食事と排泄があります。そしてこの二つには，大きな違いがあります。

食事が家族や仲間とともにする楽しさがあるのに対し，排泄は「一人でしたい」ということです。

トイレは，一人で排泄する場所です。とりわけ自宅のトイレは，住み慣れた場所にある，安心して用を足せる場所です。

ここでは，「トイレに行きたい」というニーズがあるときに，それを阻む障害の有無がないかを精査しながら，ニーズを満たすための改善策を探ります。

■トイレに行くためのアセスメント

「トイレに行きたい」というニーズを満たすには，次の四つの視点で問題がないことを確認しなければなりません。

・身体状態：血圧コントロール
・ADL：座位保持
・ADL：トイレまでの移動
・ADL：トイレでの排泄および関連動作
・認知：知的水準の維持

■看護の視点で重要なこと

訪問看護師は，患者さん本人のニーズを受け入れ，それが現時点で可能かどうかを見極めるとともに，家族や介護者へ，観察の視点や介助方法について情報共有を行い，説明をする必要があります。

また，心身の状態は変化する可能性があります。変化を見逃さず，「現時点で可能かどうか」の判定を更新していく必要があることを忘れないでください。

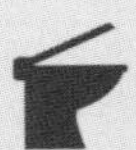

「トイレに行きたい」のフローチャート

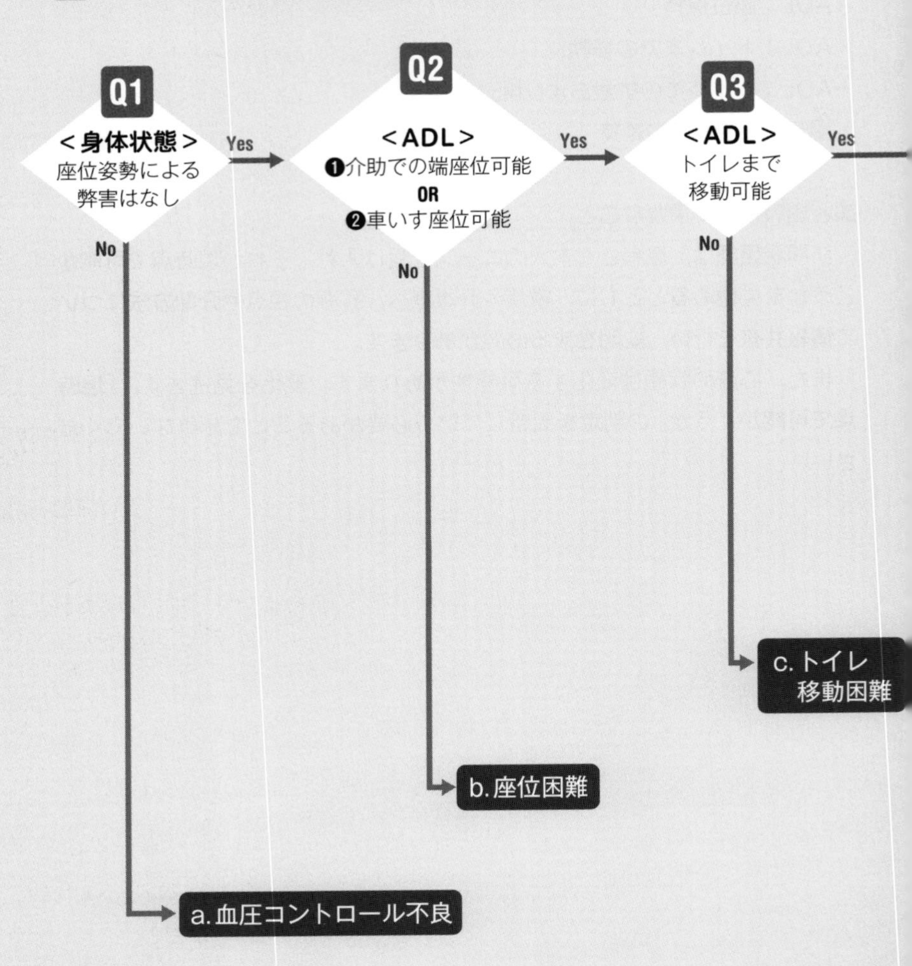

呼吸

水分

代謝
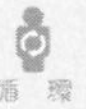
循環
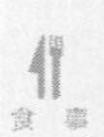
食事

排便
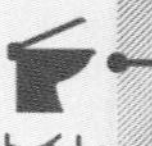
トイレ
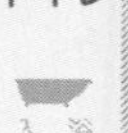
入浴

外出
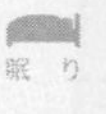
眠り
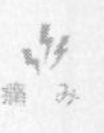
痛み
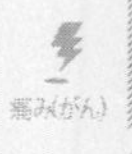
痛み(がん)
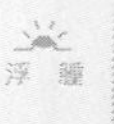
浮腫
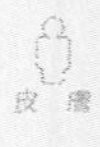
皮膚
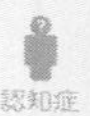
認知症

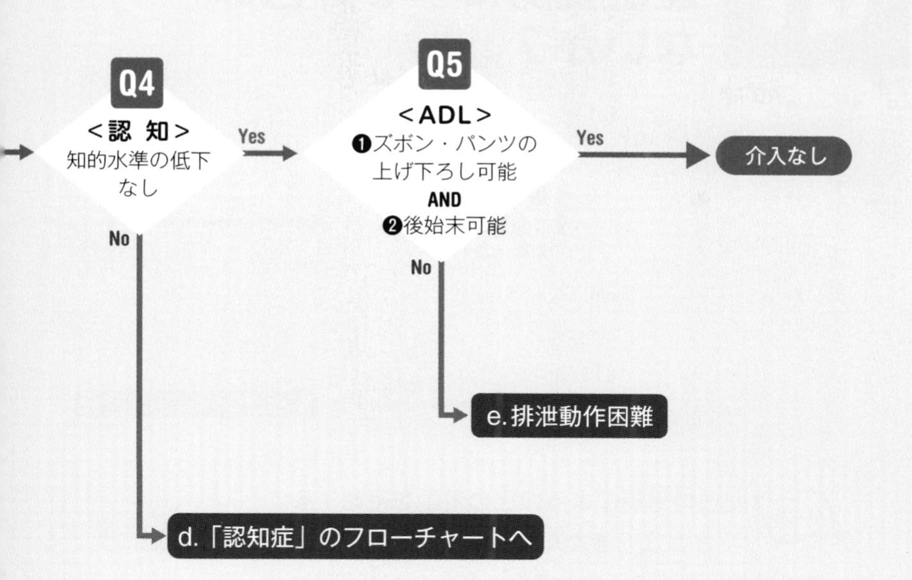
Q4
<認 知>
知的水準の低下なし
Yes
No
Q5
<ADL>
❶ズボン・パンツの上げ下ろし可能
AND
❷後始末可能
Yes
No
介入なし
e.排泄動作困難
d.「認知症」のフローチャートへ

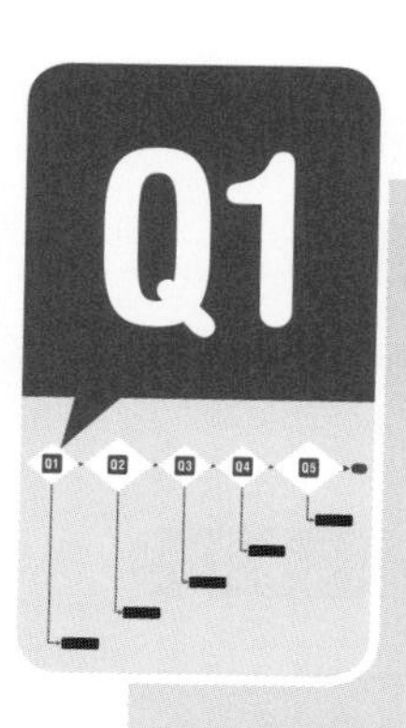

座位姿勢による弊害はないか？

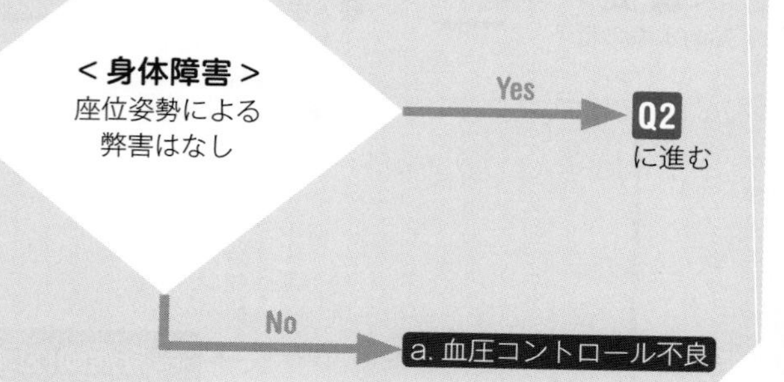

ゴール 座位の保持による血圧の変動を確認する！

「トイレに行きたい」というニーズを満たすには，排泄に関する一連の動作に耐えうる身体状態であることが必要です。

そこで，最初に精査するのは，「座位になったときに弊害は生じないか」ということです。

特に注意しなければならないのは血圧の変化です。なぜなら，トイレでの座位の姿勢は，頭を挙上（持ち上げている）しているため，血圧が低下しやすいからです。

アセスメントテクニック

進め方 通常時と座位時の血圧の変動を確認する

臥床など通常の姿勢時と座位時のバイタルサインを確認し，身体状態の変動を評価します。

STEP 1 バイタルサインの確認

頭部挙上に伴う一般状態の変化がないか，評価します。

STEP 2 通常時と座位時の血圧を評価する

通常の姿勢時と座位時の血圧測定値を比較し，血圧変動の幅を見ます。

理由

血圧変動がある場合には，トイレで座位姿勢を維持できません。「血圧コントロール不良」として適切に対応します。

血圧変動がない場合には，「頭部挙上に伴う身体問題がない」として，次のアセスメントに進みます。

CHECK BOX

□座位姿勢による弊害はないか

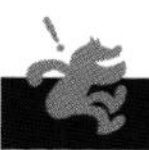

アクション

No 血圧コントロール不良と判断したら！

医師に報告し，急激な血圧低下には緊急対応など，医療の受診につなげます。

また，身体状況に応じた排泄方法の改善を図り，介護負担軽減にも配慮しましょう。

その場で行う看護ケア	教育指導
①服薬管理 ②排泄環境の調整 ③精神的支援 ④急激な血圧低下には緊急対応	①情報提供 ②自己管理方法指導 ③家族指導

Yes 血圧変動なしと判断したら！

Q2に進んでください。

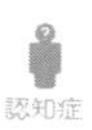

介助での端座位は可能か？　または車いすでの座位は可能か？

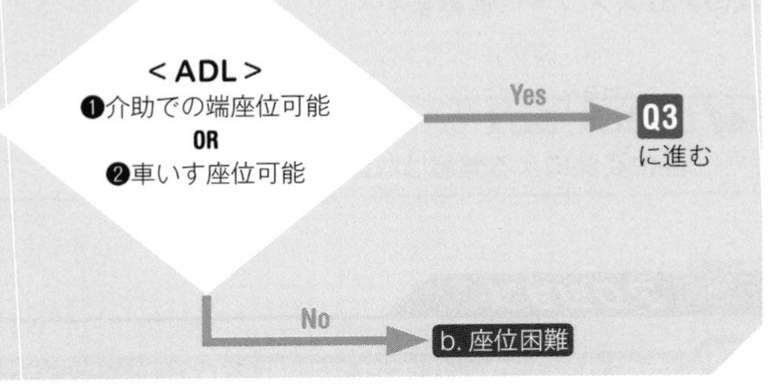

ゴール 移動の ADL を確認し適切に支援する！

トイレまでの移動手段の検討で大事なのが，「介助での端座位（いすやベッド等に腰かけた姿勢）可能」と「車いす座位可能」の精査です。

アセスメントテクニック

進め方 座位姿勢を保持できるか確認する

トイレまで実際に移動するための前提条件となる ADL があるのかを確認します。また，次善の策として，トイレまで行けなくても，離床してポータブルトイレの利用が可能かを探ります。

STEP❶ 端座位が可能か評価する

トイレまでの移動のスタートは端座位です。端座位が困難だと，車いすへの移乗も難しいでしょう。介助の有無にかかわらず，いすやベッドなどに腰かけた姿勢がしっかりと保てるかどうかを評価します。

STEP❷ 座位姿勢の保持が可能か評価する

車いすの移動はもちろん，トイレやポータブルトイレでも，排泄時には座位姿勢の保持が不可欠です。

STEP❸ 車いす座位が可能か評価する

車いすでトイレまで移動できるかを評価します。

理由

「トイレに行きたい」というニーズを満たすには，①居室などから移動してトイレを使用する，②ベッドサイドに設置したポータブルトイレを使用する方法があります。

STEP 1 端座位でも車いすでも座位姿勢保持が不能の場合

介助の有無にかかわらず座位姿勢が保持できない場合には，ポータブルトイレの使用やトイレまでの移動が困難と判断します。床上排泄となるため，排泄環境の調整やリハビリテーションなど改善策を検討しましょう。

STEP 2 端座位でも車いすでも座位が可能な場合

介助の有無にかかわらず座位姿勢が保持できるのであれば，トイレやポータブルトイレまでの移動は可能です。

CHECK BOX

- □介助での端座位可能か
- □車いす座位可能か

アクション

No 座位困難と判断したら！

ニーズを満たすために，座位可能を目標として状況改善に取り組みます。身体状況に応じた排泄方法の改善も図り，介護負担軽減にも配慮します。

その場で行う看護ケア	教育指導
①排泄環境の調整 ②機能訓練 ③ PT 依頼 ④ケアマネジャーへ調整依頼	①情報提供 ②自己管理方法指導 ③家族指導

Yes 座位可能と判断したら！

Q3に進んでください。

トイレまでの移動は可能か？

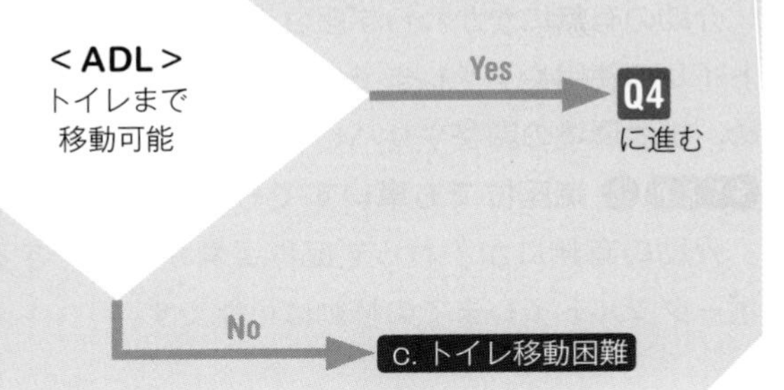

ゴール 移動の ADL・環境を精査して適切に支援する！

ここでは，実際にトイレまでの移動が可能なのか，ADL と環境の両面から現状を精査し，適切な支援につなげます。

アセスメントテクニック

進め方 ADL と環境の両面から現状を精査する

トイレまでの移動手段には，独歩・杖歩行・介助歩行・車いすなどがあります。どの手段を用いるにしても，移動を可能にするには，筋力や関節可動域などの ADL が不可欠です。また，本人の能力に問題がなくても，家の構造その他が障害となってトイレまでの移動を阻害している場合があります。そこで，ADL と環境の両面から現状を精査していきます。

STEP 1 トイレまでの移動が可能か ADL を評価する

トイレまでの移動に必要な ADL について，次の項目を評価します。

- 股関節の関節可動域は十分あるか
- 膝関節の関節可動域は十分あるか
- 体幹バランスを保持する力はあるか
- 起座動作（立ち上がり動作）はスムーズか
- 歩行動作は可能か

STEP 2 トイレまでの移動に支障がないか環境を精査する

住居内の環境について次の項目を評価します。

・通路の幅は十分か　・ドアの開口に支障はないか（開閉角度・横幅）
・段差はないか　・手すりなどは整備されているか
・床は滑りやすくなっていないか　・移動経路に転倒の要因がないか

理由

ADL と環境の両面から現状を精査し，両方，あるいはいずれか一方に問題がある場合には，トイレ移動困難として対応します。

STEP❶ トイレ移動の ADL

筋力などの ADL が低下している場合にはトイレ移動困難と判断します。

STEP❷ トイレ移動の環境

ADL に問題がなくても，トイレまでの経路に障害物があると，転倒事故などが起こる可能性があります。トイレ移動困難として対応します。

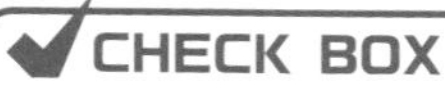

CHECK BOX

□トイレまでの移動は可能か

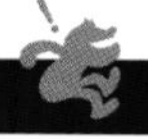

アクション

No トイレ移動困難と判断したら！

ADL 低下については，リハビリテーションの導入による筋力アップなどの改善策を講じます。環境に阻害因子がある場合には，危険な障害物を解消するため，本人への教育や介護関係者との調整を行います。

その場で行う看護ケア	教育指導
①排泄環境の調整 ②機能訓練 ③ PT 依頼 ④ケアマネジャーへ調整依頼	①情報提供 ②自己管理方法指導 ③家族指導

Yes トイレ移動可能と判断したら！

Q4 に進んでください。

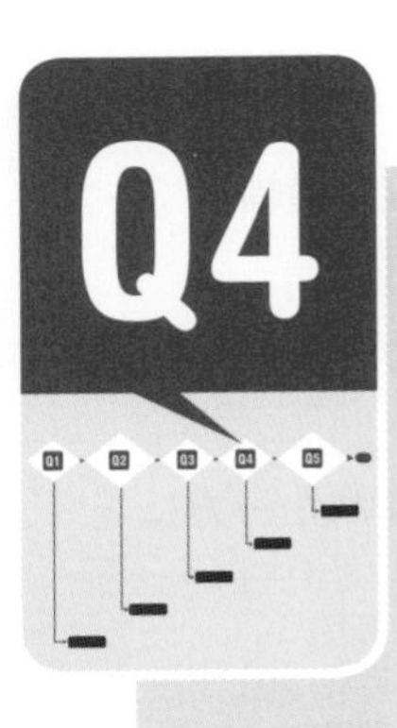

知的水準の低下はないか？

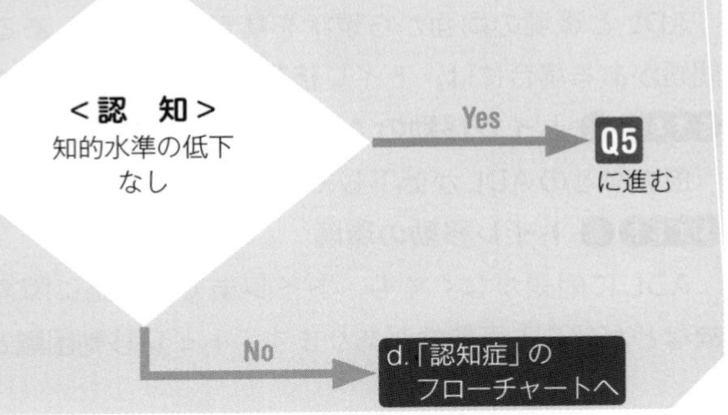

ゴール　**適切な支援のために知的水準を確認する！**

ここでは，知的水準の低下がないかを確認します。なぜなら，知的水準の低下があると，トイレの場所がわからない，トイレに着いても一連の動作が行えないなどの可能性があるからです。

そこで，トイレに関する認知ができているかどうか確認し，適切な支援につなげます。

アセスメントテクニック

進め方　観察や聞き取りなどから評価する

本人の挙動を観察したり，家族や介護者などから聞き取った情報などから，トイレに関する認知ができているかどうか確認していきます。

STEP 1　トイレについてわかっているかを見る

トイレについて，次の項目をチェックします。

・トイレの場所がわかっているか
・トイレが排泄の場であることを理解しているか

STEP 2　トレイや排泄にかかわる行動や動作を見る

これまでにトイレでの動作に問題がないか，排泄に関係したトラブルが起こっていないか，次のような項目をチェックします。

・尿取りパッドやオムツを外して不潔にしてしまうことがないか
・トイレで排泄している間，ちゃんと座っていられるか
・水洗ボタンを押すなど，トイレ内の機能を正しく使えるか
・排泄後に後始末ができるか

理由

ADLと環境の両面から現状を精査し，どのように支援すれば適切な支援につながるのかを考察します。両方，あるいはいずれか一方に問題がある場合には，トイレ移動困難として対応します。いずれも問題がない場合は，Q5に進みます。

STEP 1 知的水準の低下が見られる

トイレの場所や意味を正しく認識できていないと判断した場合には，「認知症」のフローチャート（p326）に移動して，適切な対応につなげます。

STEP 2 知的水準の低下はない

トイレの場所や意味を正しく認識できる状態と判断した場合には，Q5に進みます。

CHECK BOX

□ 知的水準の低下はないか

アクション

No 知的水準の低下があると判断したら！

「認知症」のフローチャートに移動して，適切な対応につなげます。

Yes 知的水準の低下なしと判断したら！

Q5に進んでください。

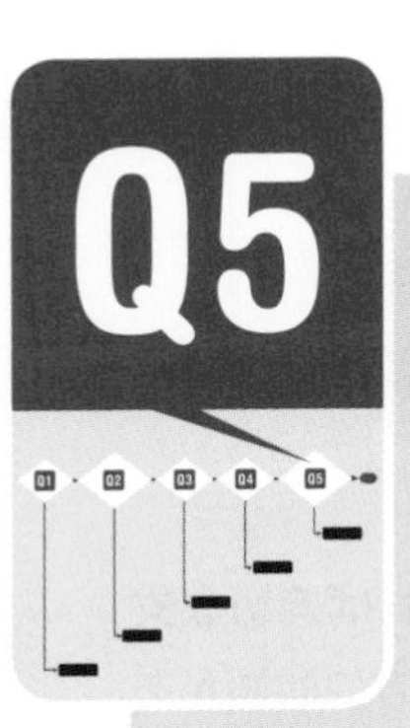

ズボン・パンツの上げ下ろしが可能で，後始末も可能か？

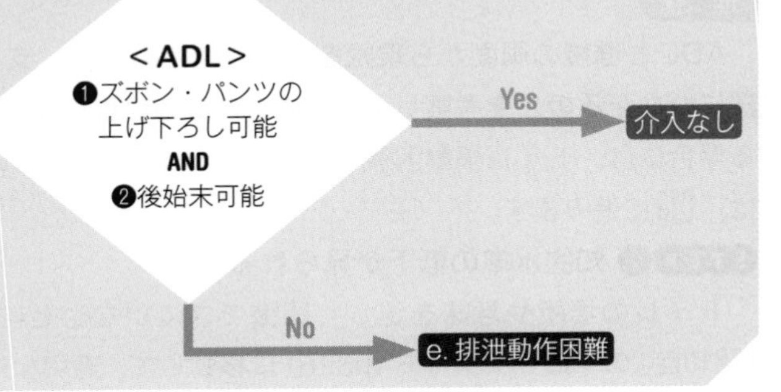

ゴール トイレ内での動作が適切に行えるか確認する！

「トイレに行きたい」ニーズは，「トイレで排泄したい」というのが究極の目的です。最後に，衣服の着脱と後始末ができるか確認を行います。

アセスメントテクニック

進め方 排泄に関する運動機能を評価する

認知症の影響がない場合，衣類の着脱と排泄の後始末には，手や足などの運動機能の視点で評価する必要があります。

STEP❶ 衣類の着脱

ズボン・パンツの上げ下ろしが可能かどうかで，排泄行為前後の運動機能を評価します。

STEP❷ 排泄の後始末

排泄後の後始末については，次のような項目をチェックします。

・トイレットペーパーを必要な長さ分だけ，手に取れるか
・トイレットペーパーで陰部の汚れを拭き取ることができるか
・便器の洗浄ボタンや水洗レバーなどを操作できるか
・上記の３項目を一連の動作として行えるか
・いずれも介助があれば可能か

理由

衣類の着脱と排泄の後始末について，動作を妨げる要因を考察し，適切な支援につなげます。

STEP 1 トイレ内での動作に支障がある場合

衣類の着脱と排泄の後始末について支障があれば，「排泄動作困難」として対応します。また，後始末の一連の動作ができず，トイレの場所や意味を正しく認識できていないと判断した場合には，「認知症」のフローチャート（p326）に移動して適切な対応につなげます。

STEP 2 トイレ内での動作に支障がない場合

衣類の着脱と排泄の後始末について支障がない場合には，「トイレに行く」，つまり「トイレに行って排泄する」ことに関してセルフケアは自立していると判断できるので，アセスメントは終了します。

CHECK BOX

□ズボン・パンツの上げ下ろしは可能か　□後始末は可能か

アクション

No 排泄動作困難と判断したら！

トイレまで行けるのですから，最後の関門である排泄動作を可能にする支援を行います。ケアマネジャーや介護関係者と検討し，身体状況に応じた排泄方法の改善を図り，介護負担軽減にも配慮しましょう。

その場で行う看護ケア	教育指導
①排泄環境の調整 ②衣服の調整 ③機能訓練 ④ケアマネジャーへ調整依頼	①情報提供 ②自己管理方法指導 ③家族指導

Yes いずれも支障なしと判断したら！

アセスメントを終了します。

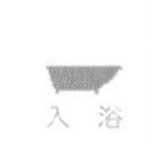

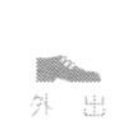

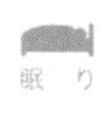

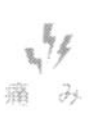

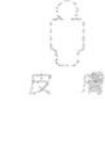

4 「入浴したい」のアセスメント

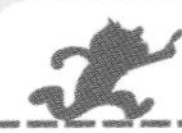

アセスメントのゴールは？

日常生活での「入浴したい」という気持ちに寄り添いながら，安全な入浴の可能性を探り，状況に応じた看護支援を提供します。

■習慣であり，楽しみでもある入浴

入浴は単なる生活習慣ではありません。一番の目的は，身体を清潔に保つことです。しかし，例えば「リラックスしたい」など，人よって心身を健やかにするための目的や楽しみが加味されています。

■危険と隣り合わせの入浴

清潔維持の生活習慣であり，楽しみでもある入浴ですが，実は危険と隣り合わせでもあります。「東京都 23 区における入浴中の死亡者数の推移」（東京都監察医務院）によると，2018 年までの過去 10 年間に東京 23 区内で発生した入浴中の死亡者数は，年平均 1368 件。そのうち 65 歳以上が占める割合は，男女合わせて 85%を超えています。

■「入浴したい」のアセスメント

患者さんに「入浴したい」という意思や希望がある場合，安全に実施できるかどうか，精査しなければなりません。このフローチャートでは，「身体的なリスク」「ADL状況」「認知症による行動障害（BPSD）の有無」などの精査から，「入浴したい」という気持ちに寄り添いながら，安全な入浴の可能性を探っていきます。

■アセスメントの視点

入浴の可否を判定することが，このフローチャートのゴールではありません。安全性を確保しながら，どのようにしたら「入浴したい」というニーズを満たすことができるのか，その視点が欠かせません。

裸のために，介助者もつかむところがない体勢での入浴行為となります。安全な入浴支援を提供するには，本人の座位保持，浴室内移動，浴槽の縁をまたぐことができるために必要な片足立ちが可能か，浴槽の縁よりも足先を高く持っていけるか，それらの際のバランス感覚などをしっかり観察することが重要です。

また，浴室での入浴が困難な場合には代替案を検討し，「入浴したい」という気持ちを満足させることも大切なケアです。

身体を清潔にし，気持ちもリフレッシュできる，安全な「援助方法」を考え，適切な看護を提供しましょう。

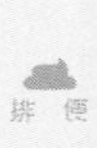
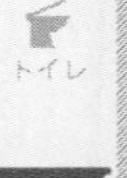
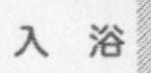
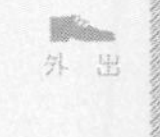
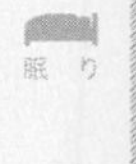
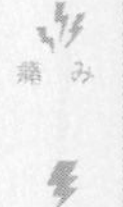

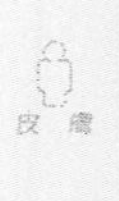

「入浴したい」のフローチャート

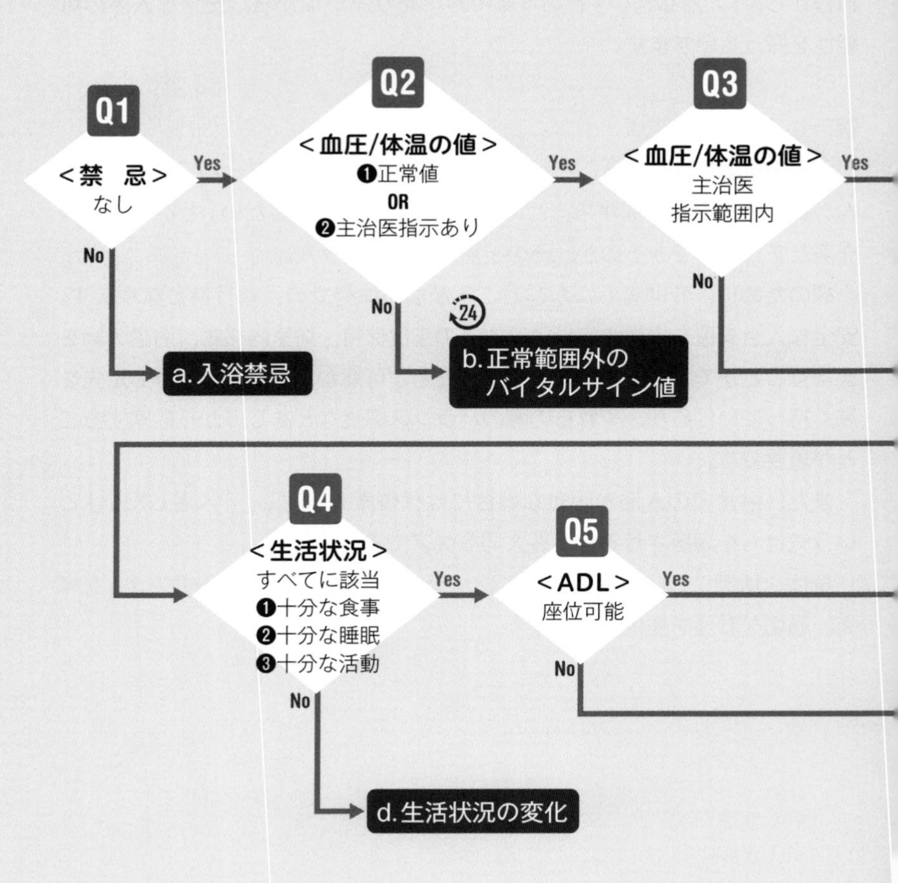

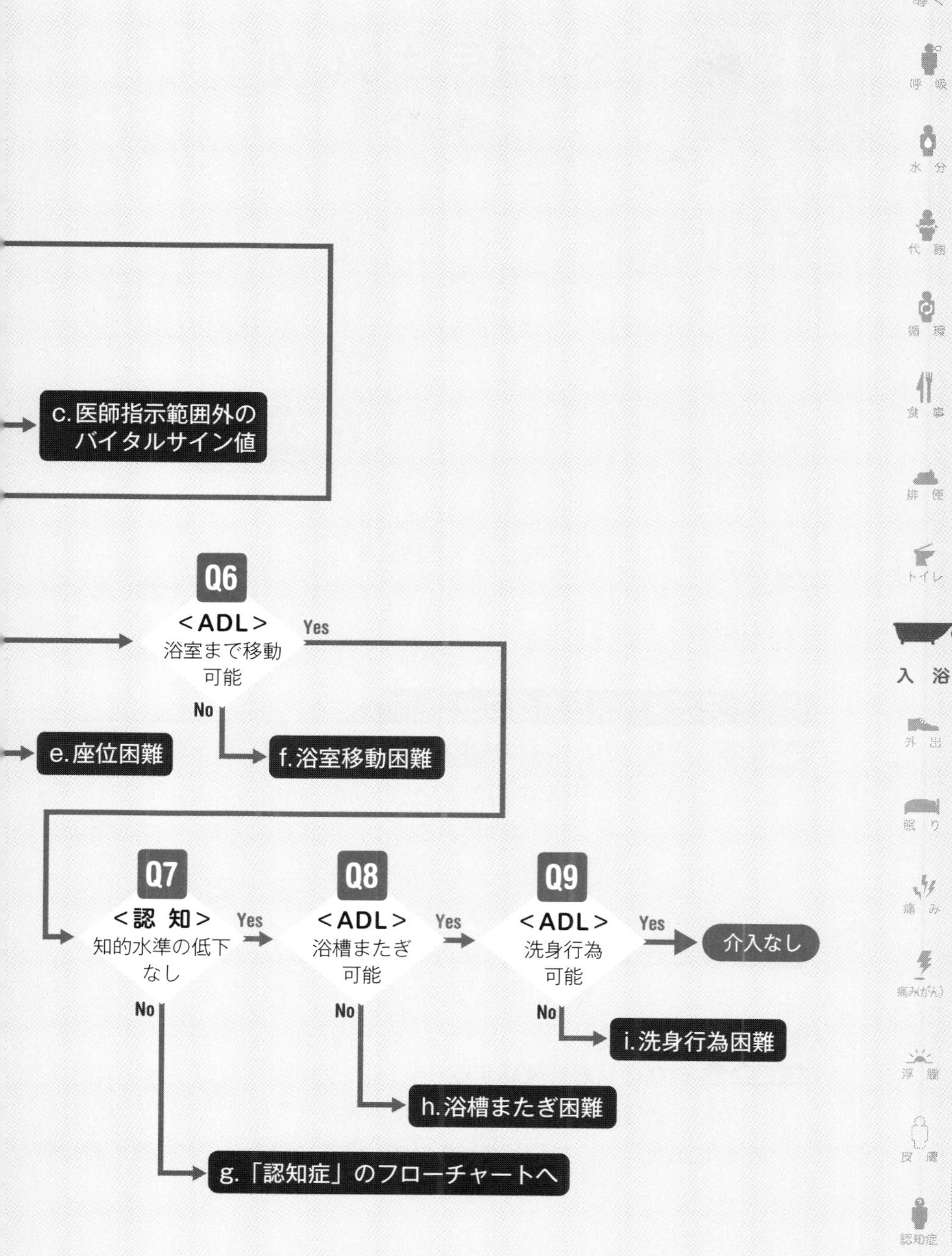
c. 医師指示範囲外の
バイタルサイン値
Q6
<ADL>
浴室まで移動
可能
Yes
No
e. 座位困難
f. 浴室移動困難
Q7
<認 知>
知的水準の低下
なし
Yes
No
Q8
<ADL>
浴槽またぎ
可能
Yes
No
Q9
<ADL>
洗身行為
可能
Yes
No
介入なし
i. 洗身行為困難
h. 浴槽またぎ困難
g. 「認知症」のフローチャートへ

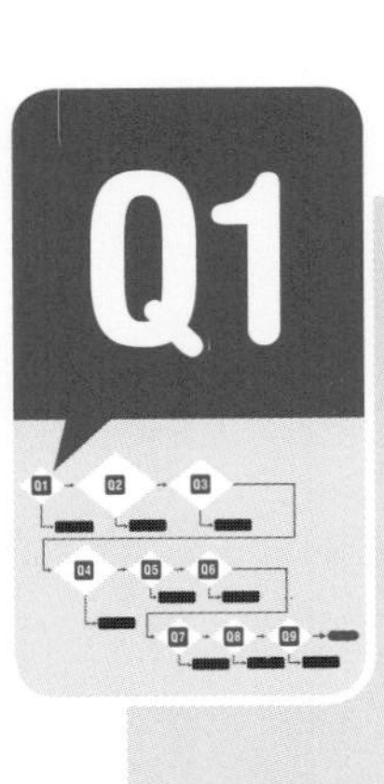

入浴の禁忌はないか？

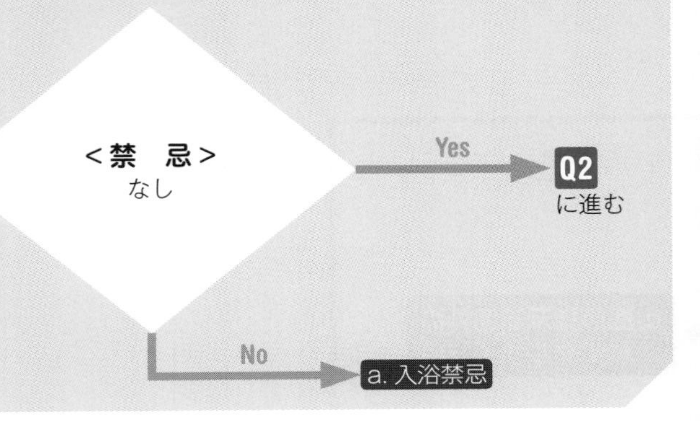

ゴール 入浴による身体的リスクを精査する！

入浴という行為そのものが，身体に悪影響を及ぼす状態にあるかどうかを判断します。

アセスメントテクニック

進め方 入浴禁忌の有無を確認する

入浴してはいけない「入浴禁忌」という医師の指示がないか，確認します。指示が出ている場合，回復傾向にあるのか，現状を確認して適切な看護につなげます。

指示の有無が不明な場合も同様です。

STEP 1 主治医から「入浴禁止の指示がないこと」を確認する

入浴禁忌の場合，医師からその指示が出ています。まず，医師の指示を確認しましょう。

STEP 2 現在の状態を確認する

現時点での状態が，入浴により身体に悪影響を及ぼす状態にあるかどうか，確認します。入浴禁忌とされるのは，例えば次のような状態にある場合です。

〈例〉
・発熱性疾患や化学療法により，著しく体力を消耗している。
・炎症反応が強く出ている患部があり，冷却療法を行っている。

理由

入浴禁止の指示があり，現状も入浴による身体的リスクがあると判断したら，「入浴禁忌」として対応します。

医師から入浴禁止の指示がなく，現状も病状や治療への明らかな悪影響がないと判断したら，Q2に進みます。

プラスα 状況が変化していたら，医師に連絡を！

回復過程で状況が好転していても，医師の「入浴禁止」の指示がそのままになっていることがあります。このような場合は，好転した状況を医師に伝え，入浴禁止の指示を解除するタイミングを図る必要があります。

逆に，入浴禁止の指示がない場合でも，急な発熱や炎症反応などがあれば，医師に報告するとともに，入浴禁忌の対応を行います。

CHECK BOX
□入浴の禁忌なしか

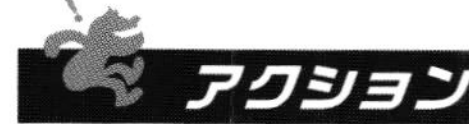

アクション

No 入浴禁忌であったら！

入浴したいという気持ちに寄り添い，身体状態に応じた保清方法の改善を行います。

その場で行う看護ケア	教育指導
①清潔の援助（入浴以外） ②保温 ③リラクセーション	①情報提供 ②自己管理方法指導 ③家族指導

Yes 入浴禁忌でなかったら！

Q2に進んでください。

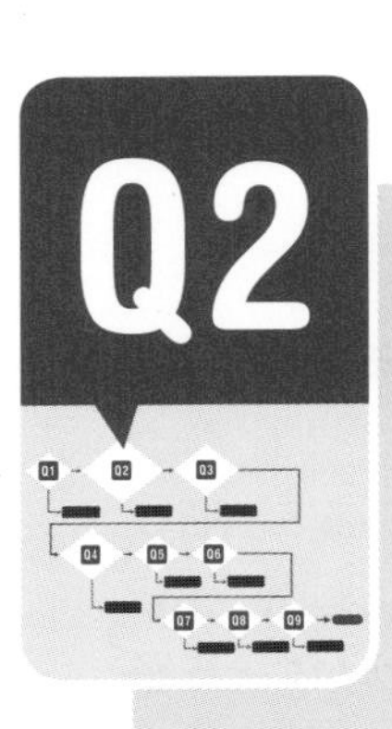

Q2 血圧と体温の測定値は正常値か？または主治医の指示はあるか？

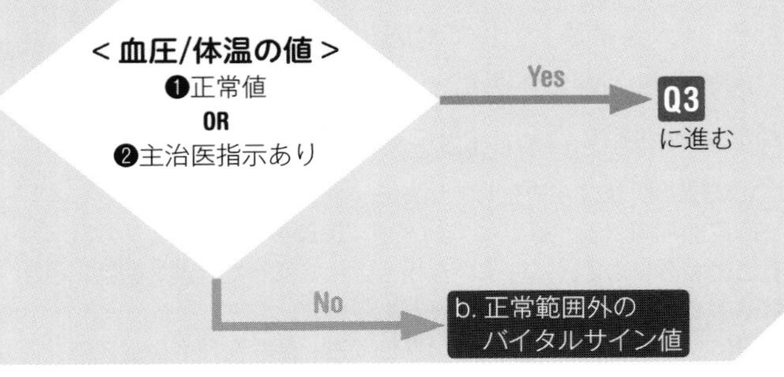

ゴール 血圧・体温による入浴の身体的リスクを精査する！

血圧・体温の測定値から，入浴が身体に悪影響を及ぼす状態にあるかどうかを判断します。判断の基準は正常値とします。ただし，医師から入浴許可の範囲が指示されていれば Yes とします。

アセスメントテクニック

進め方 血圧・体温の測定値と医師の指示を確認

STEP❶ 血圧と体温を測定する

心身の状態を観察しながら，血圧と体温を測定します。

STEP❷ 医師の指示を確認する

入浴に関する医師の指示を確認します。

理 由

血圧・体温の測定値がともに，あるいはいずれかが正常値ではない場合は，「正常範囲外のバイタルサイン値」として対応します。正常値でなくても，医師の指示がある場合には Q3 に進みます。いずれも正常範囲内にあれば， Q3 に進みます。

STEP❶ 血圧の測定値が正常範囲か評価する

血圧の測定値が正常範囲内であれば，「正常」と判断します (p208 参照)。

STEP 2 体温の測定値が正常範囲か評価する

体温は日内変動（1℃以内）があるので，正常値の目安は腋窩温で36～37℃とします。なお，平熱が低い人は「体温が通常＋1℃以内」であれば，正常範囲とします。

STEP 3 医師の指示を確認する

測定結果が正常値ではなくても，医師から出ている許可の範囲であれば，「正常範囲内」と評価します。指示範囲外あるいは医師の指示がない場合には，正常範囲外のバイタルサイン値による入浴不可と判断します。

CHECK BOX
- □ 血圧と体温の測定値は正常値か
- □ 主治医の指示があるか

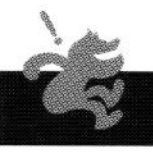

アクション

No 正常範囲外のバイタルサイン値と判断したら！

血圧か体温のいずれか，または両方が正常範囲になく，医師の指示もない場合は，「血圧か体温に明らかな異常があり，入浴が身体に悪影響を及ぼす可能性が高いこと」を示しています。「正常範囲外のバイタルサイン値」として対応します。

医師への報告	その場で行う看護ケア	教育指導
訪問当日中に医師に報告し，早急な受診につなげます。その際には，下記の項目も医師に伝えてください。 ①全身状態 ②苦痛症状の有無	①清潔の援助（入浴以外） ②保温 ③リラクセーション	①情報提供 ②自己管理方法指導 ③家族指導

Yes 正常範囲内のバイタルサイン値と判断したら！

Q3 に進んでください。

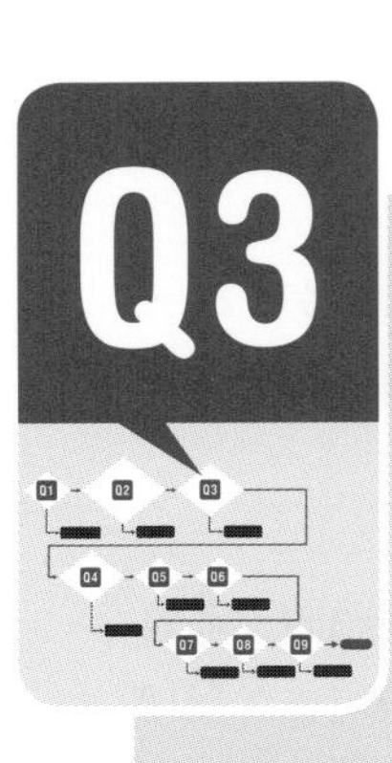

血圧と体温の測定値は主治医の指示範囲内か？

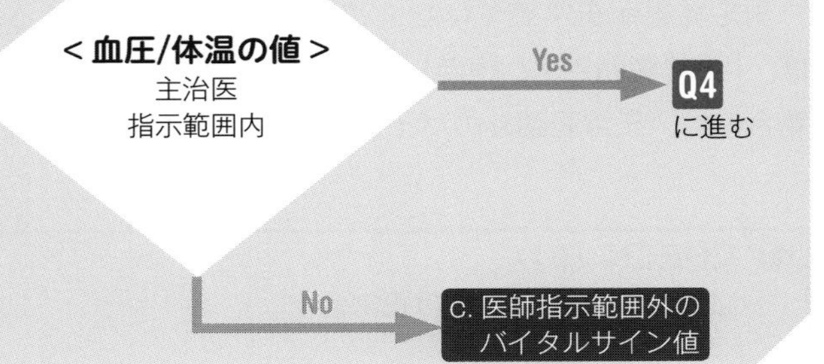

ゴール 血圧・体温による入浴の身体的リスクを精査する！

Q2 で Yes と判定したなかで，血圧と体温が正常値であれば， Q4 に進みます。ここでは，血圧・体温の測定値が正常値を外れていても医師の指示がある場合を対象に，入浴許可の範囲内かを確認します。

アセスメントテクニック

進め方 血圧・体温の測定値と医師の指示を確認

血圧・体温の測定結果と医師の指示内容を照合，確認します。

理　由

測定値が医師の指示範囲内ではない場合は，「医師指示範囲外のバイタルサイン値」として対応します。いずれも正常値または指示範囲内であれば， Q4 に進みます。なお，入浴は身体に次のような影響を与えます。著しい異常や何かおかしい様子という看護師の直感がはたらく場合などは，医師への連絡も検討しましょう。

STEP 1 血圧上昇と入浴の影響

寒い時期に起こりやすいのが，脱衣室や浴室で起こるヒートショック（急激な温度変化が血圧の変動を引き起こすことが原因で生じる健康障害）です。暖かい場所から寒い脱衣室や浴室に移動し，さらに裸になることで寒冷刺激を受け，血管が収縮すると血圧が上昇します。また，高温湯（42℃以上）では，交感神経が緊張して血圧がさらに上昇。動脈硬化を起こしている血管では，急激な血圧の変化に耐えられずに出血することも考えられます。

STEP 2 体温上昇と入浴の影響

入浴により身体が温まると体温は上昇します。すると，末梢血管が拡張して血圧は低下し血流はゆっくりとなります。また，体温上昇による発汗で血液濃度が高くなります。このため，血栓ができやすくなります。

プラスα 風呂の水圧が身体に与える影響

「肩までつからないと，風呂に入った気がしない」という人は少なくありません。しかし，家庭の浴槽であっても身体には大きな水圧がかかります。水圧がかかると，心臓に戻る血液量が一気に増し，心臓への負荷が生じてしまうので，心不全など心機能が低下している場合には特に危険です。この負荷を最小限に抑えるために望ましいのが，みぞおちの高さの半身浴です。これで寒く感じる場合は，タオルを肩にかけてその上からお湯をかけるなど冷えない工夫をしましょう。

CHECK BOX

□ 血圧と体温の測定値が主治医の指示範囲内か

アクション

No 医師指示範囲外のバイタルサイン値と判断したら！

正常範囲になく，医師の指示の範囲ではない場合は，「医師の指示範囲外のバイタルサイン値」として対応します。

医師への報告	その場で行う看護ケア	教育指導
医師に連絡し，早急な受診につなげます。その際には，下記の項目も医師に報告してください。 ①血圧と体温の測定値	①清潔の援助（入浴以外） ②保温 ③リラクセーション	①情報提供 ②自己管理方法指導 ③家族指導

Yes 医師指示範囲内のバイタルサイン値と判断したら！

Q4に進んでください。

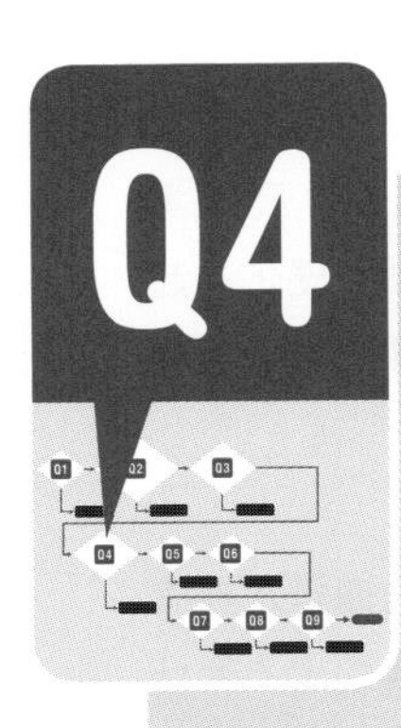

生活状況を確認する３項目の状態は？

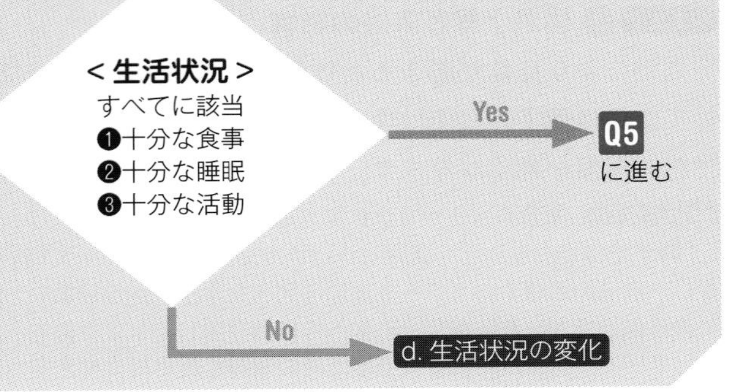

ゴール 生活状況から入浴の身体的リスクを精査する！

生活を支える食事，睡眠，活動の状況から，入浴に支障がないかを探ります。入浴が身体に与える影響が大きいので，バイタルサインの数値と医師の指示から「入浴可能」と判定しても，慎重な精査が必要です。

アセスメントテクニック

進め方 生活状況を確認する

食事，睡眠，活動の３項目について，それぞれの視点から評価します。

STEP❶ 十分な食事がとれているか評価する

〈視点〉（水分：Q1・Q9）（代謝：Q1～Q3）（外出したい：Q2）

・１週間以内にやせていない　・１週間以内に太っていない

・１週間以内に食事量の変化はない　・水分摂取量は十分である

STEP❷ 十分な睡眠がとれているか評価する

〈視点〉（外出したい：Q2）（眠りたい：Q1～Q3）

・身体的な苦痛がない　・精神的な苦痛がない

・生活のリズムに問題はない

STEP❸ 十分な活動ができているか評価する

〈視点〉（外出したい：Q2）

・すぐに「疲れた」と言ったり，行動する時間や量が減少したりしていない
・これまで興味のあったことに対して，無関心になっていない

理由

食事，睡眠，活動は生活を支える柱です。それぞれの項目にあげた〈視点〉のいずれか一つでも該当しなければ，「十分にとれていない」と評価します。当日の入浴を避け，「生活状況の変化あり」として対応します。

STEP 1 「数値化されていない体調不良」の可能性

食事，睡眠，活動のいずれかに支障がある場合には，「数値化されていない体調不良」の可能性があることを示しています。したがって，入浴が身体に悪影響を及ぼす可能性が高い「生活状況の変化あり」と判断します。

STEP 2 支障がなければ「生活状況に変化なし」

3項目すべてが十分と評価できた場合は，Q5に進んでください。

CHECK BOX
□十分な食事がとれているか　□十分な睡眠がとれているか
□十分な活動ができているか

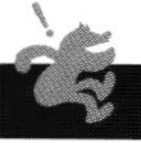

アクション

No 生活状況に変化があると判断したら！

生活を支える柱に一つでも支障がある場合は，入浴が身体に悪影響を及ぼす可能性が高い「生活状況の変化あり」として対応します。軽減・除去に努めるとともに，身体状態に応じた保清方法の改善を図ります。

その場で行う看護ケア	教育指導
①睡眠・食事・活動環境の調整 ②清潔の援助 ③保温 ④リラクセーション	①情報提供 ②自己管理方法指導 ③家族指導

Yes 生活状況に変化なしと判断したら！

Q5に進んでください。

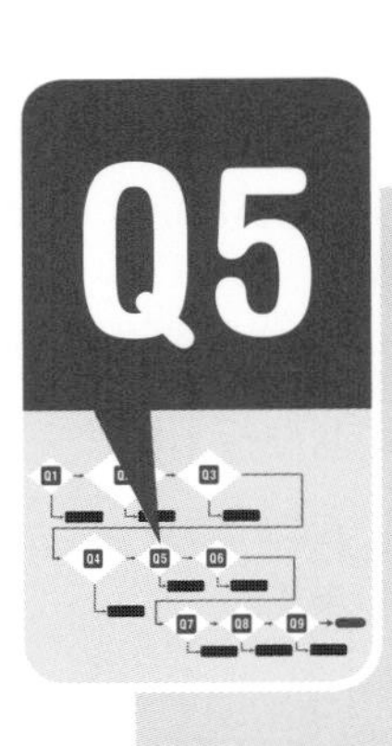

座位は可能か？

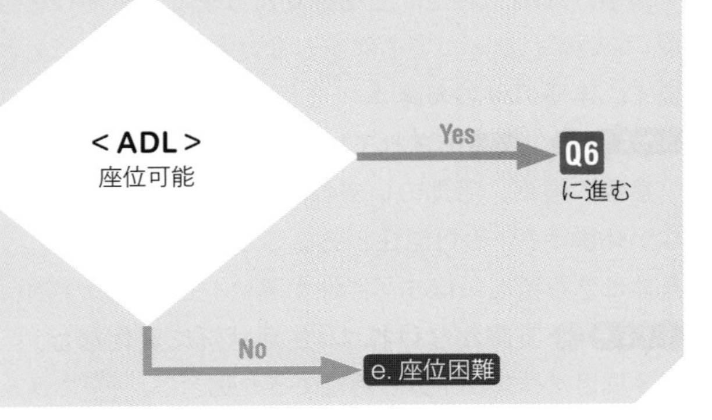

ゴール ADL から入浴のリスクを精査する！

浴室内では転倒のリスクが高まるため，いすに腰かけての座位が適切です。ここでは安全に座位をとることが可能かどうかを精査します。

アセスメントテクニック

進め方 座位の可否と状態の変動を確認する

入浴時の姿勢として座位が可能かどうか，確認を進めます。

STEP 1 座位姿勢を確認する

日常生活動作（ADL）を鑑みて，座位姿勢がとれるかを確認します。

STEP 2 座位が可能な関節可動域か評価する

股関節や膝関節が動かせないと座位がとれません。以下を確認します。

・股関節の動きは十分か？　・股関節の曲げる角度は十分か？
・膝関節の動きは十分か？　・膝関節の曲げる角度は十分か？

STEP 3 座位による血圧などの変調がないことを確認する

次の項目を確認します。

・臥位から座位になることによる極端な血圧の変動がない
・頭部挙上に伴う一般状態に変化がない

理由

入浴時の安全確保には血圧の変動なく座位姿勢がとれることが必要です。

STEP❶ 座位能力の確認

座位が安定しない人でも，背もたれや肘掛け付きのシャワーチェアなどの福祉用具を使えば，座って洗体・洗髪できる場合があります。ADLの観察から，どのような支援が必要なのかを判断しましょう。

STEP❷「数値化されていない体調不良」の可能性

座位に関連した関節可動域にかかわるチェック項目のすべてがYesであれば，座位可能な関節可動域が確保されていると評価できます。しかし，一つでもNoがあれば，座位困難と判断します。

STEP❸ 座位による血圧などの変調がないことを確認する

血圧の変動が大きく，座位失神を繰り返すようでは，入浴時の安全を確保できません。確認項目が一つでも該当すれば，座位困難と判断します。

CHECK BOX

□ 座位は可能か

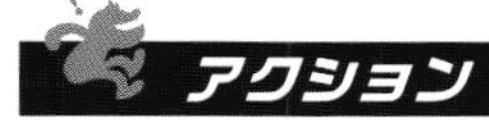

アクション

No 座位困難と判断したら！

座位の姿勢がとれないことは，入浴の障害となります。座位が可能になるような看護，および身体・環境状況に応じた保清方法の改善を図ります。

その場で行う看護ケア	教育指導
①清潔の援助 ②保温 ③リラクセーション ④機能訓練 ⑤ケアマネジャーへ調整依頼	①情報提供 ②自己管理方法指導 ③家族指導

Yes 座位可能と判断したら！

Q6に進んでください。

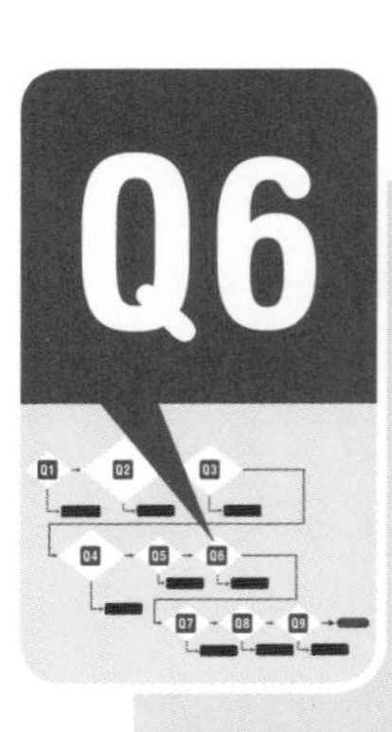

浴室までの移動は可能か？

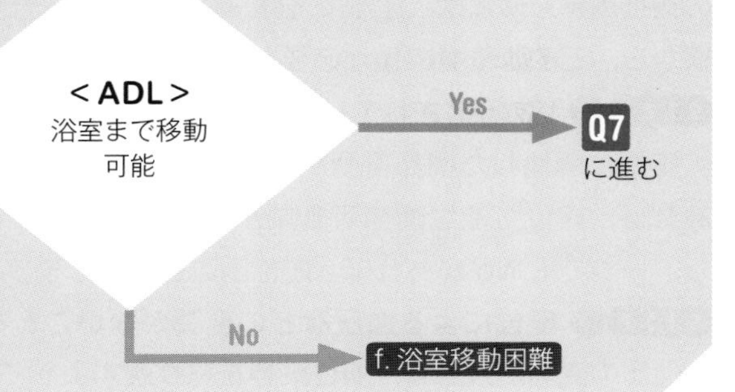

ゴール 移動手段と移動経路の環境から入浴のリスクを精査する！

入浴の前提条件として，浴室まで安全に移動できるかどうかが大きな鍵となります。移動手段と移動経路の両面から確認します。

アセスメントテクニック

進め方 移動手段と支援環境を確認する

浴室までの移動手段と支援環境を確認し，潜在的なリスクを精査します。

STEP 1 移動の手段を確認する

浴室までの移動手段としては，次のような例が想定できます。どのような移動手段があるのか，確認します。

・独歩　・おんぶ　・抱っこ　・手つなぎ介助歩行　・手すり伝い歩行

・身体能力に見合った杖や歩行器の使用　・車いす（自走式・介助式）使用

STEP 2 浴室までの移動環境を確認する

次のような項目を一つ一つ確認し，移動の妨げになる環境・状況になっていないか精査しましょう。

・通路の幅　・ドアの開口角度　・ドアの開口幅　・段差の有無　・手すりの有無　・床の滑りやすさ　・移動経路に荷物，ごみ，コード類，マット類などの障害物や転倒の原因となる危険箇所がないか

理由

介助・支援の有無を問わず，浴室まで安全に移動できるか，移動手段と移動経路の環境から入浴のリスクを精査します。

STEP 1 スタートは，移動手段の確保

浴室までの移動手段が確保できていることが評価の出発点となります。

STEP 2 移動環境の危険因子

移動手段があっても，その経路に支障があれば安全な入浴は困難です。

STEP 3 移動方法と移動経路を総合評価する

移動の手段があっても移動経路に阻害因子がある場合は No と判断し，「浴室移動困難」として対応します。移動の手段があり，移動経路に阻害因子がない場合には Yes として，Q7 に進みます。

CHECK BOX

□ 浴室までの移動は可能か

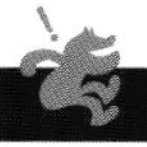

アクション

No 浴室までの移動が困難と判断したら！

リスクを洗い出し，移動環境の調整を図ります。また，入浴したいという気持ちに寄り添い，身体・環境状況に応じた保清方法の改善に努めます。

その場で行う看護ケア	教育指導
①清潔の援助 ②保温 ③リラクセーション ④機能訓練 ⑤移動環境調整 ⑥ケアマネジャーへ調整依頼	①情報提供 ②自己管理方法指導 ③家族指導

Yes 浴室までの移動が可能と判断したら！

Q7 に進んでください。

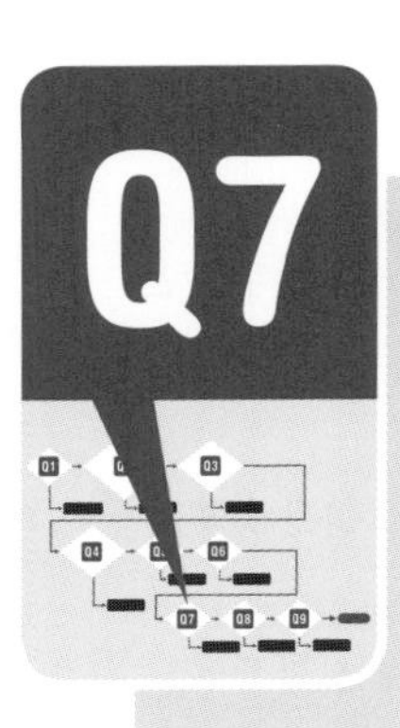

Q7 知的水準の低下はないか？

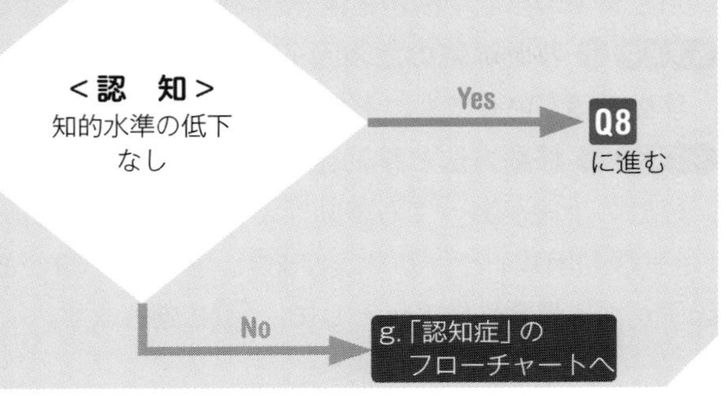

ゴール　適切な入浴支援のために知的水準を確認する！

認知症が進行すると，自分がなぜ入浴を介助されているのかわからなくなります。そのためにトラブルが起こることも少なくありません。ここでは，適切な入浴支援の選択を目的として，知的水準が低下していないか，確認を行います。

アセスメントテクニック

進め方 移動手段から知的水準を確認する！

Q6では，ADL の視点から移動の可否を確認しました。ここでは，浴室までの移動について，知的水準の視点で評価します。

〈介助・支援の有無について〉

・自立歩行可能　　・移動には介助・支援が必要

〈移動にかかわる介助・支援の受け入れについて〉※必要な人の場合

・抵抗なし

・介助・支援への理解がなく，拒否・抵抗などの反応

〈浴室（場所）についての理解〉

・浴室の場所を理解している

・浴室がどこにあるのかわからない

理 由

浴室までの移動という一場面でも，さまざまな角度から知的水準や必要な介助・支援などが確認できます。

STEP❶ 浴室までの移動を評価する

〈移動にかかわる介助・支援の受け入れについて〉

浴室までの移動ができない人の場合には，介助を受けることをある程度は受け入れているので，認知症があっても大きな混乱を招くことにはなりません。

しかし，移動可能，とりわけ自立歩行可能な人の場合には，介助を受けている認識が薄いので，「自分一人で大丈夫」などと，トラブルに発展しがちです。

〈浴室（場所）についての理解〉

住み慣れた場所でも，居室などから浴室までたどり着けないということは，浴室という場所に関する認知が不十分と考えられます。

STEP❷ 評価に応じて適切に対応する

安全・安楽な入浴の前に，知的水準の低下が見られる場合には「認知症」のフローチャート（p326）に進み，適切な対応につなげてください。

知的水準に問題がないと判断した場合には，Q8に進みます。

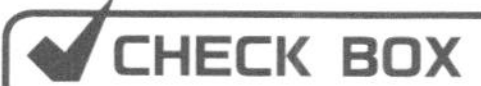

□知的水準の低下はないか

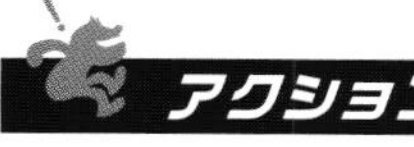

No 知的水準の低下があると判断したら！

「認知症」のフローチャートに移動し，適切な対応につなげてください。

Yes 知的水準の低下はないと判断したら！

Q8に進んでください。

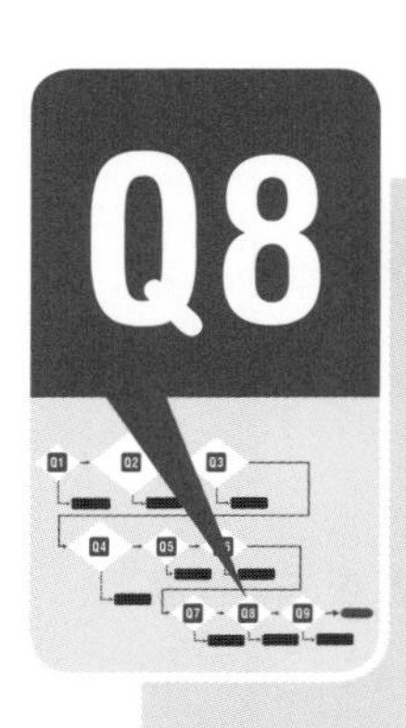

Q8 浴槽またぎは可能か？

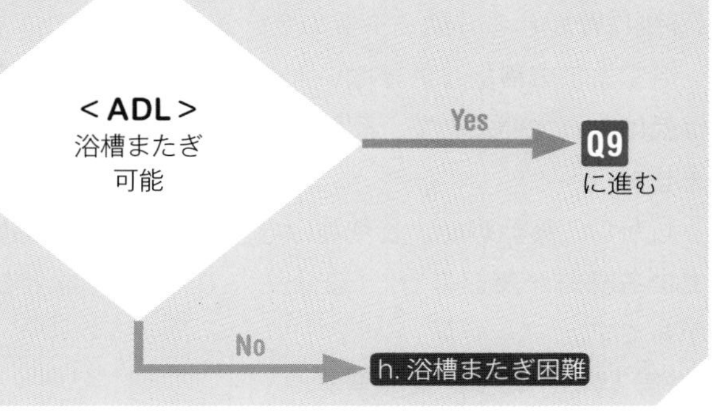

ゴール 浴室内での ADL を確認する！

これまでに，身体面での不安がなく，浴室までの移動も可能で認知症ではないということが確定しています。ここでは，浴室内での ADL として「浴槽をまたぐ能力」を確認します。

アセスメントテクニック

進め方 浴室内での ADL を確認する！

ゆったりと湯につかり心身を癒すというのは，入浴の大きな目的の一つです。そのために必要なのが「浴槽をまたぐ」という動作です。浴槽の出入りに関する ADL を評価します。次のような視点で見極めます。

・一人で（もしくは介助により）浴槽に入ることが可能か
・一人で（もしくは介助により）浴槽から出ることが可能か

理 由

実は，浴槽に入るよりも，浴槽から出るときのほうが困難です。特に，昔ながらの深いタイプの浴槽をまたぐのは，下肢の筋力が低下し，バランス力も不安定な場合にはとても困難です。そのために入浴介助を受けるケースが少なくありません。浴室内での ADL を評価し，どのような介助や支援があれば安全かつ安楽な入浴ができるのかを考えます。

STEP 1 安全・安楽に湯船につかる支援方法

浴槽をまたぐのが困難な場合には，「浴槽またぎ困難」と判断し，家族やケアマネジャーなどに援助方法を提案し，安全かつ安楽な入浴のための浴室環境の整備につなげます。次のような項目を参考にしてください。

〈浴室環境〉

・スノコ（浴槽が高い場合，スノコを敷いて高さを調整する）
・滑り止め浴槽マット（浴槽内の転倒防止）
・浴槽用手すり（浴槽をまたぐときに身体を支える）
・入浴台/バスボード（浴槽の上に渡して固定し，腰かけて浴槽をまたぐ）
・電動リフト（座ったまま湯船につかることができる）

STEP 2 浴槽をまたぐことができる場合

一人で，もしくは適切な介助があればできる場合には，Q9に進みます。

CHECK BOX
□ 浴槽をまたげるか

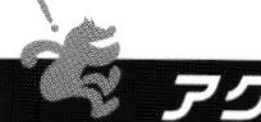

アクション

No 浴槽またぎが困難と判断したら！

「浴槽またぎ困難」として適切な介助・支援につなげ，身体・環境状況に応じた保清方法の改善を図ります。

その場で行う看護ケア	教育指導
①清潔の援助 ②保温 ③リラクセーション ④機能訓練 ⑤浴室環境調整 ⑥ケアマネジャーへ調整依頼	①情報提供 ②自己管理方法指導 ③家族指導

Yes 浴槽をまたげると判断したら！

Q9に進んでください。

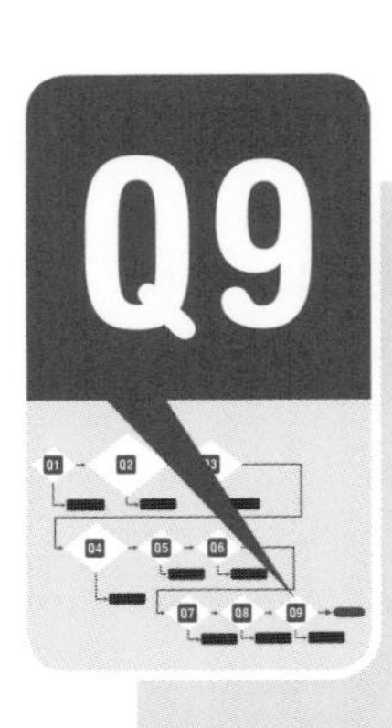

Q9 洗身行為は可能か？

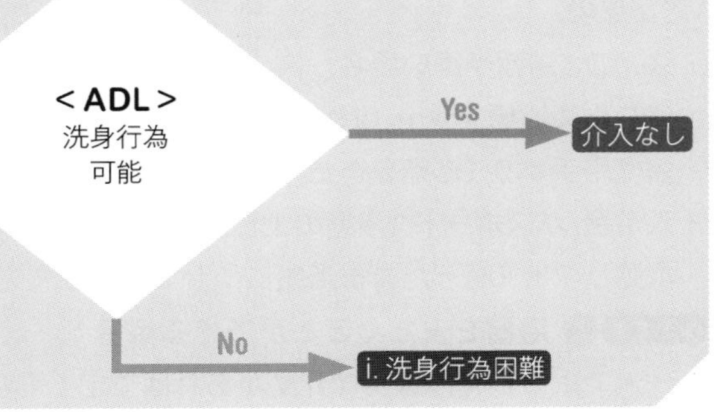

ゴール 浴室内でのADLを確認する！

入浴の主たる目的といえば，清潔の維持。ここでは，自身の身体を洗えるかどうかの評価と，必要な介助・支援を探ります。

アセスメントテクニック

進め方 浴室内でのADLを確認する！

肩や腕が動かせないと，自分で身体を洗えません。また，体幹がしっかりしていないと浴室内で転倒するおそれがあります。上肢の関節可動域と体幹のバランス能力を確認します。次のような項目を確認します。

・手で物が持てる　・手で物が持てない　※タオルや石けん，その他
・肩や腕などを動かせる　・肩や腕などを動かせない
・体幹バランスを保てる　・体幹バランスを保てない

理由

上肢の機能障害があると，自分で身体を洗うのは困難です。洗身行為のうち，どういう動作ができないのか，どのような介助や支援があれば安全かつ安楽にできるのかを考えます。

STEP 1 安全・安楽に身体を洗うための支援方法

洗身行為が困難な場合には，「洗身行為困難」と判断します。また，ど

のようにしたらこの困難が改善できるのか，家族やケアマネジャーなどと連携し，安全かつ安楽な入浴につながる支援策を検討しましょう。

STEP 2 身体を洗うことができる場合

一人で，もしくは適切な介助があれば身体を洗うことができる場合には，「自立した入浴が可能」と判断します。

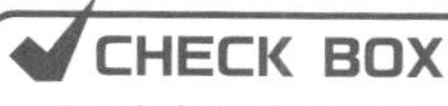

□洗身行為は可能か

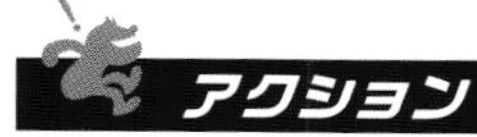

No 洗身行為が困難と判断したら！

「洗身行為困難」として適切な介助・支援につなげ，安全かつ安楽な入浴介助方法を検討します。

その場で行う看護ケア	教育指導
①清潔の援助 ②保温 ③リラクセーション	①情報提供 ②自己管理方法指導 ③家族指導

Yes 洗身行為が可能と判断したら！

安全な入浴実施のために，患者さんと家族，介護者には，次のような約束事項を伝え，入浴時に確認するように指導します。

入浴する前に確認したい！　心身機能への負担を最小にする基本事項

1. 入浴の前後には水分の補給をする。
2. 寒い時期は脱衣室・浴室をあらかじめ温めておく。
3. 高温の湯（42℃以上）は避ける。
4. 半身浴が望ましい（肩にタオルをかけると温かい）。
5. 長風呂は避ける。
6. 浴槽から出る際にはゆっくりと出る。

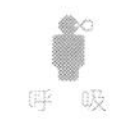

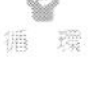

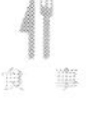

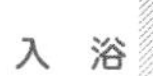

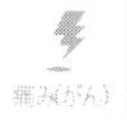

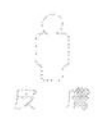

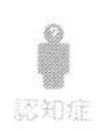

5 「外出したい」のアセスメント

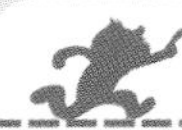

アセスメントのゴールは？

「外出したい」という患者さんのニーズがあるときに，その阻害要因を精査しながら，安全で具体的な支援策を探ります。

■「外出する」ということ

介護予防のために厚生労働省が作成した，日々の生活や健康状態を確認する『基本チェックリスト』に，次の２項目が含まれています。

・週に１回以上は外出していますか？

・昨年と比べて外出の回数が減っていますか？

なぜ，このような問いかけがあるのでしょうか？

それは，家に閉じこもって，外出がきわめて少ない高齢者の「閉じこもり」状態は，放置すると廃用症候群に陥り，寝たきりや要介護状態を招くおそれがあるからです。

■高齢者の健康と「外出」の実態

内閣府が行った「高齢者の健康に関する調査」（平成 29 年度）の結果が，『平成 30 年版高齢社会白書』に紹介されています。これは，外出の頻度を主観的な健康状態別にみたもので，健康状態が「良い」人では約 8 割が「ほとんど毎日外出」していて，週に 1 回未満しか外出しない人は 1.5%にとどまっています。ところが，健康状態が「良くない」人では「ほとんど毎日」外出する人は約3割にとどまり，「ほとんど外出しない」が23.0%で，週に1回未満しか外出しない人の合計は約3割という具合です。

■外出を実現するためのアセスメント

在宅療養者は活動範囲が狭くなりがちですが，心身の活性化など，外に出ることには大きなメリットがあります。

そうしたメリットのある外出を阻む要因を，「体調」「生活状況」「ADL（歩行）」「心身の状態」「外出に対する不安」などの視点で，アセスメントしていきます。また，必要に応じて「認知症」のフローチャートにも進めるようになっています。

■看護の視点で重要なこと

ニーズの実現には，外出を実現するためだけではなく，安全に外出するにはどうしたらよいのかという視点が不可欠です。

したがって，「外出したい」というニーズを満たすためのアセスメントは，「〜だから外出できない」という不能の原因・理由を探すことではありません。アセスメント結果から，もう一歩先を見据えて，「だから，〜すれば外出可能」という支援につながる看護を展開しましょう。

「外出したい」のフローチャート

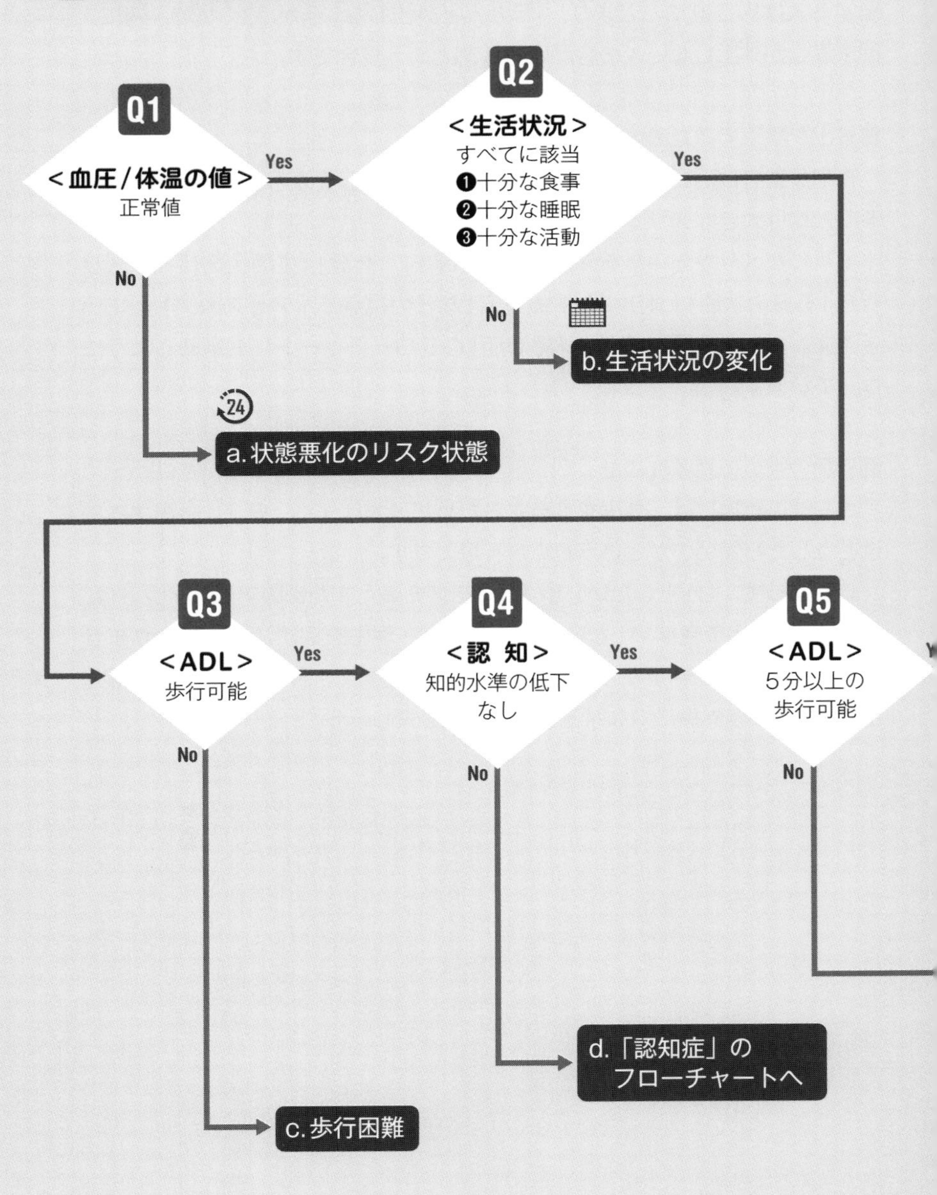

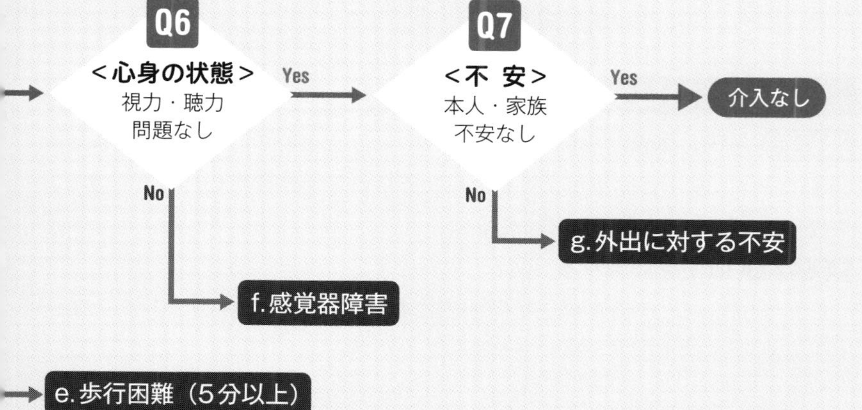
Q6
<心身の状態>
視力・聴力
問題なし
Yes
No
f.感覚器障害
Q7
<不　安>
本人・家族
不安なし
Yes
介入なし
No
g.外出に対する不安
e.歩行困難（5分以上）

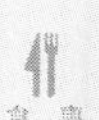

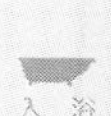
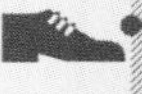
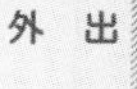
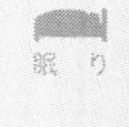

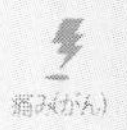

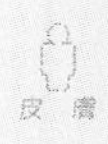
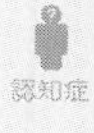

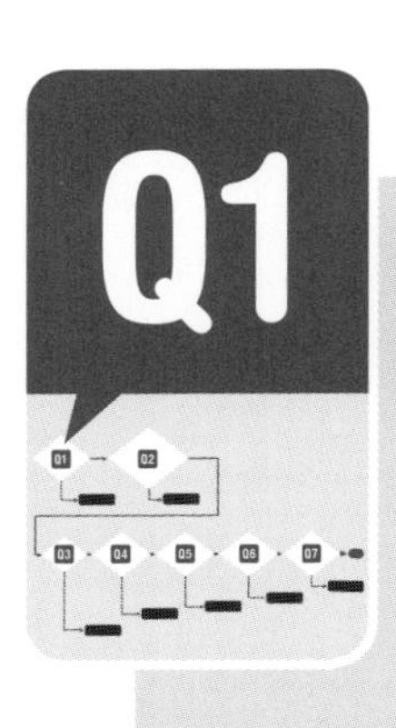

血圧と体温の値は正常値か？

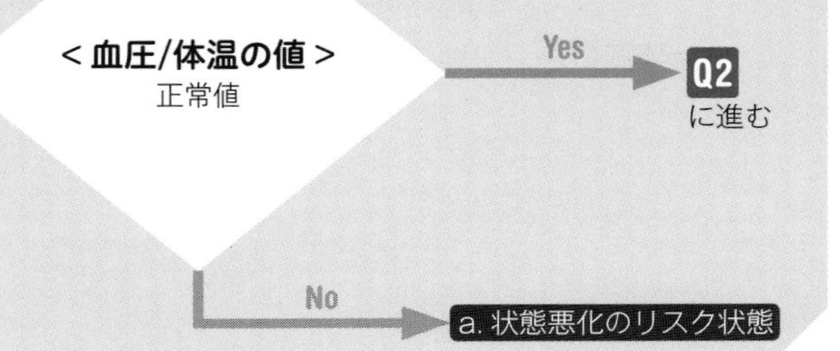

ゴール 体調の安定を確認する！

安全な外出を実現するための第一歩として，体調が安定しているかを確認することが必要です。

アセスメントテクニック

進め方 血圧と体温から体調を確認する

ここでは，血圧と体温が正常範囲にあることを体調安定の目安とします。それぞれの測定値を評価してください。

STEP 1 血圧を計測する

血圧を測定し，その値が正常範囲内にあるかどうかを評価します。血圧の正常範囲については，表1を参照してください。

表1　血圧の基準値

分解	診療室血圧			家庭血圧（成人血圧，単位は mmHg）		
	収縮期血圧		拡張期血圧	収縮期血圧		拡張期血圧
正常血圧	＜120	かつ	＜80	＜115	かつ	＜75
正常高値血圧	120–129	かつ	80	115–124	かつ	＜75

（日本高血圧学会高血圧治療ガイドライン作成委員会編：高血圧治療ガイドライン 2019 より）

STEP 2 体温を測定する

体温を計測し，その値が正常範囲内にあるかどうかを評価します。体温は日内変動（1℃以内）があるので，正常値の目安は腋窩温で36〜37℃とします。なお，平熱が低い人は，「体温が通常＋1℃以内」であれば正常範囲とします。

理由

血圧値と体温の両方とも正常範囲にあれば，Q2に進みます。血圧値と体温の両方，あるいはいずれかが正常範囲外の場合は，「状態悪化のリスク状態」と判断します。

STEP 1 血圧か体温が正常範囲にない

血圧と体温が正常でない場合には，疾患や今までの経過により，外出の可否を判断します。また，異常値であれば，「状態悪化のリスク状態（体調不良）」として，外出を控えなくてはなりません。いずれにしても，医師に報告し，指示を仰ぎましょう。

STEP 2 いずれも正常範囲にある

体調が安定していて，外出のリスクはないと判断できます。Q2に進み，さらに精査します。

CHECK BOX

□ 血圧と体温の測定値は正常範囲か

アクション

No 状態悪化のリスク状態（体調不良）と判断したら！

医師に報告し，早急な医療の受診につなげます。その際には，全身状態も伝えてください。

Yes 体調が安定していると判断したら！

Q2に進んでください。

生活状況を確認する３項目の状態は？

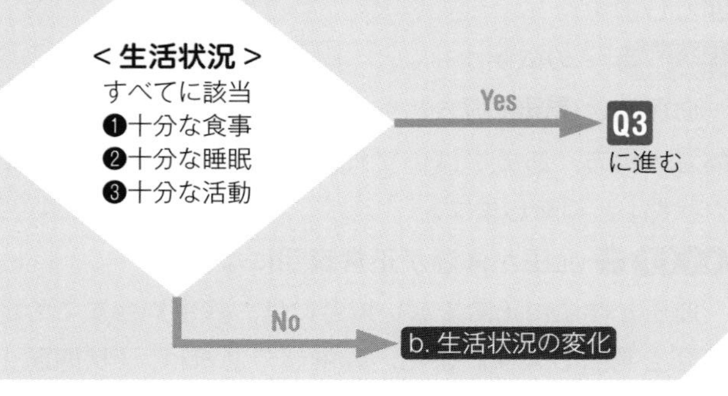

生活状況に変調がないか確認する！
生活を支える食事，睡眠，活動に変調がないか確認します。

アセスメントテクニック

進め方 食事・睡眠・活動の状況を確認する

STEP❶ 食事の状況を評価する

・急激にやせたり，太ったりしていないか（代謝 Q1 ・ Q2 参照）
・１週間以内の食事量に変化はないか（代謝 Q3 参照）
・水分摂取量は減っていないか（水分 Q1 参照）

STEP❷ 睡眠の状況を評価する

・昨夜はよく眠れたか　・不眠（睡眠障害）や昼夜逆転はないか
・睡眠薬の内服はあるか

STEP❸ 活動の状況を評価する

・活動する量や時間が減少していないか
・趣味や興味のあることに対して，関心が薄れていないか
・いつもと変わりなく元気か

理 由

食事，睡眠，活動について，生活状況における変調の有無を判断します。

STEP❶ ３項目が十分な状態ではない

食事・睡眠・活動のいずれかに変調がある場合には，外出での安全を確保できません。どの項目に，どのような問題が生じているのかを精査して，身体状況に応じた外出が可能になるように改善策につなげましょう。

特に，急激な変調がある場合には，身体機能低下や疾患からくる症状の進行や悪化の徴候かもしれません。医師に報告し，受診につなげましょう。

STEP❷ 見逃してはいけない観察ポイント

３項目だけでなく，次のような状態が見られたら外出は避けましょう。

・何となく，いつもと違って元気がない　・集中力がない
・緊張感が高い　・失調症状が激しい

STEP❸ ３項目いずれも変調がない

生活状況が安定していて，外出のリスクはないと判断できます。

CHECK BOX

- □ 十分な食事をとっているか
- □ 十分な睡眠をとっているか
- □ 十分な活動をしているか

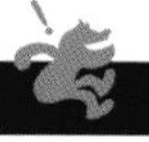

アクション

No 生活状況の変化があると判断したら！

身体状態に応じた外出方法の提案，医療の受診，治療指針に応じた生活習慣の改善を行います。

その場で行う看護ケア	教育指導
①食事・睡眠・活動環境の調整 ②身体状態・疲労に配慮した外出支援	①情報提供 ②自己管理方法指導 ③家族指導

Yes 生活状況に変調がないと判断したら！

Q3 に進んでください。

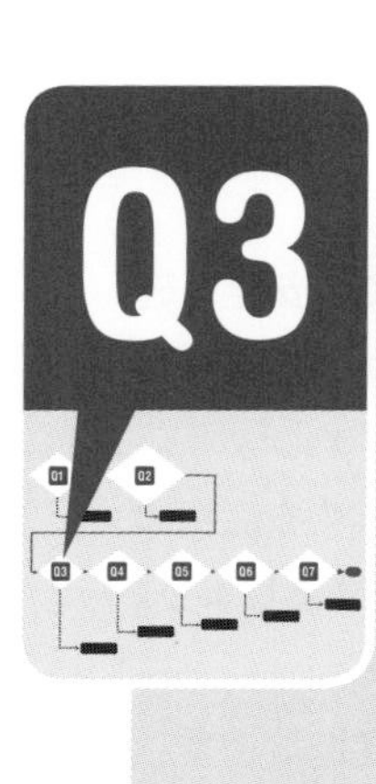

歩行は可能か？

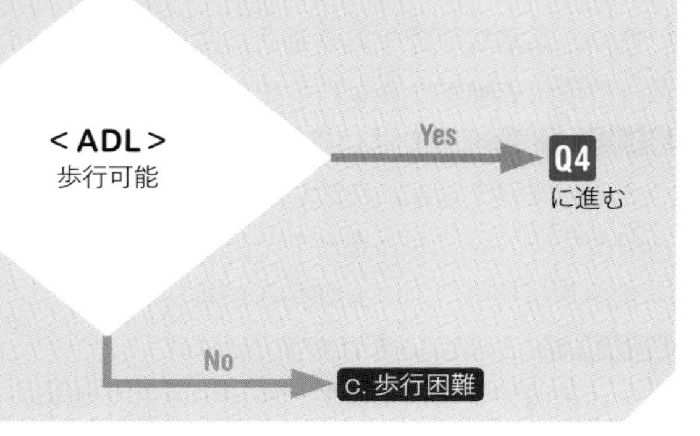

ゴール 一人で安全に歩行できるかを確認する！
単純に歩行能力を評価するのではありません。

ここでは，安全な外出を実現するために，一人で危険なく歩行できるかどうかをチェックします。

アセスメントテクニック

進め方 外出に必須の歩行 ADL を確認する

現状の歩行について，装具や杖などの有無にかかわらず，次のような視点から，危険なく一人で歩けるかどうかを評価します。

・筋力の低下はないか
・関節可動域制限はないか
・杖の使い方は間違っていないか
・歩くときの姿勢はどうか
・歩く動作に問題はないか
・歩幅はどうか（すり足になっていないか）

理 由

安全性の視点から，歩行を評価します。

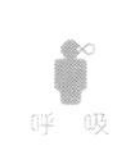

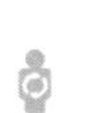
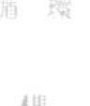
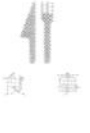

STEP 1 安全な歩行の可否を判断する

独歩が不可能な人や，独歩は可能でも見守りや軽介助がないと危険な人は，歩行困難と判断します。

装具や杖などを使用していても，危険がなく独歩可能であれば，問題はありません。

STEP 2 改善策と身体状況にあった手段を検討する

現時点で安全な独歩歩行ができない人に対しては，移乗や移動に関してどのような手段を講じれば外出したい気持ちを満たせるのかを考えます。

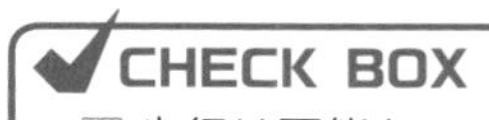

CHECK BOX

□ 歩行は可能か

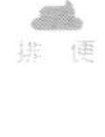
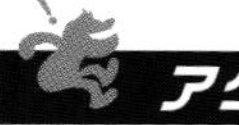

アクション

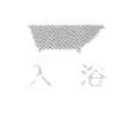

No 歩行困難と判断したら！

身体状態に応じた外出方法や歩行を改善するための機能訓練の提案など，外出したいというニーズを満たすための改善を図ります。

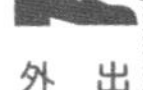

その場で行う看護ケア	教育指導
①機能訓練 ②身体状態・疲労に配慮した外出支援 ③ケアマネジャーへ調整依頼	①情報提供 ②自己管理方法指導 ③家族指導

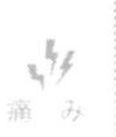

Yes 歩行可能と判断したら！

Q4に進んでください。

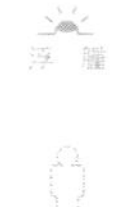

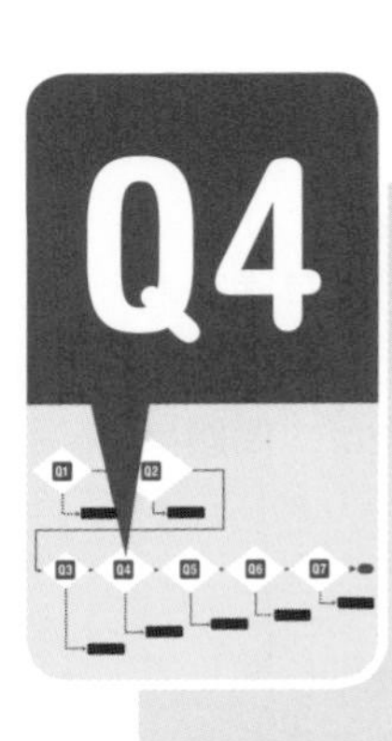

Q4 知的水準の低下はないか？

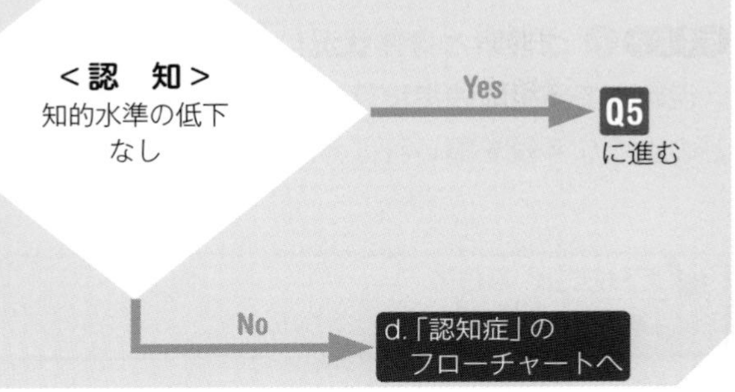

ゴール 認知症の有無を確認する！

歩行機能に問題がなくても，認知症があると一人での外出は危険です。そこで，認知症の有無を確認します。

アセスメントテクニック

進め方 外出に関して認知症の有無を確認する

外出時の行動と外出の意味について患者さん本人が理解しているか，認知の水準を評価します。

STEP 1 外出行動に関する認知機能を評価する

次のような視点から，認知症の有無や程度を評価します。

・自分が今どこにいるかが理解できている
・自分が今どこを歩いているのか理解できている
・目的地や出発地を記憶している
・交通ルールや社会習慣を守って行動できる
・段差や障害物などを回避して安全に歩行できる

STEP 2 外出の意味に関する認知機能を評価する

次のような視点から，認知症の有無や程度を評価します。

・外出の目的を理解できている

・外出先で，なぜそこにいるのかを理解できている
・用事が済んだら「帰る」ということが理解できている
・どこに帰るのかが理解できている

理由

外出行動と外出の意味に関する認知機能のチェックから，「認知症の疑いの有無」を判断します。

STEP 1 認知症の疑いがある場合

認知症が疑われる場合には，「認知症」のフローチャート（p326）でより深くアセスメントし，適切な対応につなげます。

STEP 2 認知症の疑いがない場合

外出に必要な判断力や記憶力，理解力が保たれていると判断できます。Q5に進んで，さらにアセスメントを続けます。

CHECK BOX

□ 知的水準の低下はないか

アクション

No 認知症の疑いありと判断したら！

「認知症」のフローチャートに進んでください。

Yes 認知症の疑いなしと判断したら！

Q5に進んでください。

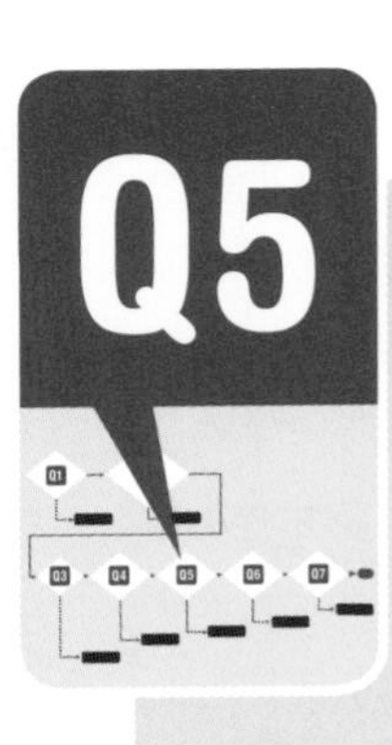

5分間以上の歩行は可能か？

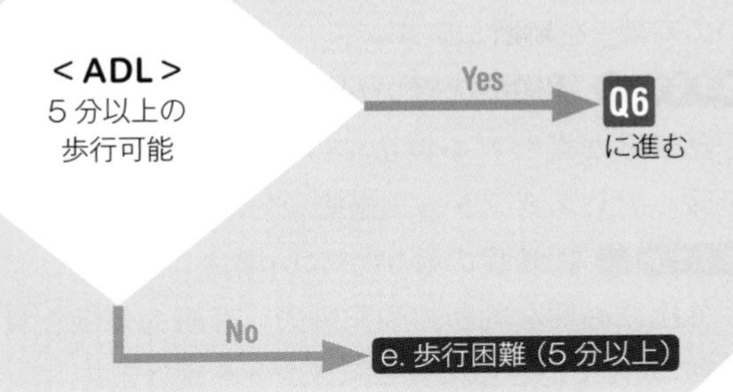

ゴール 心肺機能から歩行のADLを確認する！
なぜ「5分以上」という条件がついているのでしょうか？

心肺機能が低下していると，5分間以上の歩行ができないことがあります。

ここでは，心肺機能について確認し，外出可能な身体状態であるかを精査します。

アセスメントテクニック

進め方 5分間以上の独歩歩行が可能かを確認する

次のような視点から，5分間以上，危険なく一人で歩けるかどうかを精査します。

・5分間以上，続けて歩けるか
・疲労感はないか
・めまいはないか
・呼吸困難（息苦しさ）はないか
・顔面蒼白になっていないか
・ふらつきはないか

理由

5分間以上歩けるかどうか，この条件で仕分けするのは，心肺機能低下の可能性の有無です。外出の可否ではありません。

STEP❶ 5分間以上の歩行ができない場合

5分間以上，歩けない場合には，心肺機能が低下している可能性があります。心肺機能にあわせた歩行時間の設定や，身体状態・疲労にあわせた福祉用具の利用などの対応を検討しましょう。また，体力増強目的の機能訓練も有効です。

STEP❷ 5分間以上の歩行が可能な場合

心肺機能の低下の不安はないと判断できます。

CHECK BOX

□5分間以上の歩行は可能か

アクション

No 5分間以上の歩行が困難と判断したら！

身体状態に応じた外出方法や歩行を改善するための機能訓練の提案など，外出したいニーズを満たすための改善を図ります。

その場で行う看護ケア	教育指導
①機能訓練 ②身体状態・疲労に配慮した外出支援 ③ケアマネジャーへ調整依頼	①情報提供 ②自己管理方法指導 ③家族指導

Yes 5分間以上の歩行が可能と判断したら！

Q6に進んでください。

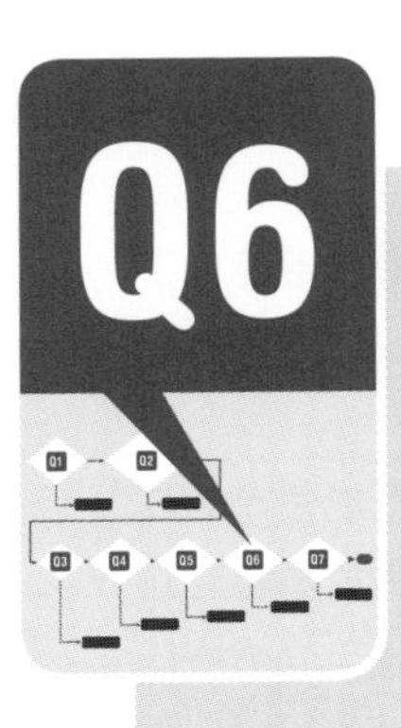

視力・聴力に問題はないか？

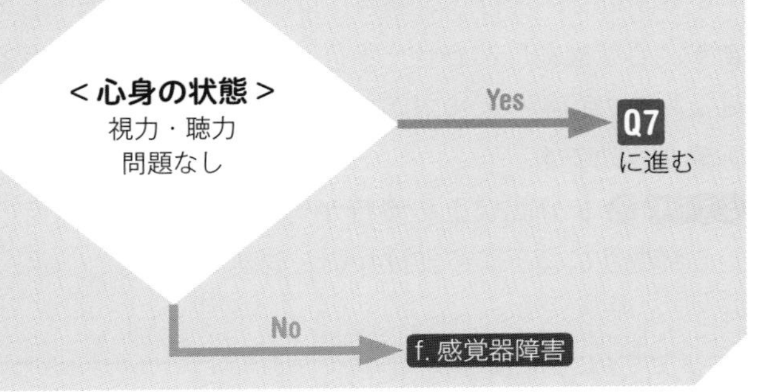

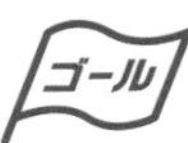

視力・聴力から外出の安全性を確認する！
視力と聴力から，外出にかかわる安全性を精査します。

アセスメントテクニック

進め方 視力と聴力に問題がないか確認する

視力と聴力などの感覚器は，加齢とともに機能が低下します。危険なく外出できるか，訪問看護の現場でも簡単にできるスクリーニング検査で，それぞれ確認しましょう。

STEP 1 視力を精査する

次のような手順で，視力と視野をスクリーニングします。白内障や緑内障があると視力低下，網膜剥離では視野狭窄が生じます。既往歴なども確認してください。

〈視力をスクリーニングする〉

①手近にある新聞，書類，カレンダーなどを患者さんに読み上げてもらいます。
②読めない，あるいは指示した場所と異なるところを読んでいる場合には，視力に問題があると判断します。

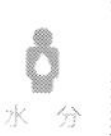
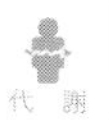
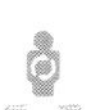
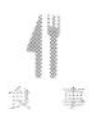
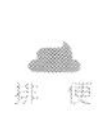
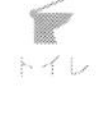

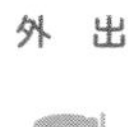

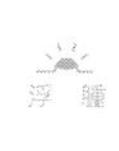
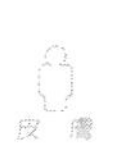
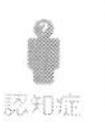

〈視野をスクリーニングする〉

①患者さんに「見えにくいようなところはないですか？」と尋ねます。

②視野に障害があれば，不自由・不愉快なので，患者さん本人から何かしらの訴えがあると思われます。

〈半側空間無視をスクリーニングする〉

半側空間無視は，片側の空間にある物を見落としてしまう症状です。脳の特定部位が障害されると，見えていても脳が認識できないため，このような症状が起こります。

①患者さんの眼前で，50 cm〜1 m 程度の長さのひもの両端をもって横に広げ，「この真ん中をつかんでみてください」と指示します。

②本来ならば，ほぼ真ん中あたりをつかみます（図 1）が，半側空間無視があると，無視していない側の半分しか見えていないという自覚はないため，無視してない側のさらに半分，すなわち空間無視していない側の4分の1くらいのところをつかみます（図 2）。

図1　正常な場合

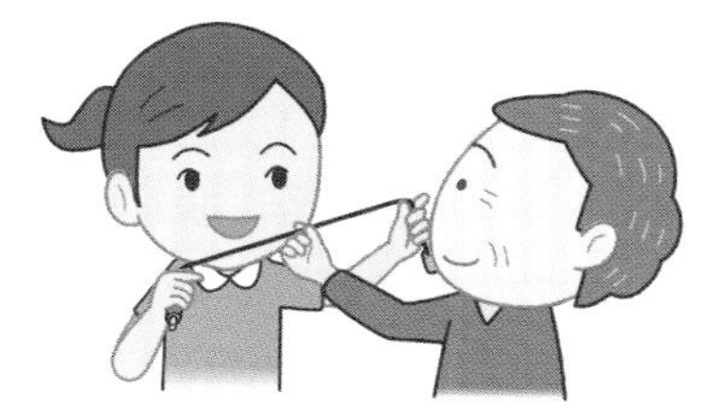

図2　右側半側空間無視の場合

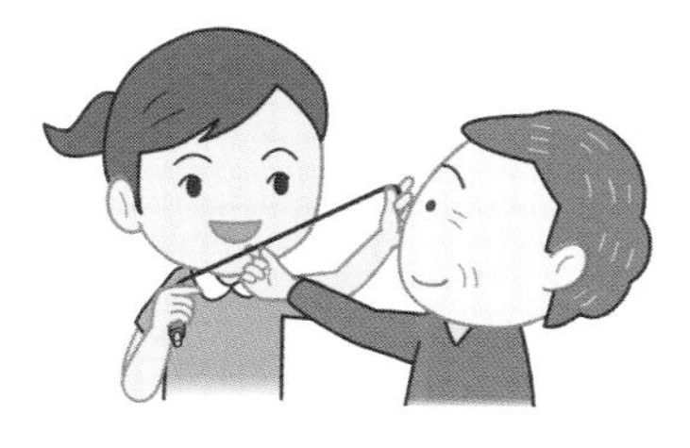

STEP 2 聴力を精査する

次のような手順で，聴力をスクリーニングします。

①患者さんの視野に入らないようにして，患者さんの耳から 30 cm ほど離れた距離から言葉をささやきます（図 3）。
②患者さんにその言葉を復唱してもらいます。
③ささやきが再現できない場合には，聴力に問題があると考えられます。

図3　聴力のスクリーニング

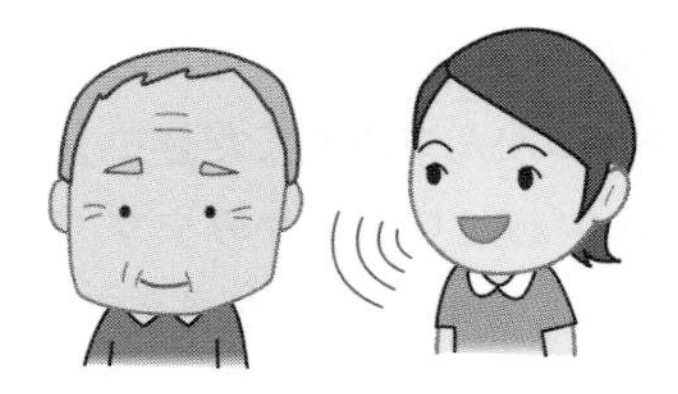

理　由

視力や聴力に問題がある場合，外出時の安全を保つために何らかの手段を講じなくてはなりません。

視力・聴力ともに問題がなければ，Q7 に進みます。

STEP 1 視力あるいは聴力に問題がある場合

患者さんには眼科や耳鼻科など専門診療科での受診を勧め，メガネ，補聴器などの使用を促しましょう。また，障害に応じた介助方法や歩行ルートを調整するように図ります。

STEP 2 視力・聴力ともに問題がない場合

外出の安全を妨げる不安がないと判断できます。

CHECK BOX
□ 視力・聴力に問題はないか

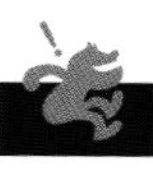

アクション

No 感覚器障害があると判断したら！

患者さんと家族には専門診療科の受診を促し，感覚器障害を解消するように勧めます。

また，身体状態に応じた外出方法やメガネ，補聴器の使用を提案するなど，外出したいニーズを満たすための改善を図ります。

その場で行う看護ケア	教育指導
①感覚器の障害に応じた介助方法・歩行ルートの調整 ②メガネ・補聴器の使用を勧める ③専門診療科の受診を勧める	①情報提供 ②自己管理方法指導 ③家族指導

Yes 視力・聴力ともに問題がないと判断したら！

Q7 に進んでください。

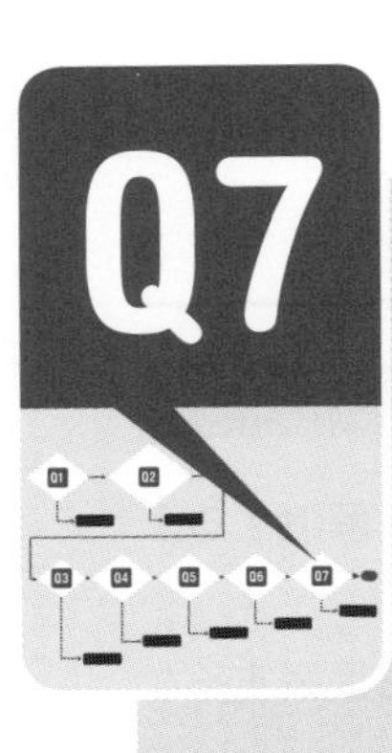

Q7 本人・家族に不安はないか？

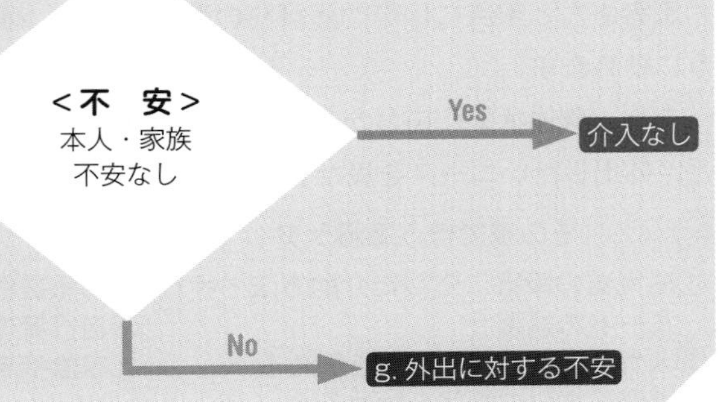

ゴール 外出への不安がないか確認する！

歩行障害など外出を妨げる要因がなくても，本人または家族に不安があると，一歩を踏み出せません。最後に不安の有無を確認し，不安がある場合には支援方法を考えます。

アセスメントテクニック

進め方 不安の有無を確認する

不安の有無を確認し，不安がある場合には支援方法を考えます。

STEP 1 精神障害の症状としての不安がないか確認する

外出への不安が，精神疾患に起因する場合があります。患者さんの既往歴や，現時点での症状を精査します。次のような項目をチェックしましょう。

・自動車や電車，エレベーターなどの，乗り物恐怖症や閉所恐怖症はないか
・対人恐怖症はないか
・うつ病や統合失調症などによる不安はないか

STEP 2 何が不安なのか聞き取る

患者さん本人や家族に，外出についてどんな不安を感じているのか，聞き取ります。

〈例〉

・トイレが間に合わないなど，排泄にかかわる不安
・何かあったときに迷惑をかけるのが不安
・一人で外出を楽しめるのかという不安
・交通費その他，外出にかかわる経済的な不安

理由

身体条件的には阻害要因がないので，不安を緩和，あるいは除去すれば，外出は可能です。

STEP 1 精神疾患による不安がある場合

精神疾患に起因する不安の場合には，疾患の治療と外出時の安全を保つために何らかの手段を講じなくてはなりません。ケアマネジャーと調整し，不安の緩和と除去を図ります。

STEP 2 本人または家族に外出への不安がある場合

聞き取った内容を精査し，不安の緩和と除去を図る精神的な支援を行います。

CHECK BOX

□ 本人・家族に不安はないか

アクション

No 外出に対する不安があると判断したら！

不安の緩和・除去を図り，精神状態に配慮した外出方法を行います。

その場で行う看護ケア	教育指導
①精神的支援 ②精神状態に配慮した外出支援 ③ケアマネジャーへ調整依頼	①情報提供 ②自己管理方法指導 ③家族指導

Yes 本人・家族どちらにも不安はないと判断したら！！

解決すべき課題なしとして，アセスメントを終了します。

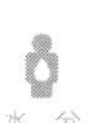

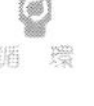
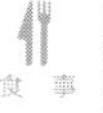
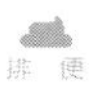
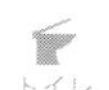
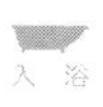
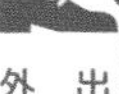

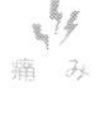

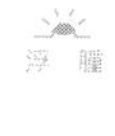

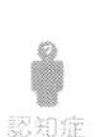

6 「眠りたい」のアセスメント

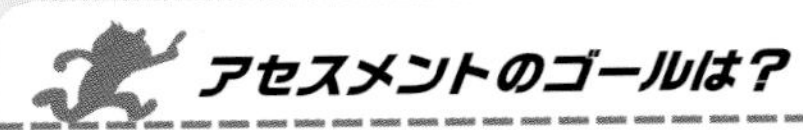

睡眠の阻害要因を精査し，十分な安息と安眠が得られるように支援します。

■「眠りたい」という生理的欲求

「眠りたい」というのは，十分な安息や安眠が得られないときに抱く感情であり，生理的欲求である睡眠が満たされていない状況を示しています。

■不眠の影響

夜間の眠りの質が低下すると，日中に眠気や倦怠感を生じ，それらは転倒リスクにもなり得ます。「眠りたい」という欲求が満たされないと，このように日常生活にも支障をきたします。

■不眠のタイプ

不眠には次のような種類があります。

入眠障害：寝付きが悪い（入眠困難）
中途覚醒：眠りが浅く途中で何度も目が覚める（睡眠維持の障害）
早朝覚醒：朝早く目が覚めてしまう（睡眠維持の障害）
熟眠障害：ある程度眠ってもぐっすり眠れたという満足感（休養感）が得ら

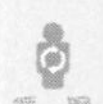

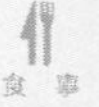

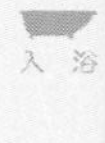

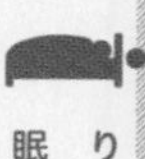

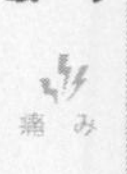

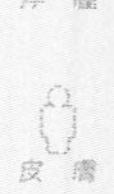

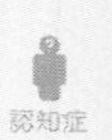

れない

■眠りの阻害要因

睡眠を阻害する要因には，次の６項目があげられます。

①身体的要因：疾患によるつらい症状や夜間頻尿など。
②心理的要因：不安や悩みなどを心の中に抱えている。
③生理的（リズム）要因：生活習慣に問題がある。
④環境要因：睡眠時の環境に問題がある。
⑤精神疾患的要因（認知症を含む）：不眠を伴う精神疾患がある。
⑥薬理的要因：飲食物の影響や薬の副作用などがある。

ただし，眠りを妨げている要因は一つではなく，複合している場合もあります。一つ一つ丁寧に精査していかなくてはなりません。

■看護の視点で重要なこと

何が睡眠の阻害要因になっているのかを探り出し，「休息と睡眠を助ける」看護を導き出しましょう。

「眠りたい」のフローチャート

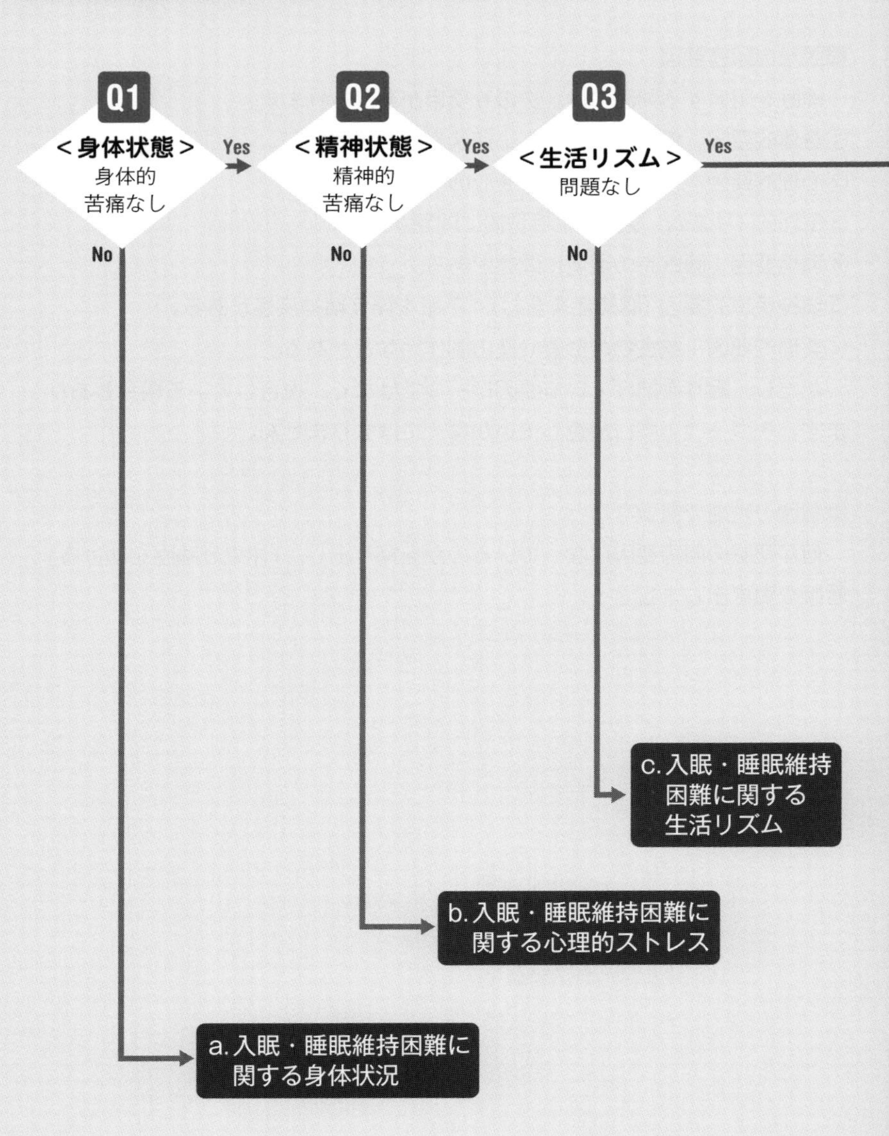

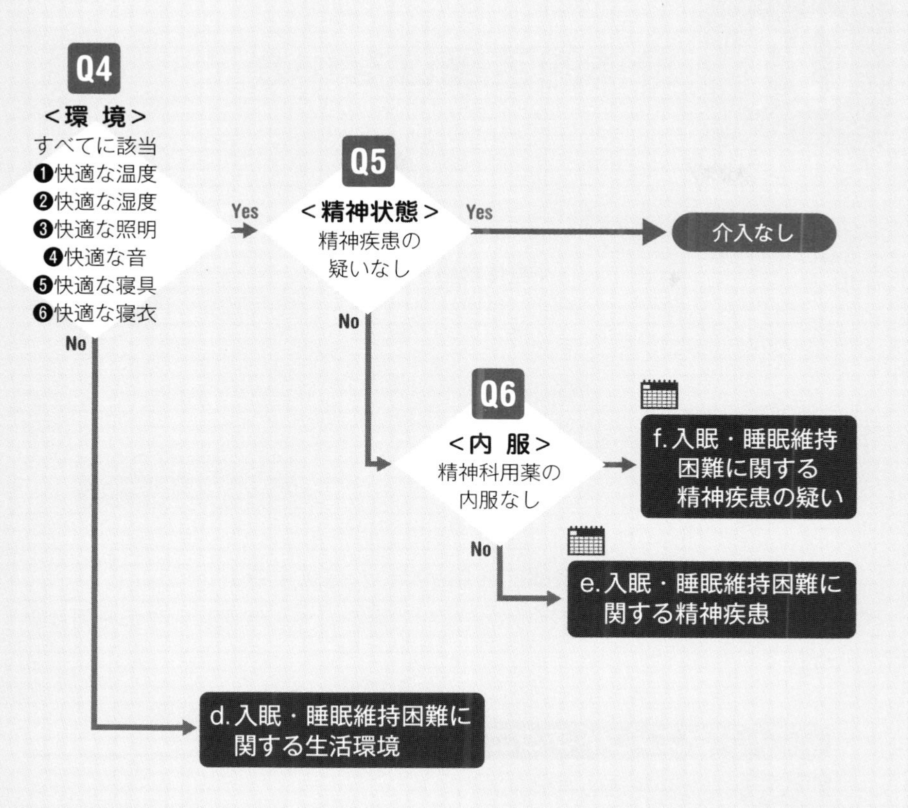
Q4
＜環 境＞
すべてに該当
❶快適な温度
❷快適な湿度
❸快適な照明
❹快適な音
❺快適な寝具
❻快適な寝衣
Yes
No
Q5
＜精神状態＞
精神疾患の
疑いなし
Yes
介入なし
No
Q6
＜内 服＞
精神科用薬の
内服なし
f. 入眠・睡眠維持困難に関する精神疾患の疑い
No
e. 入眠・睡眠維持困難に関する精神疾患
d. 入眠・睡眠維持困難に関する生活環境

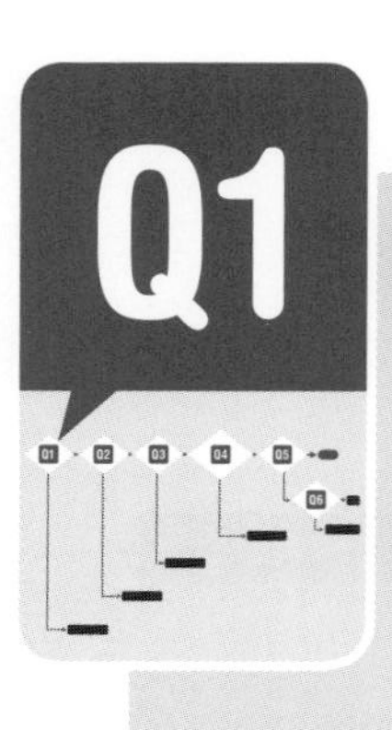

身体的苦痛はないか？

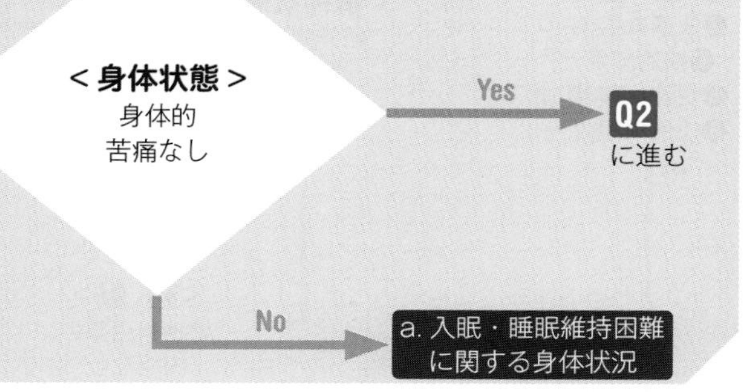

ゴール 眠りを妨げる身体的苦痛がないか確認する！

眠りの阻害要因として身体的苦痛の有無を確認し，改善を図ります。

アセスメントテクニック

進め方 身体的苦痛の有無を確認する

STEP 1 苦痛の症状について尋ねる

本人や家族，介護者に，次のような症状がないか尋ねます。

・痛み　・痒み　・発熱　・発汗　・喘息発作 (咳嗽)
・口渇　・頻尿 (トイレに行きたくて起きてしまう)

STEP 2 苦痛を生じる既往歴や疾患を精査する

既往歴や苦痛の症状などから，眠れないという訴えの背景に疾患が隠れていないか，精査します。眠りを妨げる可能性のある次のような疾患と症状を頭に思い浮かべながら，本人や家族，介護者にも尋ねてみましょう。

・むずむず脚症候群：ふくらはぎや足先がむずむずと痒くなったり，ほてったりして眠れない。
・周期性四肢運動障害：睡眠中に足や腕の筋肉がピクピクけいれんするために眠れない。

・睡眠時無呼吸症候群：いびきをかいたり，息苦しさを感じたりして眠れず，熟睡感がない。

理由

いずれも該当しなければ，「身体的苦痛なし」としてQ2に進みます。該当する身体的苦痛の症状やその原因疾患などの疑いがあれば，「入眠・睡眠維持困難に関する身体状況」と判断し，適切な看護につなげます。

STEP 1 苦痛の症状がある場合

原因に応じて身体症状の緩和を図ります。喘息発作には，安楽な姿勢や呼吸法の指導に加え，主治医に報告して薬物療法などの指示を仰ぎます。

STEP 2 背景に疾患の疑いがある場合

原因疾患の治療が不可欠です。現時点で受診・治療が行われていない場合には，早急に医療受診につなげます。何らかの器質的疾患が疑われる場合は専門医受診の検討を視野に入れ，主治医に報告してください。

CHECK BOX

□ 身体的苦痛はないか

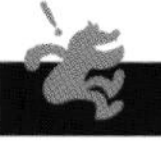

アクション

No 入眠・睡眠維持困難に関する身体状況があると判断したら！

症状の程度や必要に応じて専門医との連携を視野に入れて対応します。また，苦痛の症状だけではなく眠れないことによるストレスなども緩和します。

看護に生かす観察項目	その場で行う看護ケア	教育指導
①心理的ストレスの有無 ②生活リズム ③生活環境 ④精神状態	①睡眠を妨げる身体状態への対応調整 ②精神的支援 ③リラクセーション ④環境調整 ⑤薬剤管理	①情報提供 ②自己管理方法指導 ③家族指導

Yes 身体的苦痛がないと判断したら！！

Q2に進んでください。

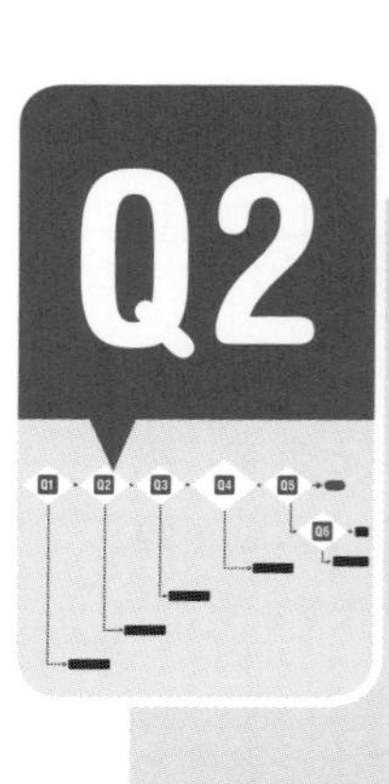

精神的苦痛はないか？

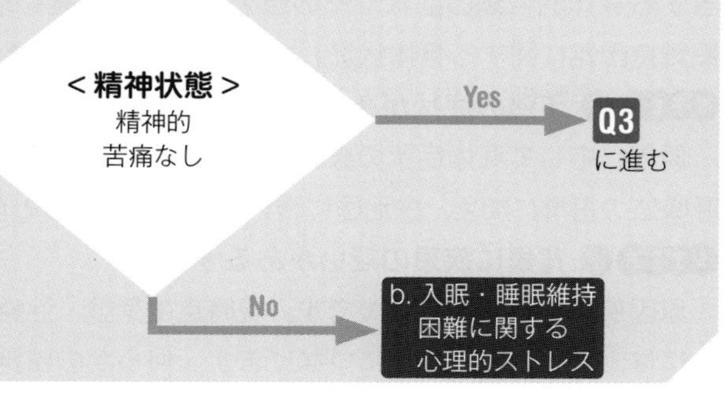

ゴール 眠りを妨げる精神的苦痛がないか確認する！

睡眠の阻害要因として身体的苦痛が排除されたら，心理面に目を向けてみましょう。ここでは精神的苦痛が眠りを妨げていないか，確認します。

アセスメントテクニック

進め方 精神的苦痛の有無を確認する

本人や家族，介護者への聞き取りや観察などの情報収集を行います。

STEP 1 苦痛の症状について尋ねる

精神的な苦痛について，本人自身が気づいていない場合もあります。潜在的な精神的苦痛を表出させる質問を投げかけてみます。また，特に眠れなくなった前後の出来事を聞き取るなかで，明らかになってくることもあります。心理状態を把握し，解決の糸口を掴むためにも，傾聴に努めましょう。

〈例〉

・よく眠れなくなったのはいつ頃からですか？
・寝る前や横になってからも考え事をすることが多いですか？
・お金のことや病気（障害）のことなど，何か心配なことはありますか？

・この頃，腹が立つことや悲しいこと，つらいことなどがありましたか？
・不安や恐怖などを感じることがありますか？
・寝ていても，何か心配事などを思い出して考え込むことがありますか？
・家庭内で変わったことはありませんか？
・家族関係はうまくいっていますか？

理由

入眠・睡眠の維持を妨げる精神的な要因が見当たらなければ，Q3に進みます。

該当する精神的苦痛やその疑いがあれば，「入眠・睡眠維持困難に関する心理的ストレス」と判断し，適切な看護につなげます。原因に応じた解決策や改善策を検討します。苦痛の原因によっては，多職種連携の必要があるかもしれません。広い視野で対応しましょう。

CHECK BOX

□ 精神的苦痛はないか

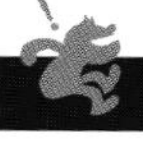

アクション

No 入眠・睡眠維持困難に関する心理的ストレスがあると判断したら！

心理的ストレスの緩和や解消を目標に，適切な看護を組み立てていきましょう。

看護に生かす観察項目	その場で行う看護ケア	教育指導
①生活リズム ②生活環境 ③精神状態	①精神的支援 ②リラクセーション ③環境調整 ④薬剤管理	①情報提供 ②自己管理方法指導 ③家族指導

Yes 精神的苦痛がないと判断したら！

Q3に進んでください。

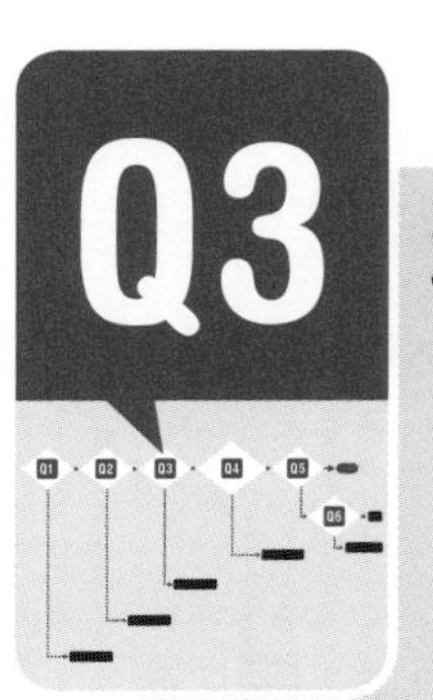

生活リズムに問題はないか？

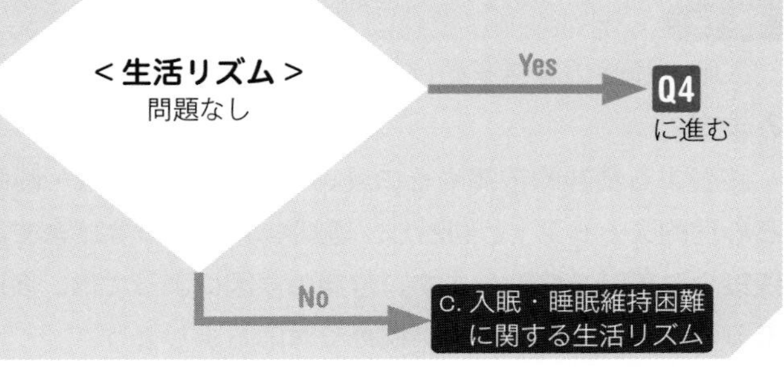

ゴール 眠りを妨げる生活リズムになっていないか精査する！

生活リズムの乱れが睡眠を妨げている場合があります。ここではその精査を行います。

アセスメントテクニック

進め方 生活リズムと生活習慣を評価する

生活リズムと生活習慣の両面から，阻害要因の有無を精査していきます。

STEP 1 生活リズムの乱れはないか

次のような項目を確認し，生理的変調を招く生活リズムの乱れはないか検討します。

- 早朝に起きてからまた寝る
- 起床時間が遅い
- 起床時間や就寝時間が不規則
- 昼寝をする
- 昼夜逆転している

STEP 2 眠りを妨げる生活習慣はないか

次のような睡眠を阻害する生活習慣の有無を確認します。

- 就寝前にコーヒーや緑茶を飲む

・夜は必ず飲酒する習慣で，量も多い
・寝酒を飲む
・喫煙習慣がある
・ほとんど運動しない（身体を動かす機会がない）

理由

入眠・睡眠の維持を妨げる生活リズムが見当たらなければ，Q4に進みます。

生活リズムの乱れや生活習慣に問題がある場合は，眠れない原因が，日中の過ごし方や就寝前の行動に潜んでいる場合があります。一定のリズムを保たないと，睡眠と覚醒のリズムをコントロールしている生体時計の機能にズレが生じるといわれています。規則正しい生活習慣に改めるように指導しましょう。

CHECK BOX

□ 生活リズムに問題はないか

アクション

No 入眠・睡眠維持困難に関する生活リズムの乱れと判断したら！

生活リズムの乱れや眠りを妨げる生活習慣を改めるように，適切に指導しましょう。

看護に生かす観察項目	その場で行う看護ケア	教育指導
①生活環境 ②精神状態	①精神的支援 ②リラクセーション ③環境調整	①情報提供 ②自己管理方法指導 ③家族指導

Yes 生活リズムに問題がないと判断したら！

Q4に進んでください。

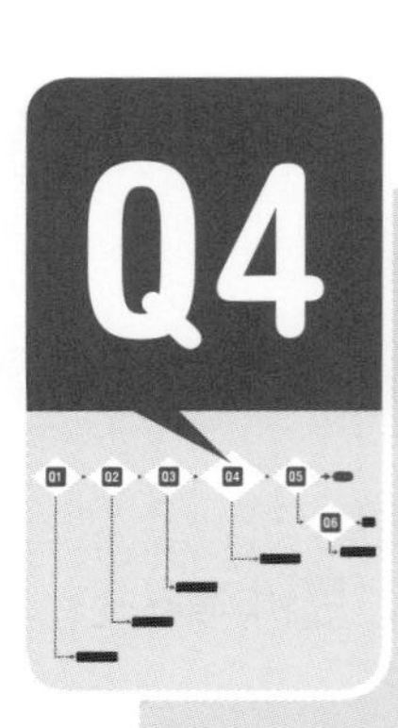

眠りの環境を確認する６項目の状態は？

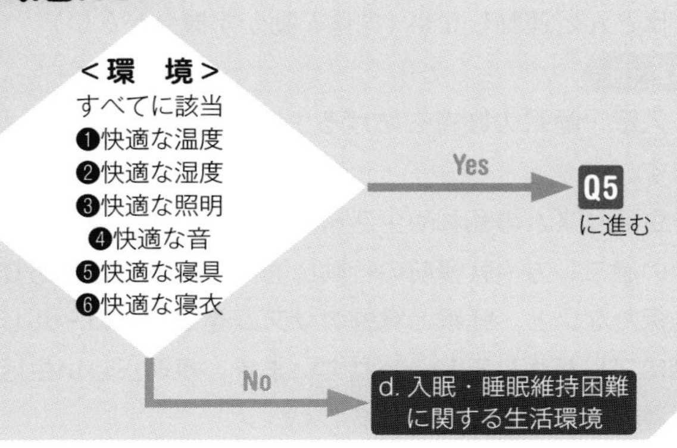

ゴール 眠りを妨げる環境になっていないか精査する！

眠れない原因が本人自身にない場合，環境に問題がないかを精査する必要があります。

アセスメントテクニック

進め方 環境を評価する

眠る際の環境に阻害要因がないか，次のような項目を精査していきます。

STEP❶ 温度

・寝室の室温は何度か

STEP❷ 湿度

・寝室の湿度はどのくらいか

STEP❸ 照明

・寝るときに照明をつけたままにしていないか

・寝室の照明は明るすぎないか

・就寝後もスマートフォンなどを利用していないか

STEP❹ 音

・ラジオやテレビをつけっぱなしにしていないか

・周囲の人の会話や足音，同室者のいびきなどが聞こえないか

・エアマットや冷蔵庫のモーター音，トイレの流水音，輸液ポンプなどのアラーム音が気にならないか

STEP 5 寝具

・寝具は清潔か
・寝具の保温性は適切か
・枕は肩や首に無理がないか
・マットレスや敷布団は，負担のない硬さあるいは柔らかさか

STEP 6 寝衣

・寝衣は清潔か
・暑すぎたり涼しすぎたりしていないか
・着心地はいいか
・不具合はないか

理由

入眠・睡眠の維持を妨げる環境面での要因が見当たらなければ，Q5に進みます。

一つでも該当する要因があれば，「入眠・睡眠維持困難に関する生活環境」と判断し，適切な看護につなげます。

STEP 1 温度

快適と感じる室温には個人差があります。しかし，夏は熱中症予防のためにもエアコンを利用し，適切な温度設定にするよう促しましょう。

STEP 2 湿度

湿度が低すぎると，鼻や喉の粘膜が乾燥し，ウイルス等に感染しやすくなります。

反対に湿度が高すぎると，結露によるカビやダニが発生し，喘息などの呼吸器疾患やアレルギー症状を誘発します。

STEP 3 照明

夜，暗くなると眠くなるのは，メラトニンの分泌が関係しています。明るいとメラトニンの分泌は抑制されるので，昼間は眠くなりません。夜になると分泌量が増加し，眠りに誘われます。ところが，部屋の照明を消さなかったり，スマートフォンの明るい画面をいつまでも見ていたりすると，夜間であってもメラトニン分泌量は低下します。

STEP 4 音

騒音があったり，不快に感じる音が聞こえていると，ストレスを感じて眠りを妨げます。

STEP 5 寝具

清潔を維持し，身体にあわない寝具であれば，見直しましょう。

STEP 6 寝衣

清潔で吸湿性・発散性があるものや，身体を締め付けず，動かしやすい寝衣が望まれます。

CHECK BOX

- □ 快適な温度
- □ 快適な湿度
- □ 快適な照明
- □ 快適な音
- □ 快適な寝具
- □ 快適な寝衣

アクション

No 入眠・睡眠維持困難に関する生活環境にあると判断したら！

眠りを妨げる生活環境を見直し，改善するよう，適切に指導しましょう。

看護に生かす観察項目	その場で行う看護ケア	教育指導
①精神状態	①環境調整 ②精神的支援 ③リラクセーション	①情報提供 ②自己管理方法指導 ③家族指導

Yes 環境に問題がないと判断したら！

Q5に進んでください。

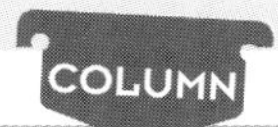

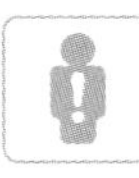

伝わる言葉

一生懸命になればなるほど，目の前のことに夢中になって，「ここまで情報を集めました！」とすべての情報を羅列して満足してしまったということはありませんか？　そして，長文すぎて嫌になる…。

でも，それで？　自分が満足するために記録をするのではありません。

何を伝えなければならないのか，消化できていないから短い文章で表現できないのです。

何が重要で，どのように伝えれば正しく伝わるのかを意識して，過不足のない記録を書きましょう。

学生はよく「SOS」記録をまとめます。このようなという S（situation）情報があり，そして観察した（object）情報。そしてまた，S 情報。あれ？　アセスメントは ??

逆に，働いている看護師の記録は，A（assessment）情報ばかりです。しかし，根拠となる情報や観察項目となる計算式を書かずに，いきなり暗算したことを書いていることが多くあります。

『著変なし』…。何を何と比較して，変わりがないという答えを導いたのでしょう？

これでは，両方とも不完全な記録です。わかっていることをわかってもらうには，言葉を使うしかありません。「正しく伝わる」ために，言葉は丁寧に使いましょう。

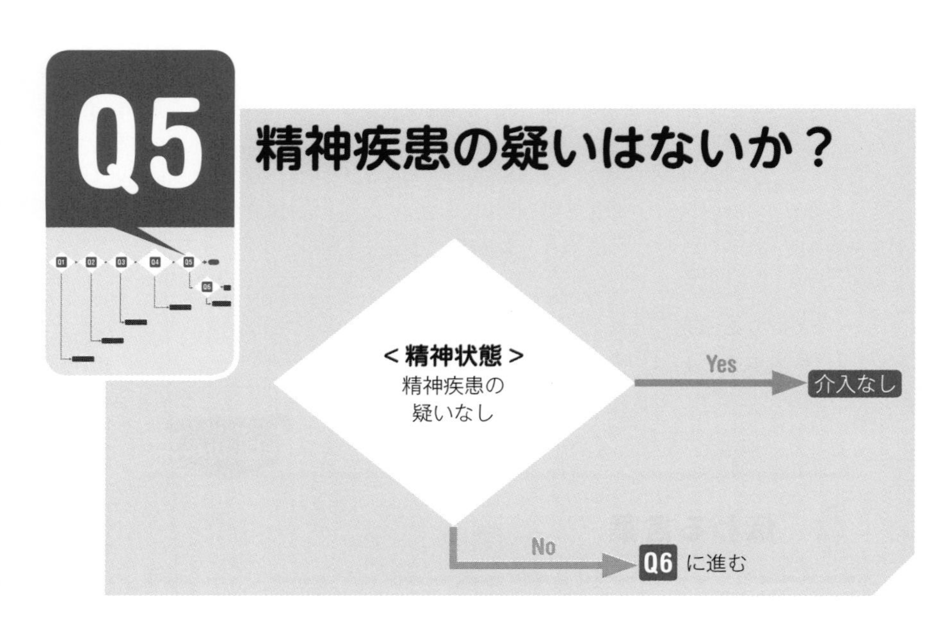

ゴール 精神疾患の疑いがないか精査する！

眠れない原因が，本人自身にも環境にも見当たらない場合，精神疾患の可能性を考えます。

アセスメントテクニック

進め方 精神疾患の疑いはないか精査する

精神疾患の可能性を考え，その徴候を精査していきます。

STEP 1 精神疾患の徴候がないか評価する

次のような徴候がないか，本人および家族，介護者への聞き取りや観察などから情報を得ます。

該当するものがあれば，精神疾患や認知症などの疑いがあると考えられます。

・精神疾患の既往歴がある
・精神疾患の診断がある
・気分の落ち込みや高揚がある
・極度の不安感がある
・幻想や妄想がある
・表情が硬い，あるいはうつろだ（感情の表出が乏しい）

・知的水準の低下が見られる

理由

入眠・睡眠の阻害要因として精神疾患や認知症の疑いがなければ，「眠りたい」というニーズには課題なしとなります。しかし，実際に「眠りたい」という訴えがあるのですから，阻害要因が見つかるまで繰り返しアセスメントを行う必要があるでしょう。

疑いがある場合には，Q6に進みます。

STEP 1 精神疾患の疑いがある場合には

眠りを阻害する精神疾患として，うつ病，神経症，統合失調症，認知症などが想定できます。

しかし，このアセスメントのゴールは疾患の鑑別ではありません。適切な看護につなげるために，Q6でさらに精査します。

STEP 2 精神疾患の疑いがない場合には

ここまでの段階で阻害要因が見つからず，「眠りたい」という訴えが続く場合には，傾聴に努め，アセスメントをもう一度繰り返してみましょう。

CHECK BOX

□ 精神疾患の疑いはないか

アクション

No 精神疾患の疑いがあると判断したら！

Q6でさらに精査します。

Yes 精神疾患の疑いがないと判断したら！

課題なしとなりますが，「眠りたい」という訴えが続く場合には，傾聴に努め，アセスメントをもう一度繰り返してみましょう。

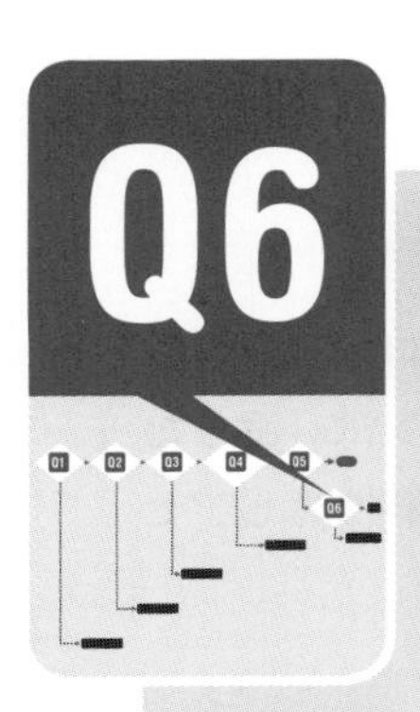

精神科用薬の内服はないか？

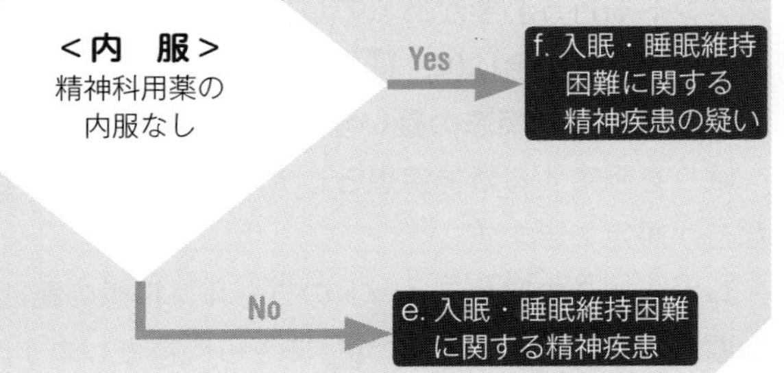

ゴール 精神科用薬の服薬の有無を確認する！

Q5 で精神疾患の疑いがあると判断したら，精神科用薬を服薬しているかを確認します。疾患に対する治療が行われているかを精査します。

アセスメントテクニック

進め方 精神科用薬の服薬の有無を確認する！

STEP 1 精神疾患の疑いはないか精査する

精神疾患の可能性を考え，その徴候を精査していきます。

STEP 2 精神科用薬の有無を確認する

精神疾患の徴候があれば，内服薬の有無とそのコンプライアンスを確認します。

理　由

精神疾患や認知症の疑いが見られたら，「入眠・睡眠維持困難に関する精神疾患の疑い」と判断し，適切な看護につなげます。

内服薬が確認できれば，すでに精神疾患の診断を受けて治療中ということなので，服薬コンプライアンスに傾注します。

STEP 1 精神疾患の治療中の場合には

睡眠障害は，主要な精神疾患において必発症状です。精神疾患がある場合には，適切な薬物治療が行われているか，服薬コンプライアンス状況を確認する必要があります。

STEP 2 精神疾患の疑いがあれば医療受診につなげる

主治医に報告し，早急に専門医療につなげましょう。また，認知症の疑いがあっても受診・治療が行われていない場合には，「認知症」のフローチャート（p326）に移動して，あわせて確認しましょう。

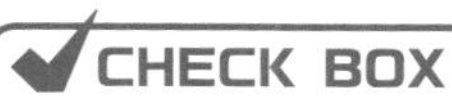

CHECK BOX

□ 精神科用薬の内服はないか

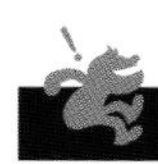

アクション

No 入眠・睡眠維持困難に関する精神疾患があると判断したら！

医師に報告し，適切な医療の受診につなげます。また，治療指針に応じた生活習慣の改善を指導します。

医師への報告	その場で行う看護ケア	教育指導
「眠れない」症状にかかわる情報および精神疾患の服薬コンプライアンス状況を報告し，改善につなげます。 ①精神・生活状態 ②精神疾患治療薬のコンプライアンス状況	①環境調整 ②薬剤管理	①情報提供 ②自己管理方法指導 ③家族指導

Yes 入眠・睡眠維持困難に関する精神疾患の疑いがあると判断したら！

専門医の受診を視野に入れ，主治医に症状等の報告をします。

医師への報告	その場で行う看護ケア	教育指導
「眠れない」症状にかかわる情報と精神疾患の徴候を報告し，専門医療につなげます。	①環境調整	①情報提供 ②自己管理方法指導 ③家族指導

7 「痛みのない生活をしたい（非がん性疼痛）」のアセスメント

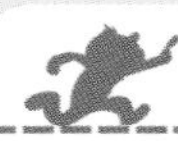

アセスメントのゴールは？

自分自身で痛みをコントロールし，痛みがあっても生活の維持や質の向上につなげられるように支援します。

■痛みのある生活を理解する

一般的に痛みが存在すると，次のような生活への影響が生じることが知られています。

〈身体的影響〉
・食欲が低下する　・眠れない，または眠りが浅くなる
〈心理的影響〉
・集中力が低下する　・イライラする
・不安や抑うつ気分になる　・表情が乏しくなる
〈社会的影響〉
・人付き合いが億劫になる　・社会参加の機会が減る
・行動範囲が狭くなる

これらが複合してさらに別の苦痛を呼ぶという，痛みの連鎖反応を起こすこともあります。また，イライラや不安，抑うつなどの心理的因子や人付き合いの機会の減少などによる孤独や喪失感といった社会的因子が，身体的痛みを装飾していることもあります。

■痛みのアセスメント

痛みは主観的なものなので，訴えを受容することからアセスメントを始める必要があります。また，前述したように，身体的痛みそのもののアセスメントだけではなく，その他の身体的症状や心理的要因，社会的要因も含めたアセスメントが求められます。

■痛みの共存と疼痛緩和

痛みのアセスメントの目的は，痛みの除去だけではありません。手術や薬物治療でとることのできる痛みでも，除去されるまでは痛みとの共存が必要になります。また，痛みのなかには，後遺症としての痛みなど，除去できないものもあります。さらに，ある程度の痛みがとれても，それが本人の望むレベルではない場合もあるでしょう。

このようなことから，痛みと共存しながらその緩和を図るためのアセスメントが求められるのです。

そして，痛みと共存しながらその緩和を図る，その主役は，痛みを感じている患者さん本人です。痛みの管理・対処を，医師や看護師に任せきりにするのではなく，本人が主体的に取り組むことで，痛みと折り合いをつけながら生活していくことができると考えられるからです。

したがってここでは，痛みを感じている人自身が痛みをコントロールし，痛みがあっても生活の維持や質の向上につなげられるように支援することを目標に，アセスメントを進めていきます。

■看護の視点で重要なこと

完全にとることのできない痛みがあること，そして，痛みのコントロールは患者さん自身が主体的に行うことを念頭に置きましょう。

そのうえで，痛みが日常生活にどんな影響を及ぼしているのか，どうすれば自立できるのか，どのような援助があれば痛みを増強させることなく日常生活を営めるのか，患者さんとともに考えることから，支援が始まります。

「痛みのない生活をしたい（非がん性疼痛）」のフローチャート

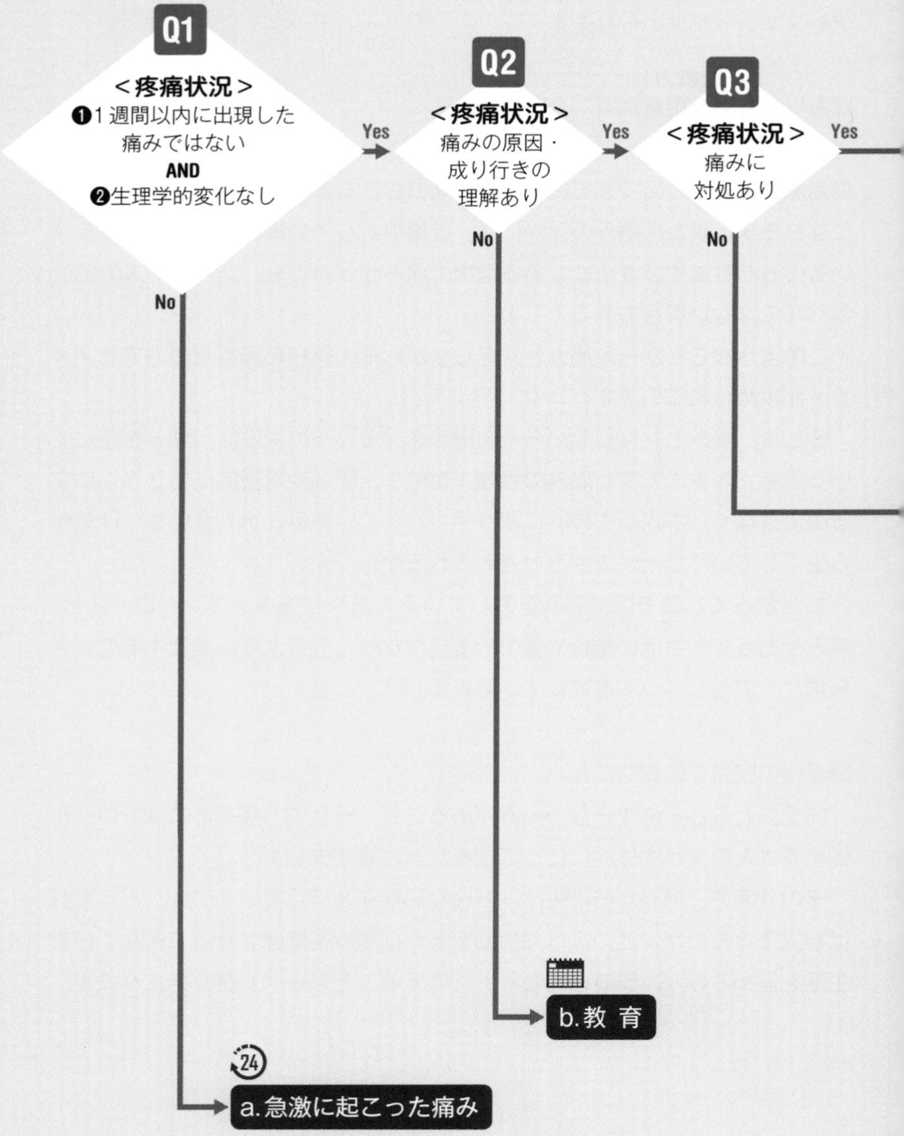

Q1
<疼痛状況>
❶1週間以内に出現した痛みではない
AND
❷生理学的変化なし

Yes → Q2
No → a.急激に起こった痛み

Q2
<疼痛状況>
痛みの原因・成り行きの理解あり

Yes → Q3
No → b.教 育

Q3
<疼痛状況>
痛みに対処あり

Yes →
No →

b.教 育

a.急激に起こった痛み

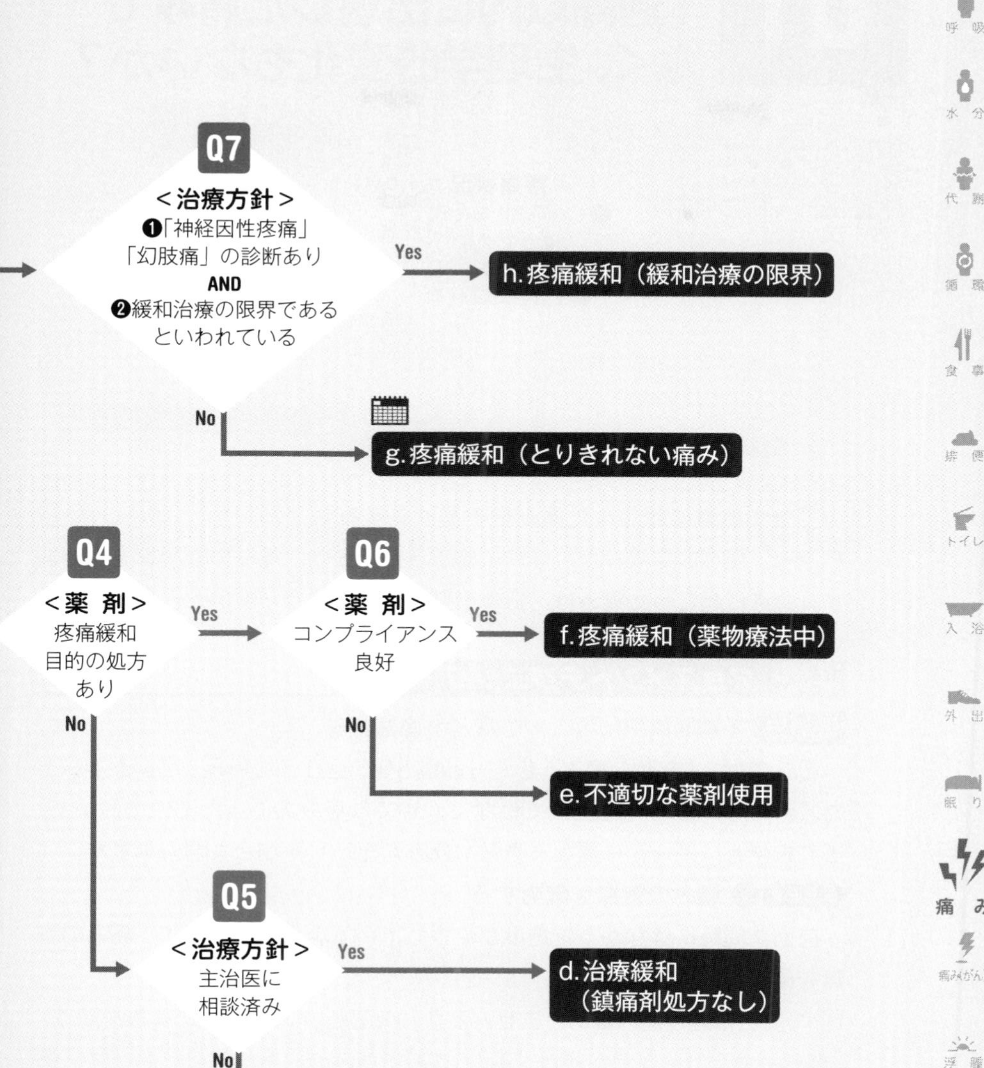
Q7
＜治療方針＞
❶「神経因性疼痛」
「幻肢痛」の診断あり
AND
❷緩和治療の限界である
といわれている
Yes
h. 疼痛緩和（緩和治療の限界）
No
g. 疼痛緩和（とりきれない痛み）
Q4
＜薬 剤＞
疼痛緩和
目的の処方
あり
Yes
Q6
＜薬 剤＞
コンプライアンス
良好
Yes
f. 疼痛緩和（薬物療法中）
No
e. 不適切な薬剤使用
No
Q5
＜治療方針＞
主治医に
相談済み
Yes
d. 治療緩和
（鎮痛剤処方なし）
No
c. 疼痛緩和
（受診・鎮痛剤処方なし）

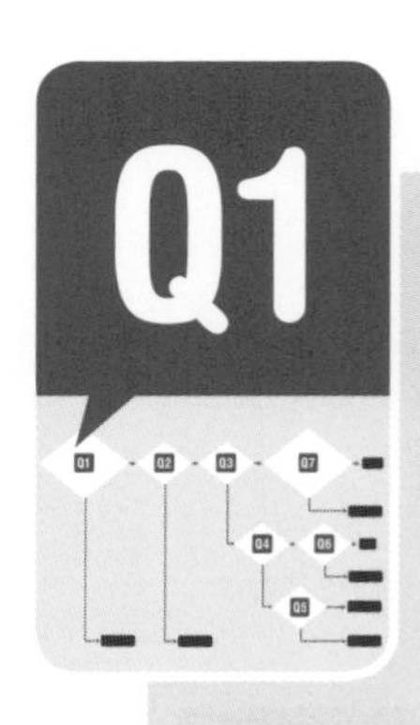

Q1 1週間以内に出現した痛みでなく，生理学的変化もないか？

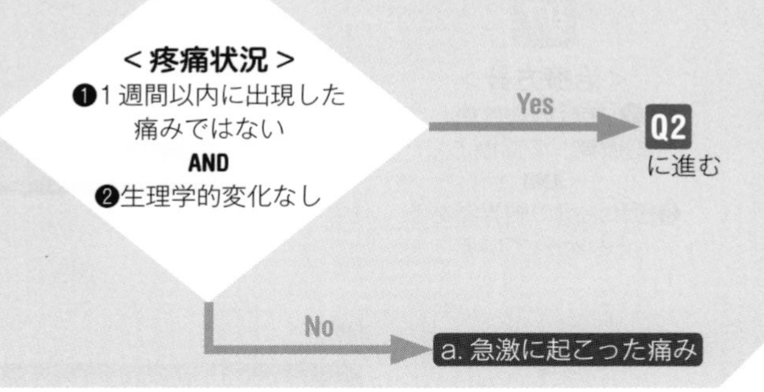

ゴール 急激に起こった痛みをチェックする！

慢性的な痛みか，急激に起こった痛みか，痛みの種類を見極めます。急激に起こった痛みは，身体の警告反応の場合が多いからです。

アセスメントテクニック

進め方 1週間以内に起こった痛みか確認する

ここでは，「急激な痛み」を「1 週間以内に起こった痛み」とします。また，新たな痛みの発生だけではなく，すでに痛みのあった部位において，これまでとは明らかに異なる急激な痛みが出現した場合も含まれます。

STEP❶ 痛みの有無を確認する

前回訪問時にはなかった痛みが発生している場合があります。痛みの有無を確認しましょう。

「いつもとは違う痛みはありませんか？」(新たな痛みの出現の有無を問う)

「痛みの具合はいかがですか？」(これまで痛みのあった部位において，痛みの変化・増強の具合を問う)

STEP❷ 本人に「1 週間以内に出現（増強）した痛み」なのか尋ねる

痛みがある場合，急激に起こった痛みなのか，患者さん本人に確認します。

「その痛みは，いつから始まりましたか？」

「痛みは，1週間以内に始まりましたか？」

STEP 3 痛みに関連した生理学的変化の有無を確認する

痛みに関連した生理学的変化がないか，平常時，あるいは痛みのないときと比較します。次のような点をチェックします。

・血圧の上昇　・脈拍数の増加　・呼吸数の増加
・瞳孔散大　・発汗

理由

1週間以内に出現（増強）した痛みではなく，生理学的変化もない場合は，Q2に進みます。1週間以内に出現（増強）した痛みであり，痛みに関連した生理学的変化を伴う場合には，急激に起こった痛みとして対処します。炎症が起こっている可能性を疑い，早急な受診につなげる必要があります。

CHECK BOX

□1週間以内に出現した痛みではないか
□生理学的変化はないか

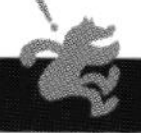

アクション

No 急激に起こった痛みと判断したら！

医師に報告して早急な受診につなげ，治療による痛みの消失と生命維持を図ります。また，痛みを軽減する看護ケアを行います。

医師への報告	その場で行う看護ケア	教育指導
生理学的変化の情報とアセスメント結果を医師に報告し，早急な受診につなげます。	①安楽な姿勢 ②マッサージ ③リラクセーション ④日常生活援助	①情報提供 ②自己管理方法指導 ③家族指導

Yes 1週間以内に出現（増強）した痛みではないと判断したら！

Q2に進んでください。

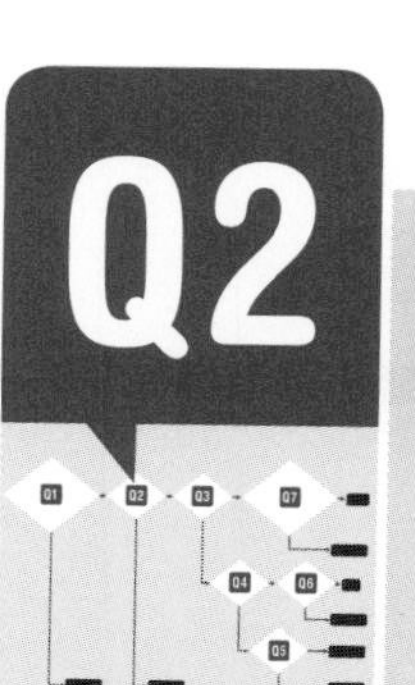

痛みの原因・成り行きに理解はあるか？

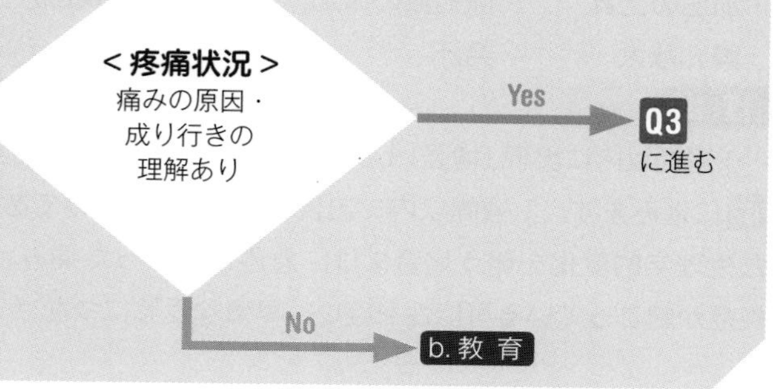

ゴール 患者さん・家族の理解度をチェックする！

患者さん自身が主体的な痛みの管理・対処を行うには，痛みの原因や成り行きについての本人・家族の理解が欠かせません。

アセスメントテクニック

進め方 患者さん・家族それぞれに痛みについて尋ねてみる

それぞれの理解度を測ります。なお，ここでいう成り行きとは，治療方法・効果・リスク・痛みのある生活などを指しています。

STEP 1 痛みの原因について尋ねる

患者さん・家族それぞれの理解度をみます。原因不明の慢性痛がある場合には，どのようなときに痛みが出現するかという視点で確認します。

「痛みの原因について，何か心当たりはありますか？」

「どのようなときに，痛みますか？」

STEP 2 痛みの治療方法・効果・リスクについて尋ねる

痛みの治療方法について，患者さん・家族それぞれの理解度をみます。医師とのインフォームドコンセントの理解度を確認する意味もあります。

「痛みをとる治療はありますか？」「痛みをとるのはどんな治療ですか？」

「痛みの治療で，どんな効果が得られますか？」

「痛みをとる治療の効果やリスクについて，医師から聞いていますか？」

STEP 3 痛みによる生活への影響について尋ねる

痛みをもちながら生活することについて，どのように受け止めているのか，患者さん，家族それぞれから聞き出します。

「痛みがあるために日常生活で困っていることがありますか？」

「痛みがなくなったら，何かやりたことがありますか？」

理由

痛みの原因や治療方法，痛みのある生活について，理解が乏しいと判断した場合には不足を補う教育が必要です。理解が不足しているということは，痛みをもちながら暮らすための教育（学習支援）の必要を意味しています。医師とのインフォームドコンセントを踏まえ，それを補う形でわかりやすく説明するなど，学習支援につなげましょう。

CHECK BOX

- □ 痛みの原因・成り行きについて，患者本人が理解しているか
- □ 痛みの原因・成り行きについて，家族が理解しているか

アクション

No 教育が必要と判断したら！

できる限り早く医師に報告するとともに，インフォームドコンセントを補う教育を行いましょう。

医師への報告	その場で行う看護ケア	教育指導
医師に報告し，主治医によるインフォームドコンセントのフォローを依頼します。	①安楽な姿勢 ②マッサージ ③リラクセーション ④日常生活援助	①情報提供 ②自己管理方法指導 ③家族指導

Yes 痛みの原因や成り行きの理解があると判断したら！

Q3に進んでください。

痛みへの対処方法があるか？

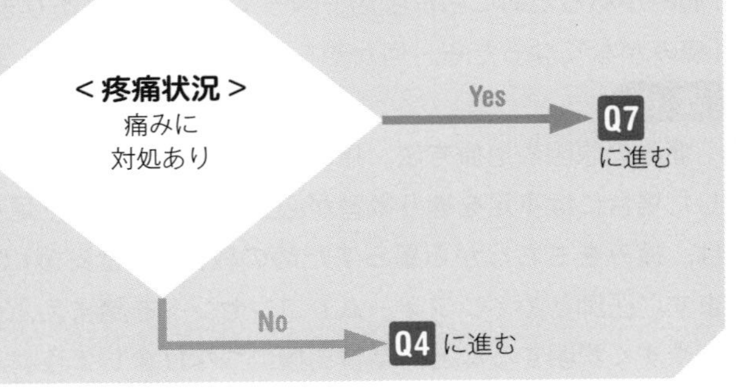

ゴール 痛みへの対処の有無をチェックする！

ここでは，慢性的な痛みがある場合に，薬物療法を含めて，痛みを緩和する何らかの対処を行っているかどうかを確認します。

アセスメントテクニック

進め方 痛みの対処の有無を尋ねてみる

痛みの対処にはさまざまな方法があります。

次の例を参考に，できるだけ具体例をあげて，実施の有無を聞き取りましょう。

〈例〉

・罨法
（温罨法・冷罨法）
・運動療法
・マッサージや整体など
・鍼灸治療
・物理療法
（経皮的電気神経刺激療法・牽引療法など）
・装具療法

（コルセット・サポーターなど）
・市販の鎮痛剤
（内服薬・湿布など）
・医療の受診
（かかりつけ医・ペインクリニック・心療内科・その他）
・薬物療法

理由

何も対処していない場合には，痛みへの対処が不十分であり，疼痛緩和の必要があるため，Q4に進みます。

「進め方」の例にあげたような対処方法のうち，一つでも行っている場合は，痛みの対処はしてもいまだ苦痛が残る状態と判断して，Q7に進みます。

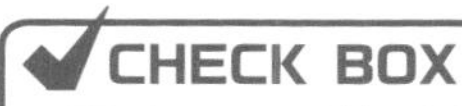

CHECK BOX
□痛みへの対処方法があるか

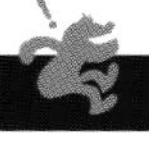

アクション

No 痛みへの対処方法がないと判断したら！

Q4に進んでください。

Yes 痛みへの対処方法があると判断したら！

Q7に進んでください。

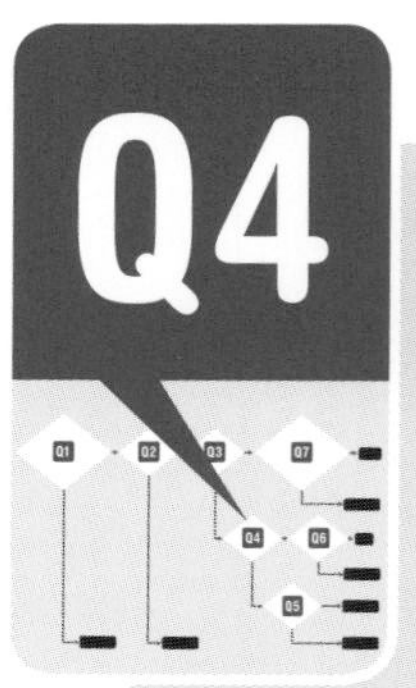

疼痛緩和目的の処方があるか？

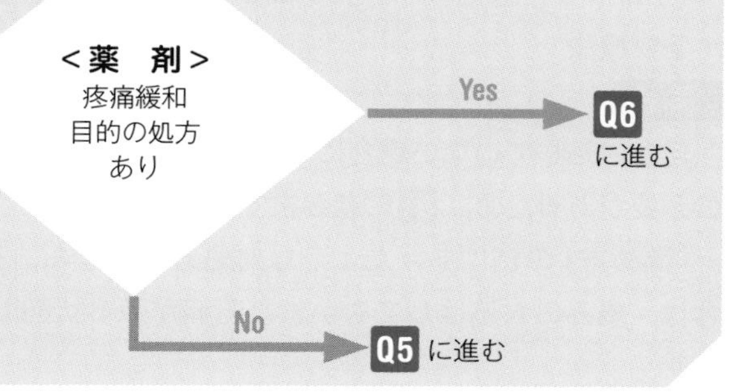

ゴール 疼痛緩和処方薬の有無をチェックする！

ここでは，慢性的な痛みがありながら何も対処をしていないケースにおいて，薬物療法の効果の可能性を探るのが目的です。

アセスメントテクニック

進め方 疼痛緩和処方薬の有無をチェックする

現在服用中の治療薬のなかに，疼痛緩和薬があるか確認します。

〈例〉

●非オピオイド系鎮痛剤

薬剤例：アセトアミノフェン
　　　　アスピリン
　　　　イブプロフェン
　　　　インドメタシン

●オピオイド系鎮痛剤

・弱オピオイド

薬剤例：コデイン

・強オピオイド

薬剤例：モルヒネ

●鎮痛補助剤
・抗けいれん薬
・抗うつ薬
・抗不整脈薬
・筋弛緩薬
・抗不安薬

理由

疼痛緩和目的の薬剤の処方がなく，痛みへの対処をしていない場合には，Q5に進みます

疼痛緩和目的の処方薬がある場合は，Q6に進みます。

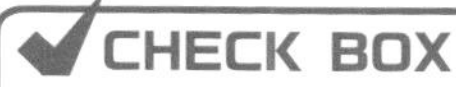

□ 疼痛緩和目的の処方があるか

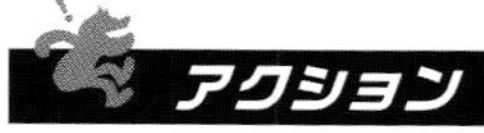

No 疼痛緩和目的の処方なしと判断したら！

Q5に進んでください。

Yes 疼痛緩和目的の処方ありと判断したら！

Q6に進んでください。

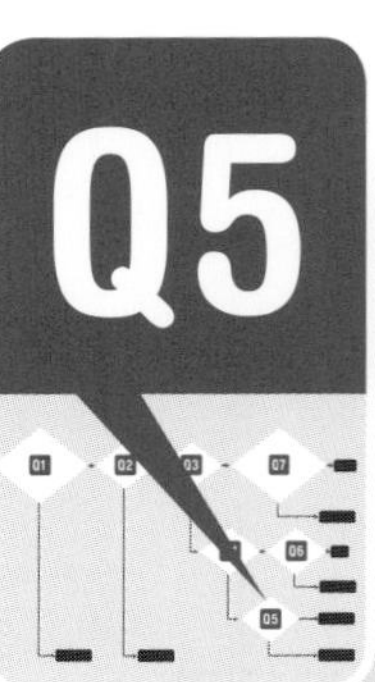

痛みについて主治医に相談済みか？

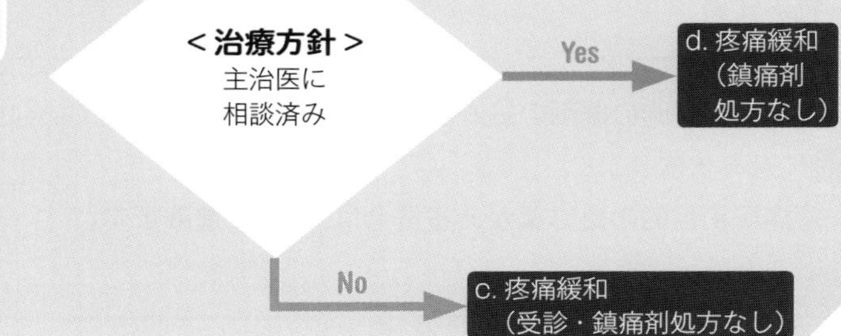

ゴール 受診・疼痛緩和につなげる！

痛みがあるにもかかわらず，疼痛緩和目的の処方がない場合に，医師に相談・受診しているのかを確認し，受診や疼痛緩和につなげます。

アセスメントテクニック

進め方 痛みについて主治医に相談しているか聞く

痛みについて，主治医に相談しているか聞き取り，確認します。

・この痛みについて，主治医に相談したことがありますか？

・この痛みのことで，受診したことはありますか？

理 由

主治医への相談・受診が確認できなかった場合には，疼痛緩和（受診・鎮痛剤処方なし）と判断します。

STEP 1 疼痛緩和（受診・鎮痛剤処方なし）

医師への相談・受診をしていない場合，主治医に報告し，薬物療法の適否を診断してもらう必要があります。

STEP 2 疼痛緩和（鎮痛剤処方なし）

医師に相談・受診をしていると確認できた場合，何らかの理由により鎮痛剤の処方をしていないと判断します。理由としては，薬物療法の適応でない場合，あるいは痛みの経過を観察している場合などが考えられます。

STEP 3 薬物療法以外の緩和ケアを提供

医師により薬物療法の適用ではないと診断された場合には，薬物療法以外の緩和ケアを提供します。また，生活のなかでの対処方法を指導し，痛みとの共存を目指します。

CHECK BOX

□痛みについて主治医に相談済みか

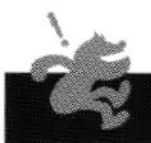

アクション

No 受診・鎮痛剤処方なしと判断したら！

できるだけ早く医師に報告し，薬物療法の適否など受診につなげます。また，痛みを軽減する看護ケアを行います。

医師への報告	その場で行う看護ケア	教育指導
早急な受診で，薬物療法の適否などの診断を求めます。	①安楽な姿勢 ②マッサージ ③リラクセーション ④日常生活援助	①情報提供 ②自己管理方法指導 ③家族指導

Yes 鎮痛剤処方なしと判断したら！

痛みをコントロールしながら，痛みと折り合いをつけた生活ができるように支援します。痛みの軽減のため，心理面も含めた看護ケアも行います。

その場で行う看護ケア	教育指導
①日常生活の工夫を一緒に考える ②安楽な姿勢 ③マッサージ ④リラクセーション ⑤日常生活援助 ⑥心理的ケア	①情報提供 ②自己管理方法指導 ③家族指導

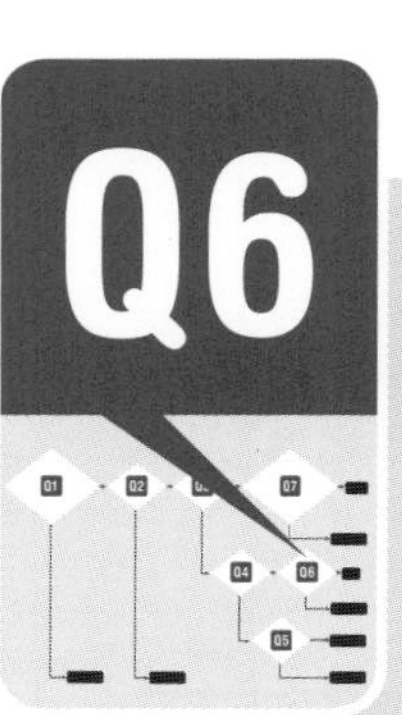

Q6 内服コンプライアンスは良好か？

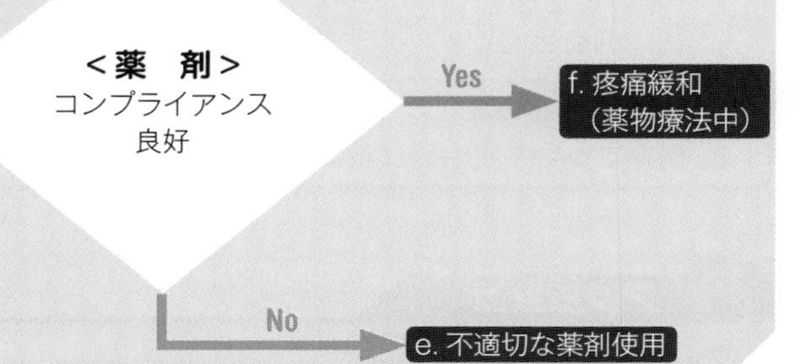

ゴール 内服状況から適切な支援を探る！

疼痛緩和薬が処方されていても痛みを抱えている場合には，内服コンプライアンスを確認し，状況に応じて支援します。

アセスメントテクニック

進め方 内服状況を把握する

痛みについて，次のような問いかけをして，主治医に相談しているか聞き取り，確認します。

STEP 1 本人や家族・介護者に聞く

本人や家族，介護者に，医師の指示通りに内服・使用しているか，尋ねます。

1）医師の指示通りに内服・使用しているか？

2）指示通りではない場合

・なぜか？（理由）

・どのように服薬しているのか？（実際の服薬状況）

STEP 2 残薬の内容や量を確認する

残薬の内容や量を実際に確認します。

理由

内服コンプライアンスの状況に応じて対策を検討するとともに，痛みを軽減する看護ケアを行います。

STEP 1 不適切な薬剤使用

内服コンプライアンスが不良な場合には，内服・使用を妨げる要因を精査し，次の例を参考に適切な対応策を検討します。

〈飲み忘れ対策〉

・カレンダー型の大きな薬入れに，薬を一日分ずつ入れておく。
・透明なチャック付き袋に1回分ずつ小分けして，食卓に薬を置いておく。
・カレンダーに薬を服用したことを記録する。

〈薬物治療を正しく理解する教育支援〉

・適切な効果を得るための薬の服用方法
・副作用への不安や誤解を解く

〈副作用への対応〉

・副作用の苦痛が原因で服用を避ける傾向がある場合には，医師に報告して改善を図ります。

STEP 2 疼痛緩和（薬物療法中）

内服コンプライアンスが良好で，それでも痛みが存在する場合は，次のような原因が想定できます。医師に報告し，薬物治療の再検討について相談しましょう。

・薬剤そのものが合っていない
・量が不十分で緩和効果が得られない
・薬物療法に抵抗する痛み

また，痛みの悪化や慢性化を誘発する生活習慣になっていないか，見直してみましょう。

CHECK BOX

□ 内服コンプライアンスは良好か

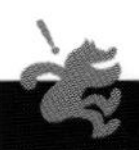

アクション

No 不適切な薬剤使用と判断したら！

正しく服薬できるように支援し，心理面も含めた痛みを軽減する看護ケアを行います。

その場で行う看護ケア	教育指導
①服薬の方法を一緒に考える ②安楽な姿勢 ③マッサージ ④リラクセーション ⑤日常生活援助 ⑥心理的ケア	①情報提供 ②自己管理方法指導 ③家族指導

Yes 薬物療法中と判断したら！

適正な薬物療法と生活習慣で，痛みと折り合いをつけた生活ができるように支援します。また，痛みを軽減するために，心理面も含めた看護ケアを行います。

その場で行う看護ケア	教育指導
①日常生活の工夫を一緒に考える ②安楽な姿勢 ③マッサージ ④リラクセーション ⑤日常生活援助 ⑥心理的ケア	①情報提供 ②自己管理方法指導 ③家族指導

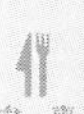

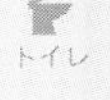

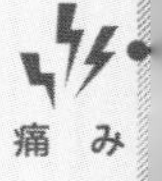

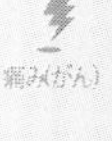

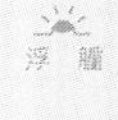

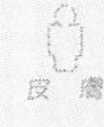

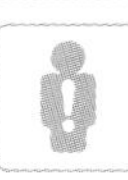

言葉の独り歩きにご用心

訪問看護にとって記録は欠かせないものですが，毎回まとめるこの記録には，大きな落とし穴があるのでご用心。

例えば，「○○（＋）」というように，プラスやマイナスで表現をしている記録をよく見かけます。
では，「頭髪（－）」と書かれていたら，どういう状態を思い浮かべますか？

とある訪問看護ステーションでこのような質問をしたら，「つるつる頭ってことでしょう!?」と，皆さん，大爆笑。
ところが後日，違うステーションで同じ質問をすると，「頭髪に異常は見られないということですね」と返ってきました。

おわかりでしょうか？
二つ目のステーションは，看取りを多くする事業所で，「頭髪」→「化学療法」→「(－)」＝異常なし→「よかった！」と，瞬間的に脳内変換されていたのです。
これは極端な例ですが，言葉を短縮しすぎると，伝えたい意図が誤って伝わる危険性があるということです。
また，空欄の項目を見たときも，「異常がないから空欄」という共通ルールは存在しません。空欄は，「観察しなかった」「観察はしたが書き忘れた」という解釈も可能なのです。

記録とは，他者に，情報を正しくシェアできるように残すもの。
「伝える」は，ただの手段。「伝わる」がゴールです！

皆さんの大切な看護がしっかりと伝わるように，言葉が独り歩きしてしまう可能性があることも意識して，記録は書いてください。

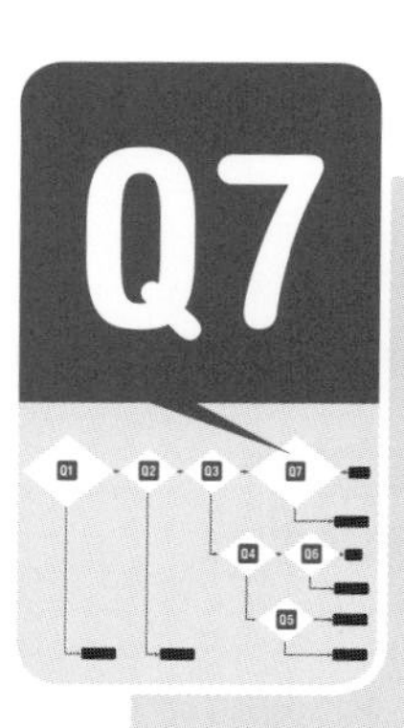

Q7 「神経因性疼痛」「幻肢痛」の診断があり，緩和治療の限界といわれているか？

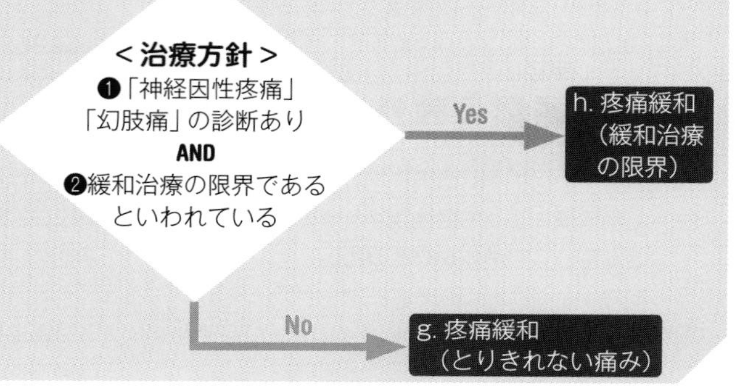

ゴール とりきれない痛みなのか確認する！

患者さん自身も痛みの原因と成り行きを理解し，薬物療法を含めた痛みへの対処があるにもかかわらず，痛みが消えない場合，痛みの種類を確認する必要があります。ここでは，緩和治療の限界，つまり「これ以上とりきれない痛み」なのか，緩和の可能性がある「まだ治療でとれきれていない痛み」なのかを明らかにし，それぞれ適切に対応します。

アセスメントテクニック

進め方 とりきれない痛みなのか確認する

痛みについて，本人や家族，介護者に確認します。

STEP❶ これ以上とりきれない痛みなのか確認する

これ以上とりきれない痛みとは，切断して失った部位が痛む幻肢痛や，帯状疱疹などの後遺症の神経因性疼痛といった難治性の痛みです。

抱えている現在の痛みについて，医師から，神経因性疼痛，あるいは幻肢痛の診断を受けているか，確認します。

STEP❷ 治療の限界といわれているか確認する

次の2項目を確認します。

①医師から，緩和治療の限界（治療方法がない）といわれているか？

族への教育支援にも不可欠です。痛みの原因，鎮痛剤の目的，作用機序，薬剤名，使用方法，副作用など，しっかりと理解しておきましょう。

■「非がん性の痛み」との違い

痛みは主観的なもので，疼痛緩和のコントロールが効果的かどうかも，患者さん本人にしか評価できません。だからこそ，患者さん自身が主体的に痛みの管理や対処行動に取り組むことが大切です。痛みの振り回されるのではなく，自分自身で痛みをコントロールしているのだという感覚をもつことが，痛みの閾値を上昇させ（痛みを感じにくくする），生活の維持や質の向上につながる可能性が大きいからです。

この点は，「非がん性の痛みの緩和」と共通しています。しかし，がん性の痛みの場合，患者さんが終末期を迎えたときには主体的な管理や対処という行動が難しくなります。そのためにも，患者さんの緩和目標や意思をサポートチームが理解し，共有する必要があります。

緩和目標・意思に誤解があれば，教育支援により正しく理解するよう促す必要があります。正しく理解したうえでの緩和目標・意思は，最期までその人らしく生きるための支援としても，尊重されるべきでしょう。

■看護の視点で重要なこと

完全にとることのできない痛みがあること，そして痛みのコントロールは患者さん自身が主体的に行うことを念頭に置きましょう。

そのうえで，痛みが日常生活にどんな影響を及ぼしているのか，どうすれば自立できるのか，どのような援助があれば痛みを増強させることなく日常生活を営めるのか，患者さんとともに考えることから，支援が始まります。

「痛みのない生活をしたい（がん性疼痛）」のフローチャート

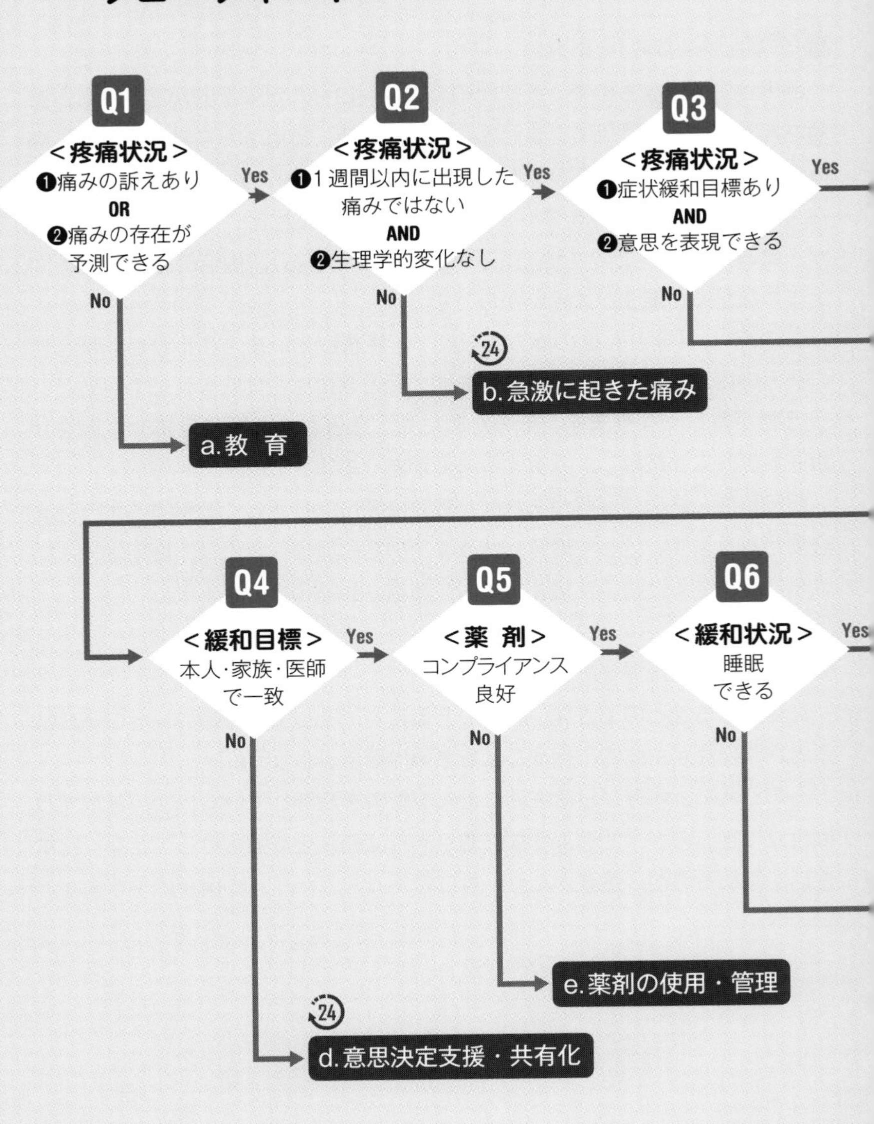

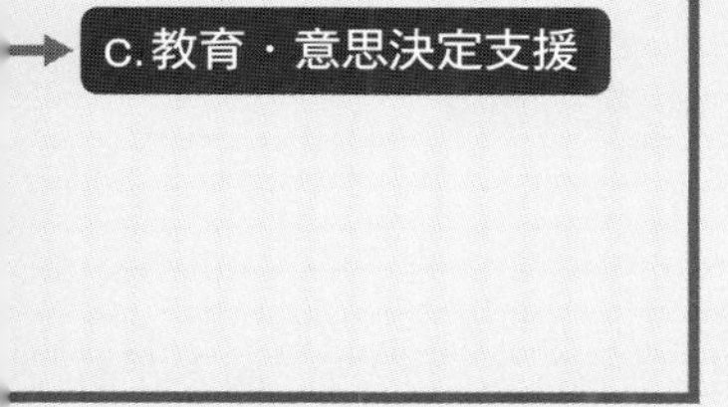
c. 教育・意思決定支援

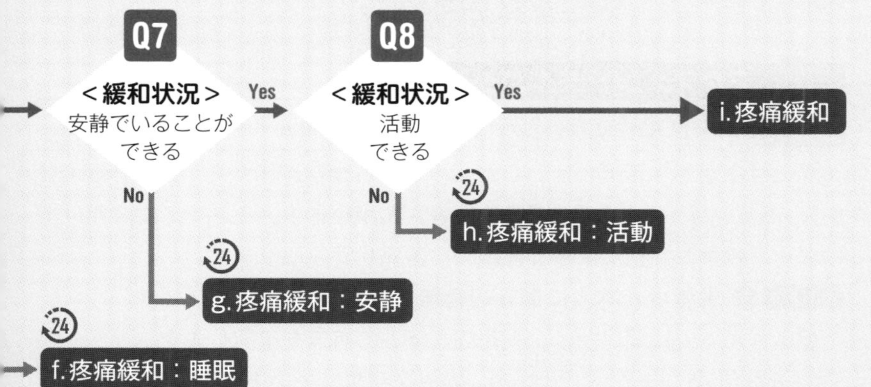
Q7
＜緩和状況＞
安静でいることが
できる
Yes
No
Q8
＜緩和状況＞
活動
できる
Yes
No
i. 疼痛緩和
24
h. 疼痛緩和：活動
24
g. 疼痛緩和：安静
24
f. 疼痛緩和：睡眠

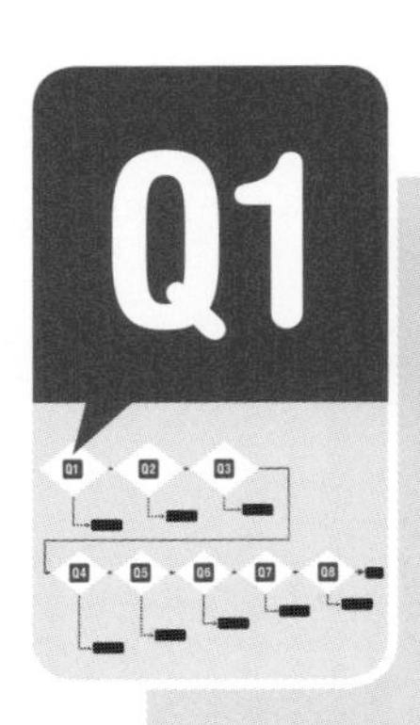

痛みの訴えがあるか？　または痛みの存在が予測できるか？

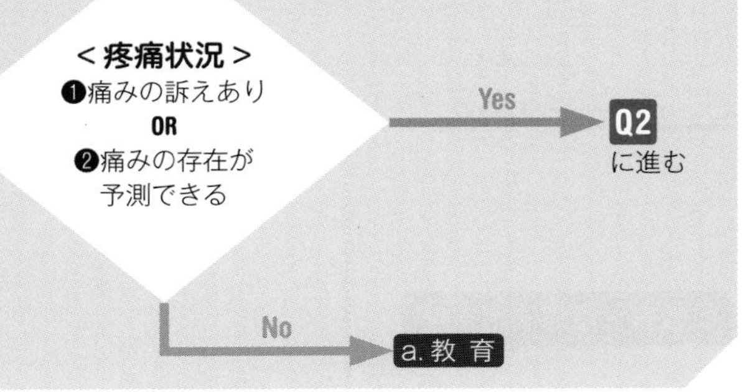

ゴール 患者さんの苦痛を読み取る！

まずは，がんによる痛みに限定することなく，「現在，痛みがあるか？」を明らかにすることから始めます。

アセスメントテクニック

進め方 患者さんの痛みやつらい気持ちを読み取る

痛みは主観的な苦痛です。しかし，さまざまな理由から「痛みを訴えない」，あるいは「痛みを我慢する」患者さんがいます。そこで，問診だけではなく，観察と洞察によって客観的に苦痛を読み取ります。

STEP❶ 患者さん本人に痛みの有無を尋ねる

患者さん本人に問いかけ，主観的な痛みの有無を確認します。

「今，痛みがありますか？」「今，痛みを我慢していませんか？」

「今，何か，つらい症状はありませんか？」

STEP❷ 予測される苦痛の存在を読み取る

患者さんの訴えの有無にかかわらず，痛みの存在が予測できるときがあります。次のような点を観察し，苦痛を読み取ります。

- 病気の進行具合
- 表情
- 行動
- 生活パターンの変化

理由

痛みの存在を予測・確認できた場合，あるいは苦痛を読み取れた場合には，Q2に進みます。痛みの訴えがない場合や痛みの存在を予測できない場合には，今後予測される痛みに備え，学習支援（教育）を行います。

STEP 1 患者さんから痛みの訴えがある場合

苦痛があると患者さんから確認できた場合には，Q2に進みます。

STEP 2 痛みがあると推測できる場合

訴えがなくても観察から苦痛を読み取れた場合には，Q2に進みます。

STEP 3 痛みがない場合

現時点で主観的にも客観的にも痛みがない判断しても，介入ゼロにはなりません。今後，出現が予測される痛みに備えて，教育を行います。

・痛みの理解
・痛みの表出
・主体的な緩和療法（薬物・非薬物）への取り組み

CHECK BOX
□ 痛みの訴えがあるか　□ 痛みの存在が予測できるか

アクション

No 教育が必要と判断したら！

医師と検討し，痛みの経過を予測します。患者さんと家族に対しては，痛みに備えた学習支援（教育）を行います。

その場で行う看護ケア	教育指導
①痛みの理解 ②痛みの表出 ③主体的な薬物（非薬物）療法への取り組み	①情報提供 ②自己管理方法指導 ③家族指導

Yes 痛みがあり得ると判断したら！

Q2に進んでください。

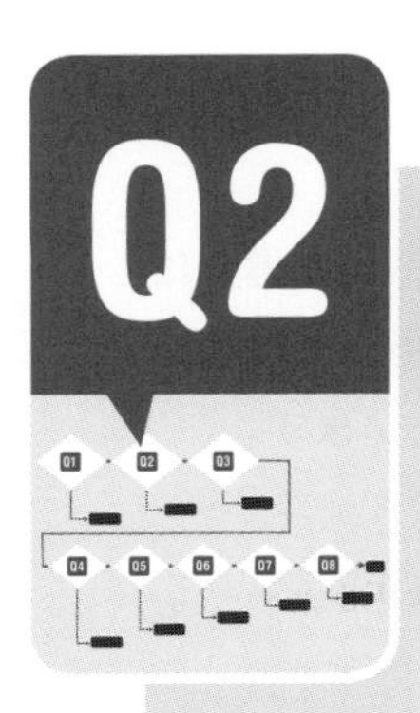

1週間以内に出現した痛みでなく，生理学的変化もないか？

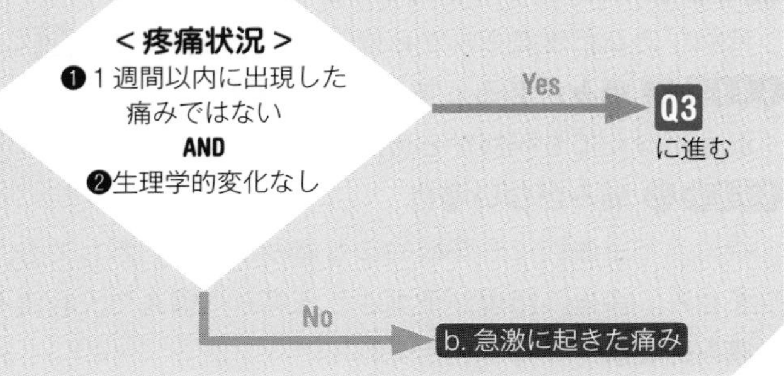

ゴール 急激に出現した痛みなのかを精査する！

患者さんが訴えている痛みが，急激に起こった痛みかを精査します。ここでは「急激な痛み」を「1週間以内に起こった痛み」とします。

アセスメントテクニック

進め方 痛みの出現時期と生理学的変化の有無を確認する

STEP❶ 痛みの出現時期を尋ねる

患者さん本人に，1週間以内に出現した痛みかどうかを確認します。

「その痛みはいつから始まりましたか？」

「痛みは，1週間以内に始まりましたか？」

STEP❷ 痛みに関連した生理学的変化の有無を確認する

痛みに関連した生理学的変化がないか，確認します。

・血圧の上昇　・脈拍数の増加　・呼吸数の増加

・瞳孔散大　・発汗

理由

1週間以内に出現した痛みではなく，生理学的変化もない場合は Q3 に進みます。1週間以内に出現した痛みであり，痛みに関連した生理学的変化を伴う場合には，「急激に起きた痛み」として対処します。

STEP 1 急激に出現した痛み場合

急激に出現した痛みは，大きく「非がん性の痛み」と「がん性の痛み」に分けられます。

〈非がん性の痛みの場合〉

ぎっくり腰や感染による痛みなど，がんに由来しない痛みの場合は，「非がん性疼痛」（p242〜263）と同様に，治療すればとりきれる痛みであれば治療を優先します。しかし，がん患者さんの場合，病状や予後を考慮して，痛みの原因となっている病態や疾病の根本治療を行わない（実施できない）こともあり得ます。治療をするかどうか，看護師がコーディネーター役を担い，患者さん・家族，医師と十分話し合います。

〈がん性の痛みの場合〉

速やかに医師に報告し，痛みの原因や種類，緩和方法を検討します。

STEP 2 急激に出現した痛みではない場合

抱えている痛みが急激に出現したものではない場合は Q3 に進みます。

CHECK BOX

□ 1週間以内に出現した痛みではないか　□ 生理学的変化はないか

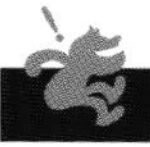

アクション

No 急激に起きた痛みと判断したら！

医師に報告して，早急な受診につなげます。

医師への報告	その場で行う看護ケア	教育指導
アセスメント結果を医師に報告します。また，痛みを軽減する看護ケアを行います。	①安楽な姿勢 ②マッサージ ③リラクセーション ④日常生活援助	①情報提供 ②自己管理方法指導 ③家族指導

Yes 急激に出現した痛みではないと判断したら！

Q3 に進んでください。

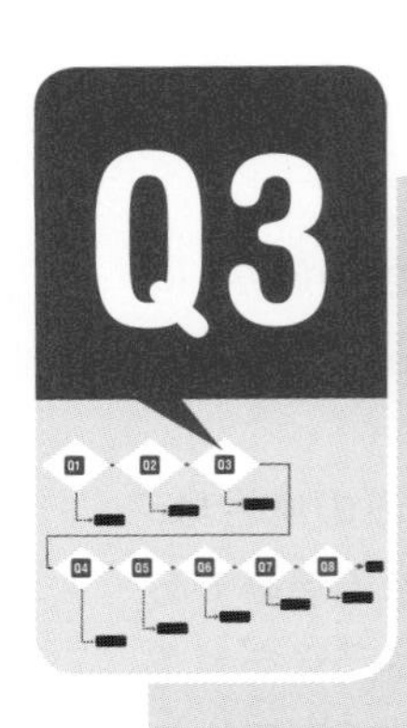

症状緩和の目標があり，意思の表現もできるか？

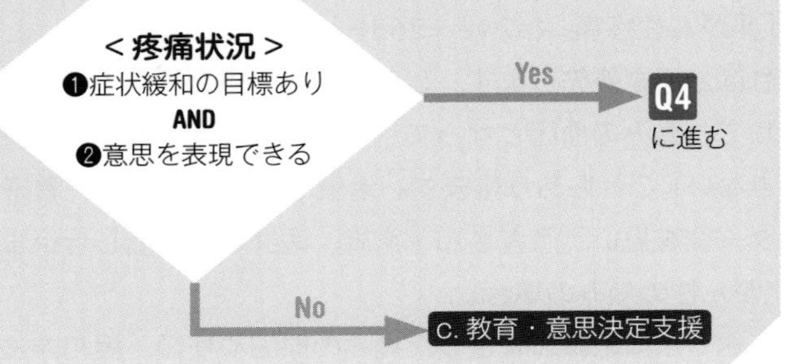

ゴール 疼痛緩和に取り組む状況を精査する！

症状緩和目標の有無と，症状緩和について自分の意思を表現できているかどうかを確認します。

アセスメントテクニック

進め方 疼痛緩和に取り組む状況を確認する

痛みがあってもその人らしい生活を送るには，患者さん自身が症状緩和の目標を定めるとともに意思表示をするなど，主体的に痛みのコントロールに取り組むことが不可欠です。ここでは，そうした患者さんの疼痛緩和に取り組む状況を精査します。

STEP❶ 症状緩和の目標を尋ねる

苦痛を抱えた患者さんの心情に配慮しながら聞き取りします。

・「今，一番つらいのはどういうときですか？」
・「痛みがあって夜中に目が覚めてしまうということですね。朝までぐっすり眠れるくらいお薬を使ってみましょうか？」
・「お散歩ができるくらい，薬で痛みを抑えてみるのはいかがでしょうか？」

STEP❷ 意思表現の可否をチェックする

苦痛の緩和についての自分の考えを表出できているか，観察します。

理 由

症状緩和の目標（p279，表1参照）がなく，また意思を表現できない場合には No と判断し，教育・意思決定支援を行います。症状緩和の目標があり，かつ意思を伝えられるなら，Q4 に進みます。

STEP 1 疼痛緩和への目標や意思がない場合

疾患や症状についての知識や情報，理解度が不足していたり，どのように暮らしたいか（生きたいか）という意欲や主体性に欠けていたりすると，主体的なコントロールは困難です。目標を設定したり，意思を表現したりできるように，教育と意思決定の両面から支援します。

STEP 2 疼痛緩和への目標や意思が表現できない場合

患者さんのなかには，意思の表出ができない身体的な状態である，もしくは自分の意思を表出してはいけないと思い込んでいる人もいます。意思を表現できるように支援し，その後，改めて意思を確認しましょう。

STEP 3 疼痛緩和への目標があり，その意思が確認できる場合

Q4 に進み，緩和目標についてさらにアセスメントを続けます。

CHECK BOX

□ 症状緩和の目標はあるか　　□ 意思を表現できるか

アクション

No 教育・意思決定の支援が必要と判断したら！

痛みの理解・表出，また，主体的に痛みをコントロールできるように支援します。

その場で行う看護ケア	教育指導
①意思決定プロセスへの援助	①情報提供 ②自己管理方法指導 ③家族指導

Yes 主体性ありと判断したら！

Q4 に進んでください。

Q4 本人・家族・医師で緩和目標が一致しているか？

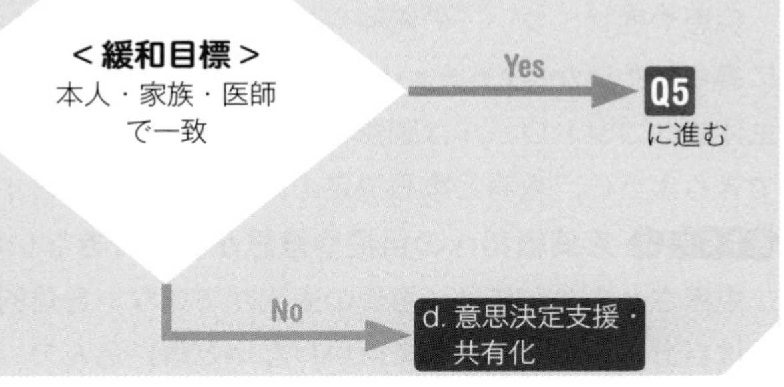

ゴール 患者さんと周囲の目標が一致しているかを確認する！

適切な緩和の治療・ケアが提供できるように，患者さんの緩和目標が家族や医師と一致しているか確認します。

アセスメントテクニック

進め方 患者さんと周囲の目標が一致しているかを確認する

患者さんの症状緩和についての目標や意思を，家族や介護者，医師など，多職種連携のサポートチームがそれぞれの立場で，どのように受け止めているのか，次のような視点から，確認していきます。

〈例〉

・痛みの内容やつらさが，家族や介護者，医師に伝わっているか？
・患者さんがもつ緩和の目標や意思が，関係者に理解されているか？
・患者さんが望む緩和レベルと，医師の緩和指示は一致しているか？
・医師の指示はWHOの3段階除痛ラダーに沿っているか？
・医師のレスキュードーズ指示は適切か？

理 由

患者さんとサポートチームに緩和目標の不一致があると，痛みのマネジメントにおける大きな障害となります。

STEP❶ 不一致が見られる場合

患者さんとサポートチームの目標が一致するように，看護師がコーディネーター役として，意思決定支援・共有化を図ります。なお，緩和目標は病状の変化に応じて見直される必要があり，その際にも，関係者間での目標一致を基本とします。

STEP❷ コーディネーターとして期待される看護師

医療と生活の両面を熟知している看護師だからこそ，関係者の意見を調整し，一つにまとめ上げるコーディネーター的役割が求められます。患者さんを中心としたサポートチーム全体で，疼痛緩和目標を含めた療養目標・在宅ケアの方向性を共有することが重要です。

STEP❸ 一致している場合

Q5に進み，緩和目標についてさらにアセスメントを続けます。

CHECK BOX

□本人・家族・意思で緩和目標が一致しているか

アクション

No 意思決定支援・共有化を図る必要があると判断したら！

患者さんの意思決定を支援し，疼痛緩和目標の一致を目指します。出発点として，早急に医師にインフォームドコンセントを依頼します。

その場で行う看護ケア	教育指導
①インフォームドコンセント内容を，本人やサポートチームが共通理解できるよう，カンファレンスの開催を調整 ②共通理解が得られないときは，管理者がコーディネートを図る ③情報提供・説明を繰り返しても納得が得られない場合には，セカンドオピニオンを提案する	①情報提供

Yes 緩和目標が一致していると判断したら！

Q5に進んでください。

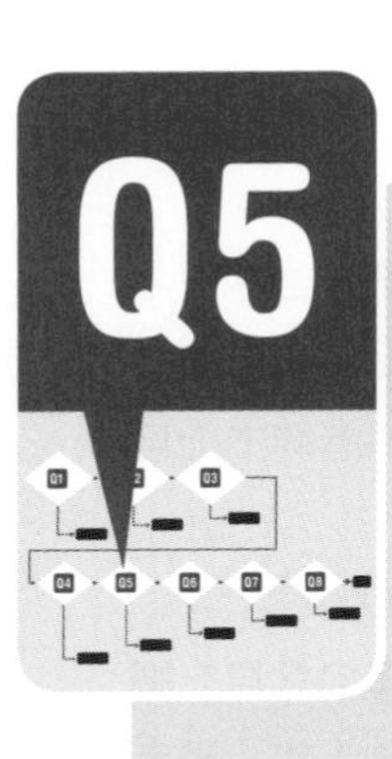

Q5 内服コンプライアンスは良好か？

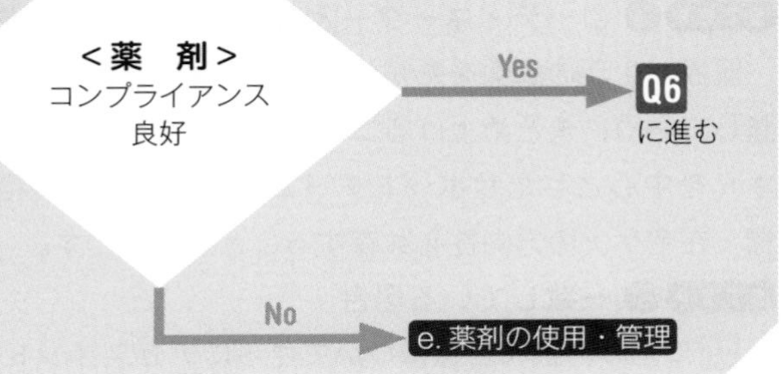

薬剤使用のコンプライアンスを確認する！
痛みの原因を薬剤使用のコンプライアンス状況から精査します。

アセスメントテクニック

進め方 薬剤使用のコンプライアンス状況を確認する

薬剤使用のコンプライアンス状況から，痛みの原因を精査します。

STEP 1 内服・薬剤使用の状況について尋ねる

本人や家族，介護者に，医師の指示通りに内服・使用しているか尋ねます。

1）医師の指示通りに内服・使用しているか？

2）指示通りではない場合

- なぜか？（理由）
- どのように服薬しているのか？（実際の服薬状況）
- 麻薬についての誤解はないか？
- 副作用症状はないか？

STEP 2 残薬の内容や量を確認する

残薬の内容や量を実際に確認します。

理　由

コンプライアンス不良の場合には，薬剤の正しい服用（使用）ができるように支援します。コンプライアンス良好の場合には，Q6に進みます。

STEP❶ コンプライアンス不良の場合

服薬を妨げる要因を精査し，次の例を参考に適切な対応策を検討します。

〈飲み忘れ対策〉

・カレンダー型の大きな薬入れに，薬を一日分ずつ入れておく。

・透明なチャック付き袋に1回分ずつ小分けして，食卓に薬を置いておく。

・カレンダーに薬を服用したことを記録する。

〈薬物治療を正しく理解する教育支援〉

・適切な効果を得るための薬の服用方法　　・麻薬への不安や誤解を解く

・副作用への不安や誤解を解く

〈副作用への対応〉

・副作用の苦痛が原因である場合には，医師に報告して，改善を図ります。

STEP❷ コンプライアンス良好の場合

主治医の指示通りに内服・使用していても「緩和されない痛み」を意味します。Q6に進み，さらにアセスメントを続けます。

CHECK BOX

□ 内服コンプライアンスは良好か

アクション

No 薬剤の使用・管理を支援する必要があったら！

適正な薬物の使用・管理によって，痛みを緩和できるように支援します。

その場で行う看護ケア	教育指導
①薬剤管理	①情報提供 ②自己管理方法指導 ③家族指導

Yes コンプライアンス良好と判断したら！

Q6に進んでください。

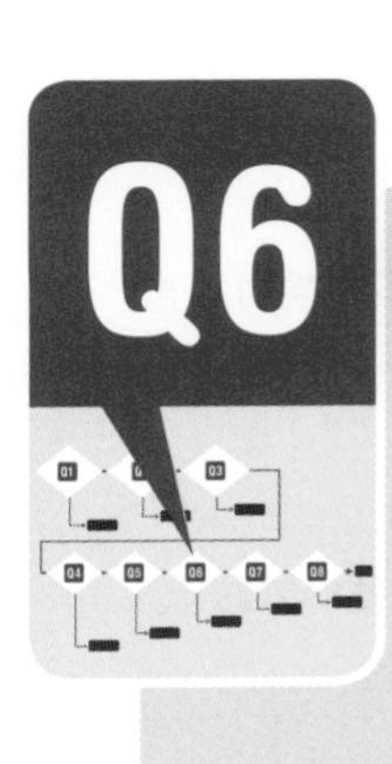

Q6 睡眠できるか？

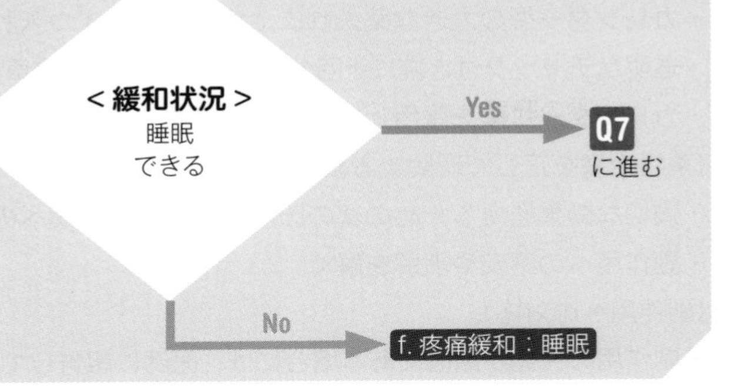

ゴール 睡眠から緩和状況を評価する！

痛みに妨げられず，夜間の睡眠が確保できるかという視点で痛みの緩和状況を評価し，適切な緩和改善につなげます。

アセスメントテクニック

進め方 夜間の睡眠状況を確認する

がん性疼痛緩和の第一目標は，「痛みに妨げられない夜間の睡眠」です(表1)。本人や家族，介護者に，痛みで夜間の眠りが妨げられていないか尋ねます。

〈例〉

・痛みでなかなか寝つけないことはありませんか？

・寝ていても痛みのために目が覚めることはありませんか？

・痛みがあり，熟睡できなかったと思うことはありますか？

理 由

一つでも夜間の睡眠が妨げられている状況があれば No と判断して対応します。問題がなければ，Q7 に進みます。

STEP 1 痛みで夜間の睡眠が妨げられている場合

今ある痛みの緩和状況では，がん性疼痛緩和の第一目標「痛みに妨げら

表1　がん疼痛治療の目標

第一目標	痛みに妨げられない夜間の睡眠
第二目標	安静時の痛みの消失
第三目標	体動時の痛みの消失

（日本緩和医療学会緩和医療ガイドライン委員会編：がん疼痛の薬物療法に関するガイドライン，2014年版，37，金原出版，2014．より）

れない夜間の睡眠」を達成できていないことを意味しています。早急に主治医に報告し，緩和の改善を図ります。

STEP 2 痛みで夜間の睡眠が妨げられていない場合

Q7に進み，さらにアセスメントを続けます。

CHECK BOX

□ 睡眠できるか

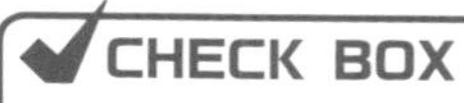

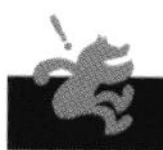

アクション

No 疼痛緩和（睡眠）の改善を図る必要があったら！

早急に主治医に報告し，疼痛緩和（睡眠）の改善を図ります。また，痛みによる支障を減らして生活ができるように，自己効力感の向上など，心理面も含めた痛みを軽減する看護ケアを行います。

医師への報告	その場で行う看護ケア	教育指導
患者さんの疼痛状況に加え，下記の項目についてのアセスメント結果を伝えます。 ①薬の選択は適切か ②薬の量は適切か	①日常生活の工夫を一緒に考える ②安楽な姿勢 ③マッサージ ④リラクセーション ⑤日常生活援助 ⑥心理的ケア	①情報提供 ②自己管理方法指導 ③家族指導

Yes 痛みで夜間の睡眠が妨げられていないと判断したら！

Q7に進んでください。

Q7 安静でいることができるか？

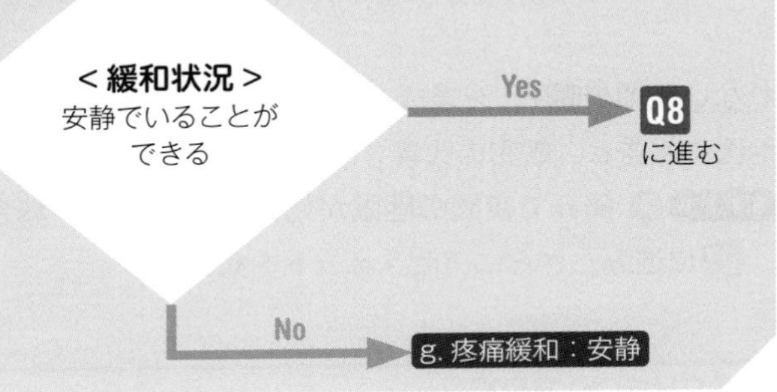

ゴール 痛みがなく安静に過ごせるかを確認する！

日中の起きている時間に，痛みがなく安静が確保できるかという視点で，痛みの緩和状況を評価し，適切な緩和改善につなげます。

アセスメントテクニック

進め方 安静の視点で緩和状況を確認する

がん性疼痛緩和の第二目標は「安静時の痛みの消失」です（p279，表1参照）。今ある痛みの緩和状況がこの目標を達成できているかを確認します。

本人や家族，介護者に，痛みによって日中の起きている時間の安静が妨げられていないか尋ねます。

〈例〉

- 一日中，ずっと痛くてたまらないということはありますか？
- 薬が切れると，痛みを強く感じますか？
- 痛みのせいで，日常の生活に困ることはありますか？

理 由

一つでも安静が妨げられている状況があればNoと判断して対応します。安静における緩和状況に問題がなければ，Q8に進みます。

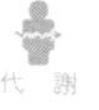

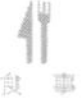

STEP 1 痛みで安静が維持できていない場合

今ある痛みの緩和状況では，がん性疼痛緩和の第二目標「安静時の痛みの消失」を達成できていないことを意味しています。

定期的な鎮痛剤，またはレスキュードーズ（頓用鎮痛剤）が不十分な可能性があるため，早急に主治医に報告し，安静が確保できるように緩和の改善を図ります。

STEP 2 安静が維持できている場合

Q8に進み，さらにアセスメントを続けます。

CHECK BOX

□ 安静でいることができるか

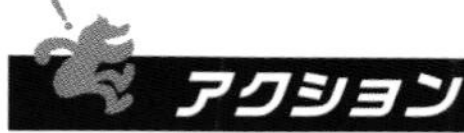

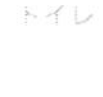

アクション

No 疼痛緩和（安静）の改善を図る必要があったら！

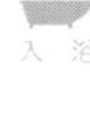

早急に主治医に報告し，疼痛緩和（安静）の改善を図ります。また，痛みによる支障を減らして生活ができるように，自己効力感の向上など，心理面も含めた痛みを軽減する看護ケアを行います。

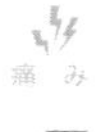

医師への報告	その場で行う看護ケア	教育指導
患者さんの疼痛状況に加え，下記の項目についてのアセスメント結果を伝えます。 ①薬の選択は適切か ②薬の量は適切か	①日常生活の工夫を一緒に考える ②安楽な姿勢 ③マッサージ ④リラクセーション ⑤日常生活援助 ⑥心理的ケア	①情報提供 ②自己管理方法指導 ③家族指導

Yes 痛みで安静が妨げられていないと判断したら！

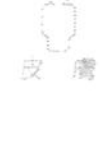
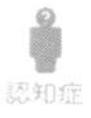

Q8に進んでください。

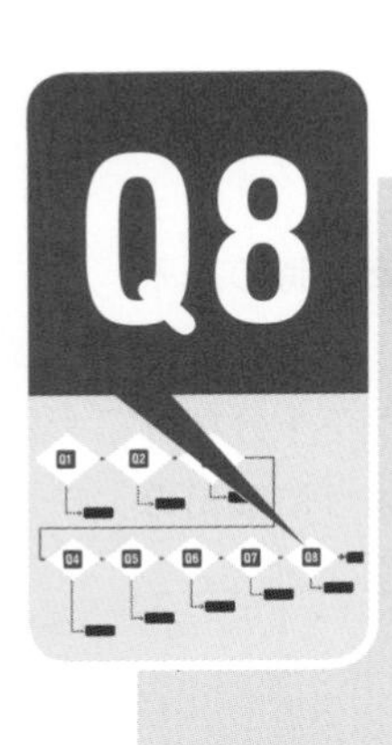

活動できるか？

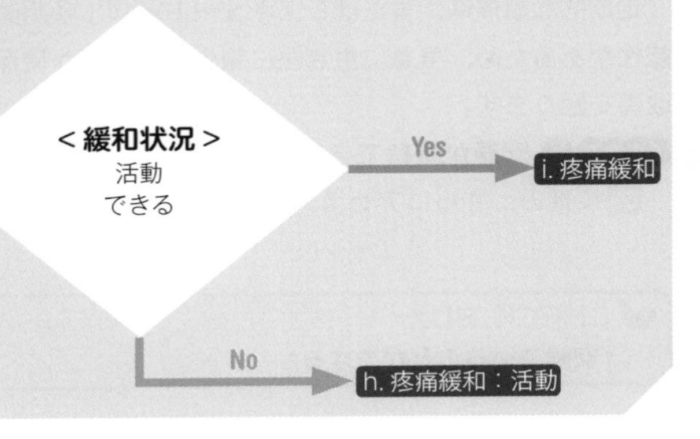

ゴール 痛みがなく活動できるかを確認する！

動いても痛みが強くならないかという視点で，緩和の状況を評価します。

アセスメントテクニック

進め方 活動の視点で緩和状況を確認する

がん性疼痛緩和の第三目標は「体動時の痛みの消失」です（p279，表1参照）。今ある痛みの緩和状況が，この目標を達成できているかを確認します。本人や家族，介護者に，痛みで活動が妨げられていないか尋ねます。

・起き上がったり身体を動かしたりすると，痛みが強くなりますか？
・痛みのせいで日常生活に支障が出ていることはありますか？
・痛いので，だんだん動きたくないと思うときはありますか？

理 由

一つでも痛みで活動が妨げられている状況があれば No と判断します。

STEP 1 痛みで活動できていない場合

早急に主治医に報告し，体動時の痛みが消失するように図ります。

STEP 2 活動できている場合

疼痛緩和の第三目標は達成できていると判断できます。鎮痛効果の継続と痛みに妨げられない日常生活の維持を目標に，さらに疼痛緩和を続けます。

病状の変化に応じて緩和内容にも変更が生じる可能性もあります。アセスメントを繰り返し，適切な疼痛緩和が行えるように努めましょう。

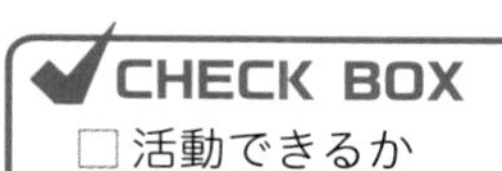

□活動できるか

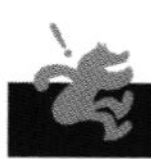

アクション

No 疼痛緩和（活動）の改善を図る必要があったら！

早急に主治医に報告し，疼痛緩和（活動）の改善を図ります。また，痛みによる活動の支障を減らして生活ができるように，自己効力感の向上など，心理面も含めた痛みを軽減する看護ケアを行います。

医師への報告	その場で行う看護ケア	教育指導
患者さんの疼痛状況に加え，下記の項目についてのアセスメント結果を伝えます。 ①薬の選択は適切か ②薬の量は適切か	①日常生活の工夫を一緒に考える ②安楽な姿勢 ③マッサージ ④リラクセーション ⑤日常生活援助 ⑥心理的ケア	①情報提供 ②自己管理方法指導 ③家族指導

Yes 疼痛緩和を継続すると判断したら！

現時点での疼痛緩和の目標は達成されています。痛みの閾値を上昇させる緩和因子を増加させるように，さらに疼痛緩和を継続します。

その場で行う看護ケア	教育指導
①日常生活の工夫を一緒に考える ②安楽な姿勢 ③マッサージ ④リラクセーション ⑤日常生活援助 ⑥心理的ケア	①情報提供 ②自己管理方法指導 ③家族指導

3

サブアセスメント

1 「浮腫」のアセスメント

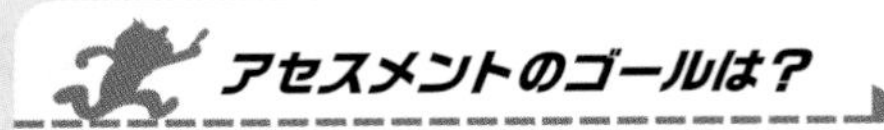

身体所見と治療状態から，浮腫の原因を推測すると同時に，緊急性を判断して適切な看護を提供します。

■浮腫(むくみ)とは

浮腫（むくみ）は，水分（細胞外液）が血管やリンパ管の外にしみ出し，皮下組織（間質）に貯留し，身体の表面が膨らんで見える状態です。

私たちの身体には水分を調節するしくみが備わっていて，体液の量や組成が一定に保たれるようになっています。浮腫は，このしくみのどこかに障害が起こっているということです。

■浸透圧と浮腫

体内の水分は，細胞内液と細胞外液に分けられます。さらに細胞外液は，血液と間質液（細胞と細胞の間にある水分）に分けられます。この間質液が異常に増加した状態が，浮腫なのです。そして，このメカニズムを理解するために知っておきたいのが，浸透圧です。

水を通す膜（細胞膜）をはさんで濃度の違う液体を置くと，水だけが濃度の薄いほうから濃いほうへ移動します。これは，膜をはさんで濃度を一定にしようとする浸透圧の働きによるものです。

実は浮腫が起こるメカニズムもこれと同じです。例えば，血管内のタンパク質などの濃度が低下すると，相対的に血管の外側にある間質液のタンパク質濃度が高くなります。すると，浸透圧の働きで，水分がタンパク質の濃度の薄い血管内から濃いほうの血管外へと移動。その結果，間質液が増加して浮腫が現れるというわけです。

■浮腫の種類

浮腫は出現範囲により，全身性浮腫と局所性浮腫に大別され，それぞれ原因によってさらに下記のように分けられます。

①全身性浮腫

心性浮腫・肝性浮腫・腎性浮腫・栄養性浮腫・内分泌性浮腫・妊娠性浮腫・薬剤性浮腫・突発性浮腫（原因不明）など。

これらは内科治療が優先され，治療のコンプライアンス状況によっては急激に悪化するリスクが高いことに留意します。

②局所性浮腫

静脈性浮腫・リンパ性浮腫・炎症性浮腫・血管神経性浮腫など。これらは静脈やリンパ管の通過障害，あるいは炎症などによる毛細血管の透過亢進により生じます。

■浮腫のアセスメント

最初に全身性か局所性か見分けるところからスタートし，浮腫のある部位の状態や症状に着目して原因を絞り込むと同時に，緊急性の判断を進めていきます。

「浮腫」のフローチャート

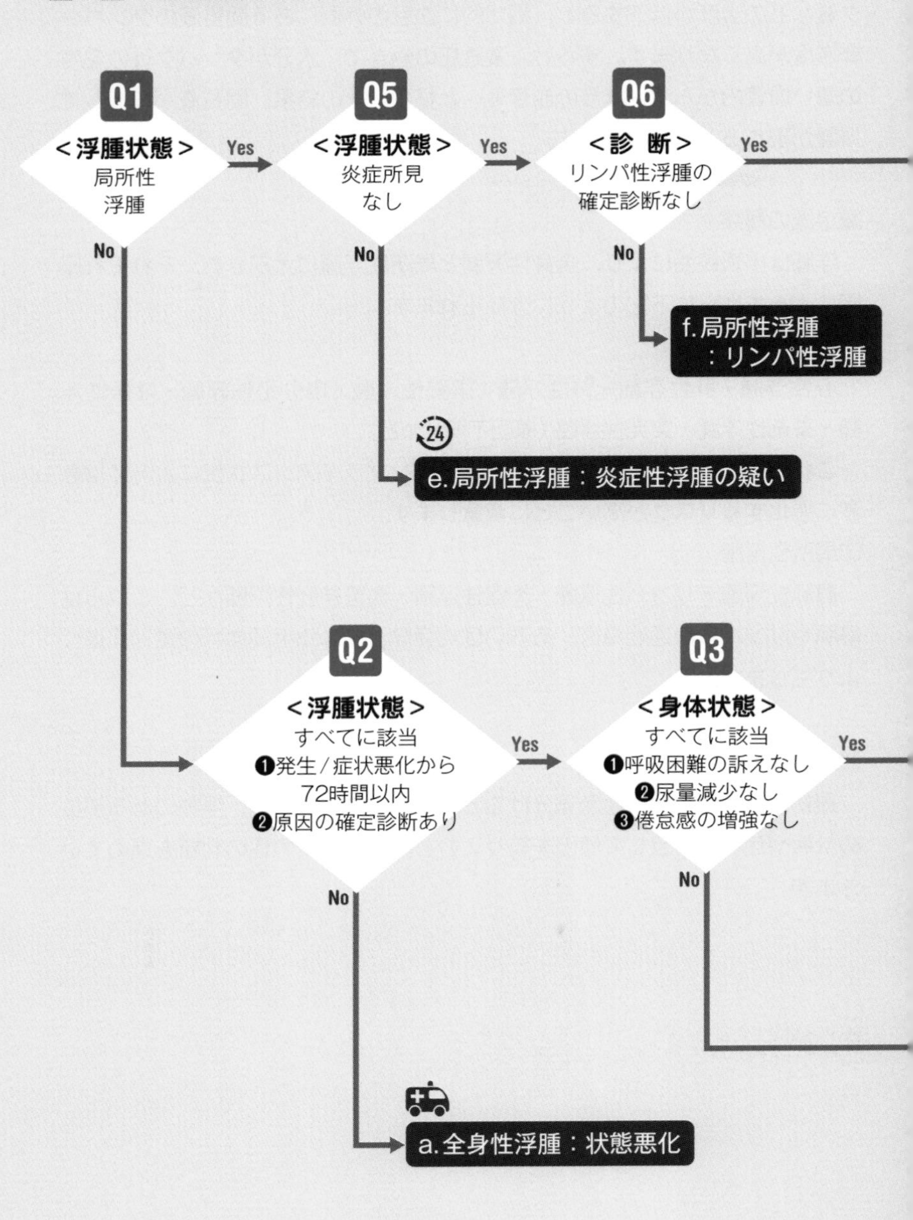
Q1
<浮腫状態>
局所性
浮腫
Yes
No
Q5
<浮腫状態>
炎症所見
なし
Yes
No
Q6
<診 断>
リンパ性浮腫の
確定診断なし
Yes
No
f. 局所性浮腫
：リンパ性浮腫
24
e. 局所性浮腫：炎症性浮腫の疑い
Q2
<浮腫状態>
すべてに該当
❶発生/症状悪化から
72時間以内
❷原因の確定診断あり
Yes
No
Q3
<身体状態>
すべてに該当
❶呼吸困難の訴えなし
❷尿量減少なし
❸倦怠感の増強なし
Yes
No
a. 全身性浮腫：状態悪化

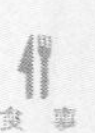

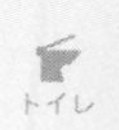

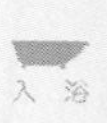

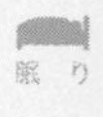

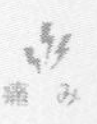

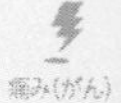

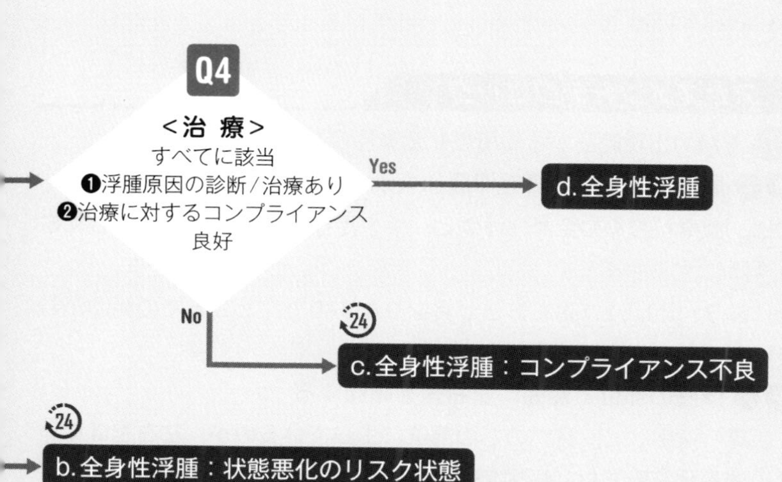

24
b.全身性浮腫：状態悪化のリスク状態

浮腫
皮膚
認知症

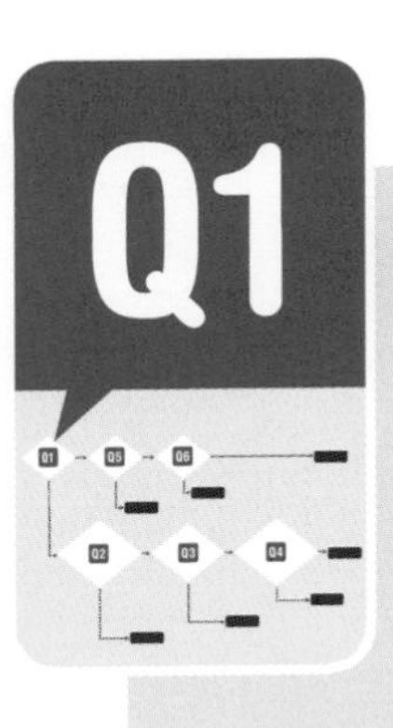

Q1 局所性浮腫があるか？

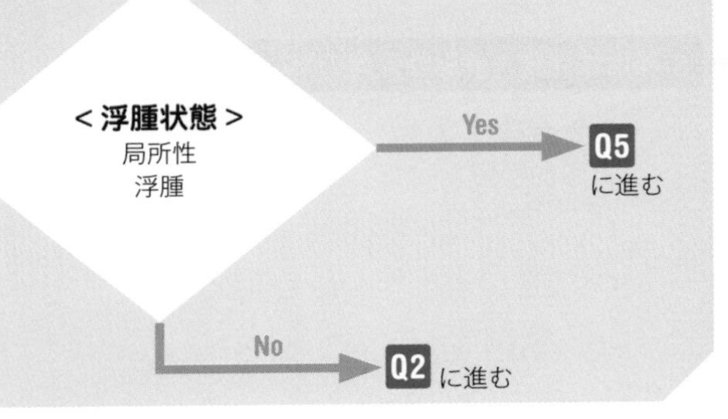

ゴール 局所性浮腫と全身性浮腫の判別をする！

浮腫をアセスメントするにあたっては，最初に局所性浮腫と全身性浮腫の判別を行います。

アセスメントテクニック

進め方 浮腫の出現範囲から局所性か全身性かを判断

STEP 1 局所性浮腫と全身性浮腫に大別される

浮腫は，全身がむくむ全身性浮腫と，手や足など身体の一部分がむくむ局所性浮腫に大別されます。

これにより，原因及び対処方法が異なりますので，どこまでの範囲がむくんでいるのかをまずは確認します。

STEP 2 浮腫の部位と範囲，左右差を確認する

顔，手足，背中など，身体のどの部位に生じているのか，左右差はないかなど，注意深く観察して症状を把握します。

常に背中側が下になっている寝たきり状態の場合は，背中や仙骨部に浮腫が生じていないかを確認します。

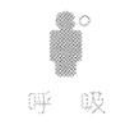
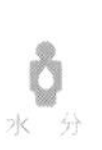

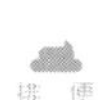

理由

全身をよく見て浮腫の出現範囲を確認し，以下を参考に鑑別します。局所性浮腫であれば Q5 に進み，全身性浮腫であれば Q2 に進みます。

STEP 1 局所性浮腫

局所性浮腫は，限局した部位に左右非対象に出現します。つまり，片側に出現します。

STEP 2 全身性浮腫

全身性浮腫は，両側に出現することが多く見られます。

ただし，全身性浮腫でも，重力の関係から，臥位では顔に，座位や立位では下肢に，臥床している場合は後頭部や背部，仙骨部に強く浮腫が出現するので，局所性浮腫と間違えないよう，鑑別には注意を払いましょう。

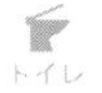

CHECK BOX

□ 局所性浮腫があるか

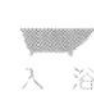

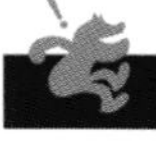

アクション

No 全身性浮腫であったら！

Q2 に進んでください。

Yes 局所性浮腫であったら！

Q5 に進んでください。

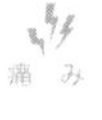

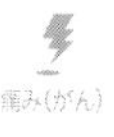

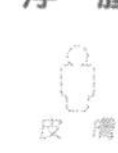

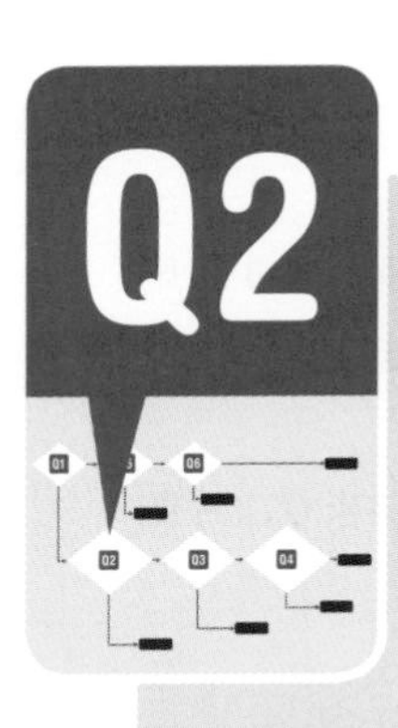

Q2 全身性浮腫の緊急性を確認する2項目の状態は？

<浮腫状態>
すべてに該当
❶発生/症状悪化から72時間以内
❷原因の確定診断あり

Yes → Q3に進む

No → a. 全身性浮腫：状態悪化

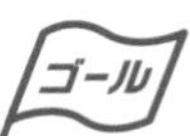

全身性浮腫の緊急性を判断する！
ここでは全身性浮腫について，緊急性の有無を判断します。

アセスメントテクニック

進め方 発生時期や経過，原因疾患について確認する

STEP 1 発生や経過を尋ねる

浮腫の発生や経過について尋ねます。ここでのポイントは，72時間（3日）以上経過しているかどうかにあります。「むくみが現れたのは（ひどくなったのは），3日より前ですか？」などと確認していきます。

STEP 2 想定できる原因疾患について確認する

浮腫の原因と考えられる疾患（表1）について，これまでに確定診断を受けているか，さらに，治療方針が定まっているのかを尋ねます。

表1　全身性浮腫から想定できる原因疾患と特徴

特に下肢にむくみがある場合	心性浮腫（心不全など）
特に顔や瞼にむくみがある場合	腎性浮腫（急性腎炎，ネフローゼ症候群，腎不全など）
その他	肝性浮腫（肝硬変など），甲状腺機能低下症，低栄養など

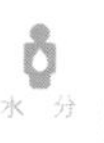

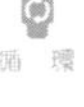

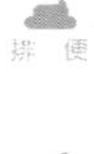

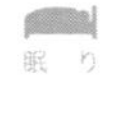
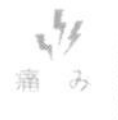
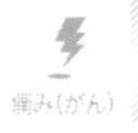

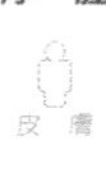

理由

STEP❶ 72時間（3日）以上経過している場合

発生，あるいは悪化してから72時間（3日）以上経過している場合，原因疾患の重症化の可能性があるので「全身性浮腫の状態悪化」と判断します。

STEP❷ 原因疾患の確定診断がない場合

原因疾患の確定診断がない場合，心不全や腎不全など重篤なケースを想定して「全身性浮腫の状態悪化」と判断し，早急な受診につなげます。

STEP❸ 72時間（3日）以内で，原因疾患が確定できる場合

発生，あるいは悪化してから72時間（3日）以内で原因疾患が確定できる場合には，Q3に進んで，さらに随伴症状などを確認します。

CHECK BOX

- □ 発生/症状悪化から72時間以内か
- □ 原因の確定診断があるか

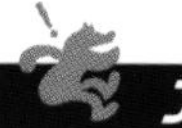

アクション

No 全身性浮腫の状態悪化があると判断したら！

医師に報告し，早急な医療の受診につなげます。

医師への報告	その場で行う看護ケア
報告の際は意識レベルの確認結果（JCS：3-3-9度）も伝え，指示を仰ぎます。	①救急要請をする ②応急処置をする

Yes 全身性浮腫の状態悪化がみられなかったら！

Q3に進んでください。

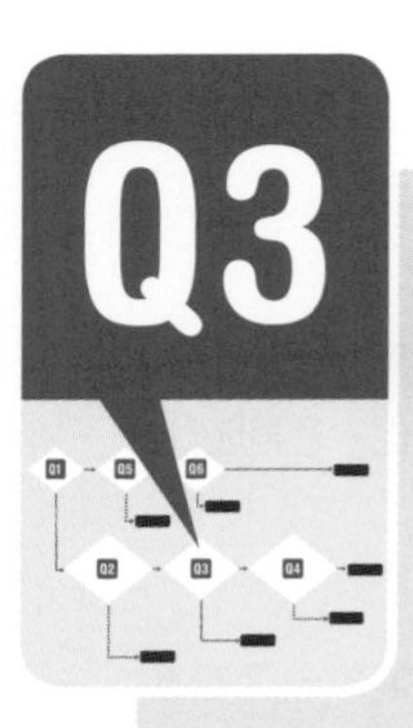

Q3 全身性浮腫のリスク状態を確認する３項目の状態は？

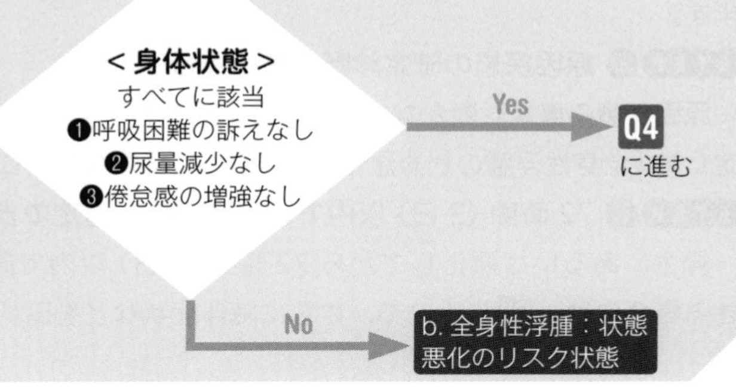

ゴール 随伴症状から全身性浮腫のリスク状態を判断する！

浮腫の原因疾患として心不全や腎不全を想定し，随伴症状を確認することで，全身性浮腫のリスク状態であるかどうかを判断します。

アセスメントテクニック

進め方 心不全と腎不全を想定しながら状態を見極める

全身性浮腫をもたらす原因疾患のうち，特に生命危機に直結しやすいのが心不全と腎不全です。これらを想定しながら，患者さんの状態が悪化していないかどうかを評価します。具体的には次の３項目を見ていきます。

STEP❶ 呼吸困難

息苦しさを訴える患者さんの自覚症状があるかどうかを確認します。また，安静時の息切れの有無も観察します。

STEP❷ 尿量の減少

トイレの回数やそのときの尿量，オムツ交換の回数などについて，患者さん本人や家族，介護者から聞き取り，そこから通常よりも尿量が減少していないかを推測・判断します（高齢者の尿量，p46 参照）。

STEP❸ 倦怠感の増強

「だるい」「しんどい」など，患者さんの自覚症状から倦怠感が増強していないかを推測・判断します。また，家族，介護者からの聞き取りおよび看護師の観察により，平常時に比べて動作が緩慢になっていないかどうかなど，倦怠感の増強にかかわる情報を読み取ります。

理由

以下の随伴症状は，原因疾患の重症化の徴候と考えられます。

STEP 1 呼吸困難

浮腫がある場合，肺水腫を引き起こし，呼吸困難を生じます。

STEP 2 尿量の減少

腎機能の低下が進行すると，体外に尿として水分が排出されないため，浮腫だけではなく尿量も減少します。

STEP 3 倦怠感

心不全になると，血液が身体に十分に流れなくなり，身体各部が働くために必要な酸素が行きわたりません。その結果として，倦怠感を生じます。

CHECK BOX

- □呼吸困難の訴えがないか
- □尿量の減少がないか
- □倦怠感の増強がないか

アクション

No 全身性浮腫による状態悪化のリスク状態にあると判断したら！

医師に報告し，早急な医療の受診につなげるとともに，患者さんに対しては治療指針に応じた生活習慣の改善を促します。

医師への報告	その場で行う看護ケア	教育指導
報告の際は，以下の項目についての確認結果も伝え，指示を仰ぎます。 ①意識レベル（JCS：3-3-9度） ②頸静脈怒張の有無	①安楽な体位 ②安静と休養 ③環境整備	①情報提供 ②自己管理方法指導 ③家族指導

Yes 3項目すべてに該当したら！

Q4に進んでください。

全身性浮腫へのコンプライアンスを判断する２項目の状態は？

<治　療>
すべてに該当
❶浮腫原因の診断/治療あり
❷治療に対するコンプライアンス良好

Yes → d. 全身性浮腫

No → c. 全身性浮腫：コンプライアンス不良

ゴール 全身性浮腫のコンプライアンスを判断する！

浮腫の原因疾患について，確定診断がついて治療を受けているのか，その治療に対するコンプライアンスが良好かどうかを見極めます。

コンプライアンスとは，服薬などの治療を，患者さんが適切に実践していることを示します。医師の指示通りに実践できていれば「コンプライアンス良好」とし，患者さんが自己判断による治療中断や指示通りに服薬していない場合などは，「コンプライアンス不良」と評価します。

アセスメントテクニック

進め方 診断，治療歴，コンプライアンスをチェックする

STEP❶ 診断や治療歴の確認

浮腫の原因疾患について，診断や治療歴があるか確認します。例えば，「むくみの原因について，医師から説明を受けていますか？」「むくみの治療をしたことがありますか？」「心臓や腎臓，肝臓の治療をしたことがありますか？」などと聞いていきます。

STEP❷ コンプライアンスの確認

医師の指示通りに治療を継続しているかを確認します。患者さん本人に尋ねるだけではなく，残薬の内容や量なども確認します。

理由

STEP❶ チェック項目のすべてに該当する場合

全身性浮腫の治療方針に応じた生活習慣が維持できるように支援します。

STEP❷ いずれか一つでも該当しない場合

全身性浮腫のコンプライアンス不良と評価し，治療方針に応じた生活習慣の改善に向けて問題解決を図ります。

プラスα コンプライアンス不良の患者さんに対する看護

診断がついていても，治療を受けていない，あるいは自己判断で中断してしまう事例は少なくありません。治療方針に応じた生活習慣の改善を図るには，原因を探り，それに応じた適切な介入が必要となります。病気や治療への理解，服薬管理能力，薬に対する考え方など，患者さんの療養にかかわるさまざまな視点から見極めましょう。

CHECK BOX

- □ 浮腫原因の診断/治療
- □ 治療に対するコンプライアンス良好か

アクション

No 全身性浮腫へのコンプライアンス不良があると判断したら！

医師に報告するとともに，患者さんが治療方針に応じた生活習慣に改善を図れるように支援します。

その場で行う看護ケア	教育指導
①環境調整 ②ケアマネジャーへ調整依頼	①情報提供 ②自己管理方法指導 ③家族指導

Yes 全身性浮腫と判断したら！

治療方針に応じた生活習慣が維持できるように支援します。

その場で行う看護ケア	教育指導
①生活支援	①情報提供 ②自己管理方法指導 ③家族指導

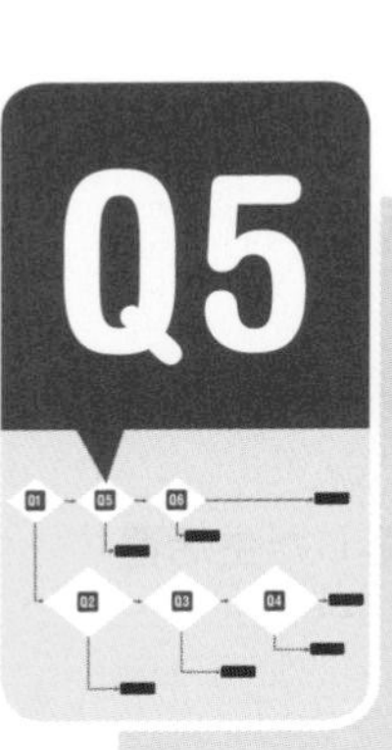

Q5 局所性浮腫に炎症所見はないか？

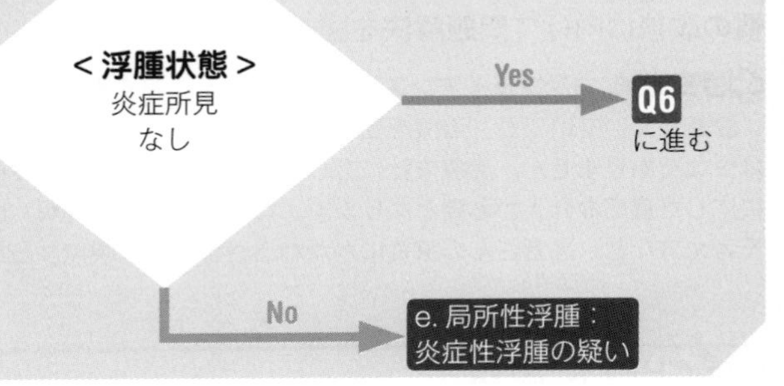

ゴール 局所性浮腫の炎症所見の有無と緊急性を確認する！

局所性浮腫の場合，保温やマッサージが浮腫を軽減させる代表的ケアとなります。

しかし，局所性の炎症性浮腫（接触性皮膚炎・蜂窩織炎）があるときには，こうしたケアは禁忌です。

そのため，ケアを行う前に，局所性浮腫に炎症所見（発赤・腫脹・熱感・疼痛）があるかないかを確認します。

炎症所見があれば，それに対する治療が必要なので，早急な医療の必要性や緊急性も判断します。

アセスメントテクニック

進め方 炎症所見の有無を確認する

浮腫のある部位について，炎症所見（発赤・腫脹・熱感・疼痛）の有無を確認します。

理 由

STEP 1 炎症所見がない場合

発赤・腫脹・熱感・疼痛という四つの炎症所見が一つも見られない場合には，Q6 に進みます。

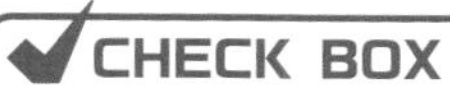

一つでも該当する場合

「局所性の炎症性浮腫の疑いがある」として，早急な医療の受診につなげます。

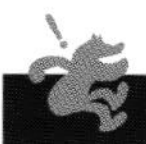
CHECK BOX
□ 局所性浮腫に炎症所見はないか

アクション

No 局所性の炎症性浮腫の疑いがあると判断したら！

炎症性浮腫の疑いがあると判断したら，医師に報告して早急な医療の受診につなげます。また，患者さんが治療方針に応じた生活習慣に改善を図れるように支援します。

医師への報告	その場で行う看護ケア	教育指導
炎症所見を報告し，指示を仰ぎます。	①指示に基づく処置 ②清潔の援助 ③環境調整	①情報提供 ②自己管理方法指導 ③家族指導

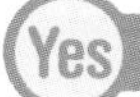

局所性の炎症性浮腫の疑いがなかったら！

Q6に進んでください。

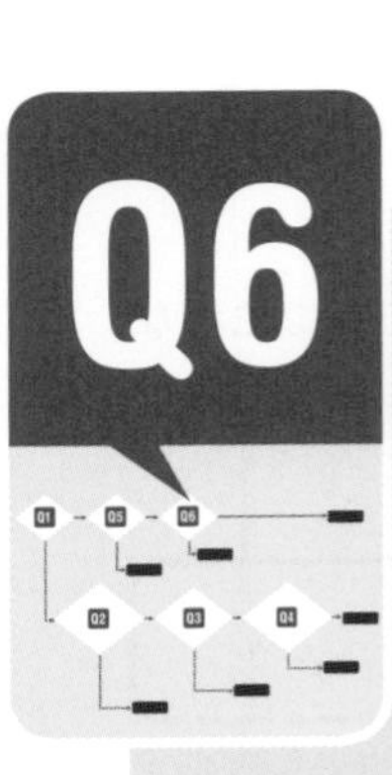

Q6 リンパ性浮腫の確定診断はないか？

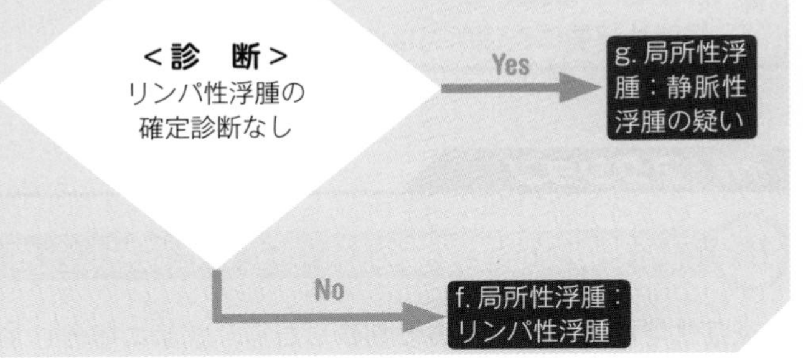

ゴール　リンパ性浮腫と静脈性浮腫を判別する！

リンパ性浮腫の確定診断の有無を手がかりに，リンパ性浮腫と静脈性浮腫を判別し，それぞれに適した看護を行います。がんのリンパ節転移やリンパ節郭清術後に出現するリンパ性浮腫は，静脈性浮腫よりも確定診断を受けている例が多いことから，判別の手がかりとしています。

アセスメントテクニック

進め方 リンパ性浮腫の確定診断の有無を聞き取る

患者さんや家族，介護者に，リンパ性浮腫の確定診断の有無を尋ねます。

理由

STEP 1 リンパ性浮腫の確定診断がない場合

「静脈性浮腫の疑いがある」として適切なケアにつなげます。

STEP 2 リンパ性浮腫の確定診断がある場合

「リンパ性浮腫がある」として，医師との情報交換を密にしながらケアを行います。

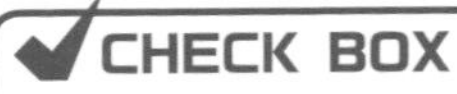

CHECK BOX

□ リンパ性浮腫の確定診断はないか

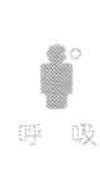

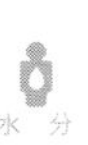

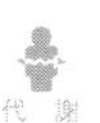

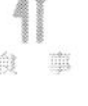

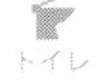

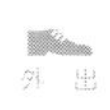

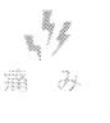

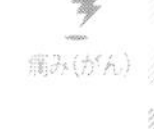

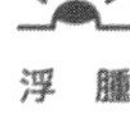

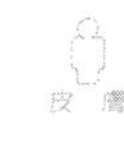

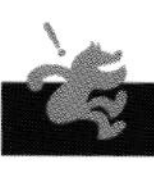

アクション

No 局所性のリンパ性浮腫があると判断したら！

リンパ性浮腫はリンパ節郭清範囲の大きい乳がんや子宮がんの患者さんに多く見られます。そのため，ボディイメージの変容を許容できるように，患者さんの精神面への配慮や支援も不可欠です。

その場で行う看護ケア	教育指導
①心理的ケア	①情報提供
②環境調整	②自己管理方法指導
③マッサージ	③家族指導
④保温	
⑤必要時，医師へ調整依頼	

プラスα リンパ節郭清術を受けた患者さんへの浮腫のケア

リンパ節郭清術を受けた患者さんへの浮腫のケアとしては，弾性ストッキングの着用や弾性包帯法の使用等が効果的です。履き方や包帯の巻き方が誤っていると不適切な圧迫が加わり，血行障害や神経障害，皮膚トラブル等が発生するため注意します。

Yes 局所性の静脈性浮腫の疑いがあると判断したら！

患者さんが，治療方針に応じた生活習慣に改善を図れるように支援します。

その場で行う看護ケア	教育指導
①環境調整	①情報提供
②保温	②自己管理方法指導
③マッサージ	③家族指導
④リハビリテーション	
⑤衣服調整	
⑥心理的ケア	

プラスα 静脈性浮腫のケア

静脈性浮腫は，静脈血を心臓に戻すことが困難になっている状態です。保温，マッサージ，運動などを行い，血液循環を促進することがケアの中心になります。患者さん自身でもできるマッサージや足浴などのセルフケアの指導だけではなく，水分や塩分のとり方，症状がつらいときの対処方法など，患者さんの生活に適した指導や助言を行います。

2-「皮膚トラブル」のアセスメント

アセスメントのゴールは？

皮膚に生じたトラブルについて，治癒能力の阻害要因をアセスメントし，皮膚の治癒能力を最大化する効果的な看護につなげます。

■創傷治癒のメカニズム

このアセスメントのフローチャートは，「皮膚トラブルを治すのは，本人の自然治癒能力である」という考え方のもとに進みます。

その治癒過程は，およそ次のような段階を踏みます。

①血管収縮および血小板凝集による止血
②好中球・マクロファージによる壊死組織の取り込み
③線維芽細胞・表皮細胞の増殖，肉芽形成
④血管再生
⑤組織の再生

■皮膚トラブルの要因

なぜ，治らない（治癒遅延も含む）皮膚トラブルがあるのでしょうか？

①自然に備わっている治癒能力を阻害する因子がある
②治癒能力そのものに問題がある

その要因としては，①，②のいずれか一方，もしくは両方によるものと考えられます。

■訪問看護師の役割

治癒能力そのものだけが問題である場合，その解決策は「治癒」であり，医師の専門分野です。しかし，生活のなかに治癒能力を阻害する因子があるとしたら，それを見つけ出し，適切な判断と介入によって改善することが，訪問看護師の役割といえます。

したがって，「治癒段階を評価するフローチャート」ではなく，「治癒能力の阻害要因を判断するフローチャート」が必要と考えました。

■アセスメントの視点

ここでの目的は「治癒能力を阻害しているものはないのか？」という視点でアセスメントし，皮膚の治癒能力を最大化する効果的な看護につなげることです。そのため，「患部の状態」における治癒傾向の評価を，アセスメントのスタートとしました。ここで問題がなければ，現状の処置を継続します。

しかし，治癒傾向がなければ，「異物挿入」「感染徴候」「圧迫」「汚染」「掻き傷」「末梢冷感」「発症からの期間」などを手がかりとして，一つ一つ丁寧に治癒能力を阻害している要因の特定を進めていきます。

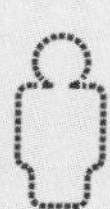

「皮膚トラブル」のフローチャート

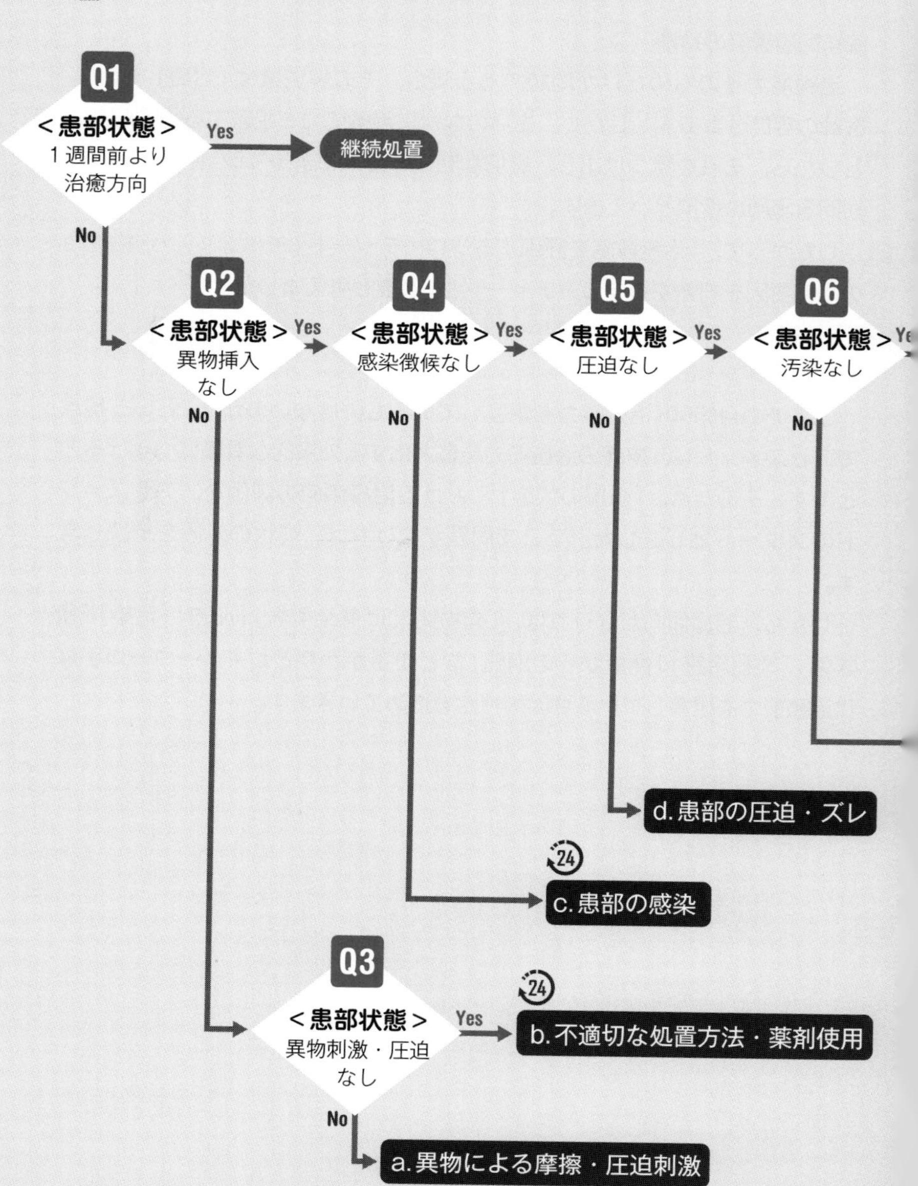

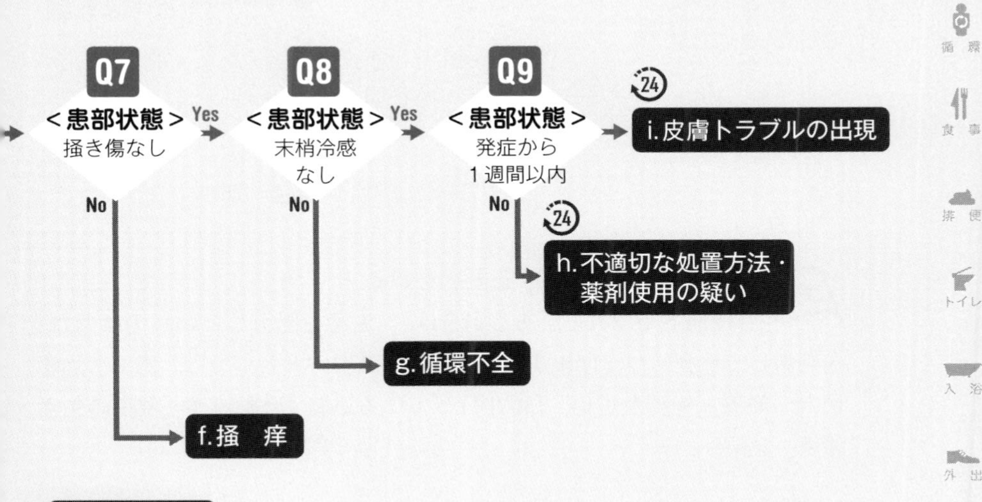
Q7
＜患部状態＞
掻き傷なし
Yes
No
Q8
＜患部状態＞
末梢冷感
なし
Yes
No
Q9
＜患部状態＞
発症から
1週間以内
No
24
i. 皮膚トラブルの出現
24
h. 不適切な処置方法・
薬剤使用の疑い
g. 循環不全
f. 掻　痒
e. 患部の汚染

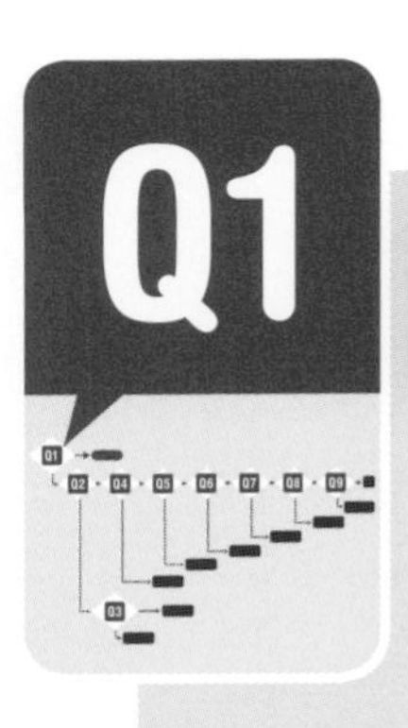

Q1 患部の状態は１週間前より治癒方向か？

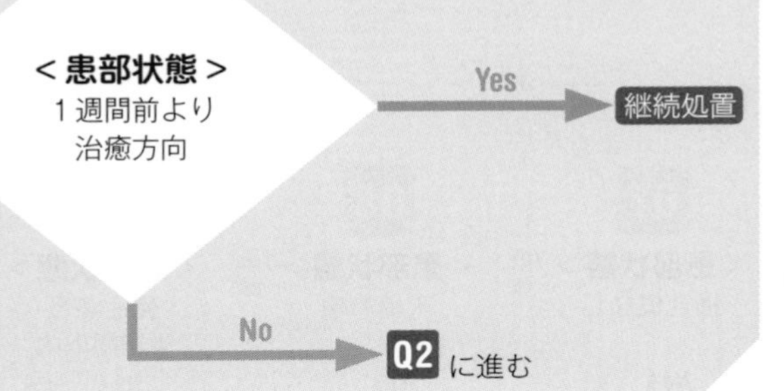

ゴール 創傷の治癒を阻害する要因を探る！

「皮膚トラブル」がある場合は，「治癒を阻害しているのは何か」を判断して看護につなげます。そのため，スタートとしては，患部の治癒傾向の観察・確認を行い，「現在行っている処置（治療）」や「現在の生活環境」を評価します。

アセスメントテクニック

進め方 さまざまな視点から観察・確認する

患部について，下記の項目の観察および確認をします。

・大きさ
・深さ
・滲出液の量
・感染徴候の有無
・ポケットの有無
・肉芽形成の状態
・壊死組織の有無
・コンプライアンスの状況

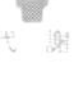

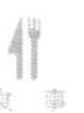
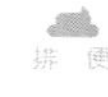

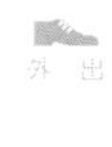

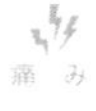
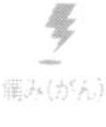

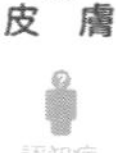

理由

STEP 1 1週間前より治癒方向にある場合

このままの治療と生活を継続できるようにサポートします。

STEP 2 「変化なし」「悪化している」，そして「判断に迷う」場合

いずれも Q2 に進んで，さらにアセスメントを行います。

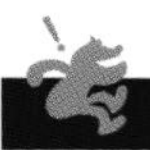

CHECK BOX

□ 患部の状態が1週間前より治癒方向か

アクション

No 患部の状態が1週間前より治癒方向になかったら！

Q2 に進んでください。

Yes 患部の状態が1週間前より治癒方向にあったら！

現在の処置を継続します。

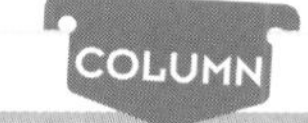

COLUMN

在宅でよく見られる異物（医療材料）による摩擦・圧迫刺激ケースとその対応①

胃ろうカテーテル挿入部の潰瘍・肉芽形成，出血

胃ろうの固定板と皮膚は直に接しているので，適切に固定されていないと潰瘍・肉芽形成，出血などの皮膚トラブルが起こりやすくなります。また，栄養剤の漏れなどから感染創が生じることもあります。毎日ケアする患者さんの家族にとって，こうした皮膚トラブルを目の当たりにすることは精神的な不安や苦痛を感じさせます。早急に医師に報告し，カテーテルのサイズや種類の変更，処置方法の再検討などの対応が不可欠です。

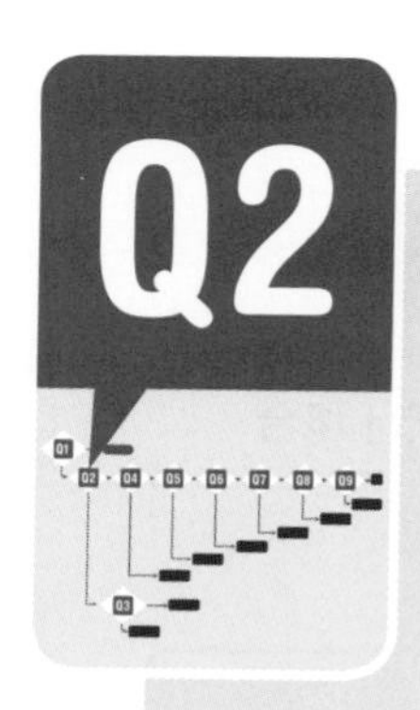

患部に異物の挿入はないか？

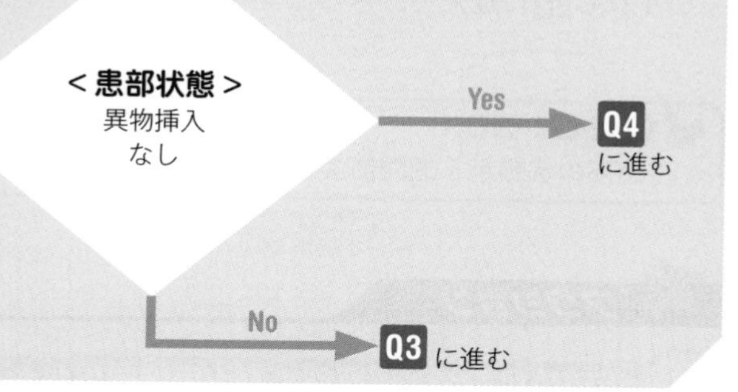

ゴール 創傷治癒遅延の原因が異物（医療材料）であるのかを精査！

患部の状態が治癒の方向に向かっていない場合，「治癒能力を阻害しているのは何か」を考えなければなりません。ここでは原因として，「異物（医療材料）挿入」による「挿入部の創傷」を想定して精査します。

アセスメントテクニック

進め方 異物（医療材料）挿入の有無を確認する

患部およびその周囲に異物（医療材料）の挿入があるかどうかを確認します。ここで想定する「異物」は下記のようなものです。

- 膀胱留置カテーテル
- 経鼻カテーテル
- 気管カニューレ
- 鼻腔カニューレ
- 胃ろうカテーテル
- 点滴用留置針

いずれも治療・療養に必要なものですが，適切に挿入されていないと，皮膚トラブルを招きます。

理由

STEP 1 異物（医療材料）の挿入がない場合

患部が治癒方向にないのには他の原因があると考え，Q4に進みます。

STEP 2 異物（医療材料）の挿入がある場合

挿入物がたとえ治療的に必要不可欠であったとしても，患部にとっては異物であり，その刺激や圧迫が創傷の治癒を妨げているのかもしれません。Q3に進み，精査します。

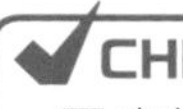
CHECK BOX

□患部に異物（医療材料）の挿入はないか

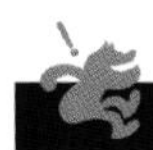
アクション

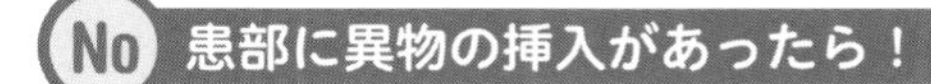
No 患部に異物の挿入があったら！

Q3に進んでください。

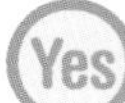
Yes 患部に異物の挿入がなかったら！

Q4に進んでください。

在宅でよく見られる異物（医療材料）による摩擦・圧迫刺激ケースとその対応②

尿道口の潰瘍形成

膀胱留置カテーテルを下腹部に固定するテープを患者さんが剥がしてしまうと，姿勢を変えるたびにカテーテルが尿道口にぶつかり，その刺激で潰瘍が形成されます。テープを剥がしてしまう理由として多いのが，「引っ張られて嫌だ」「陰毛に絡まり痛い」「テープが痒い」などです。これらの理由による物理的刺激を解決しなければ，患部の治癒は望めません。例えば，次のような原因と生活習慣に応じた方法で対処しましょう。

・テープを貼る位置の変更　・陰毛のカット　・下腹部の皮膚に保護剤としてローションを塗る　・テープの素材を変える　・衣服に固定できるように工夫する　・蓄尿バッグをレッグタイプ（大腿に固定するタイプ）に変える

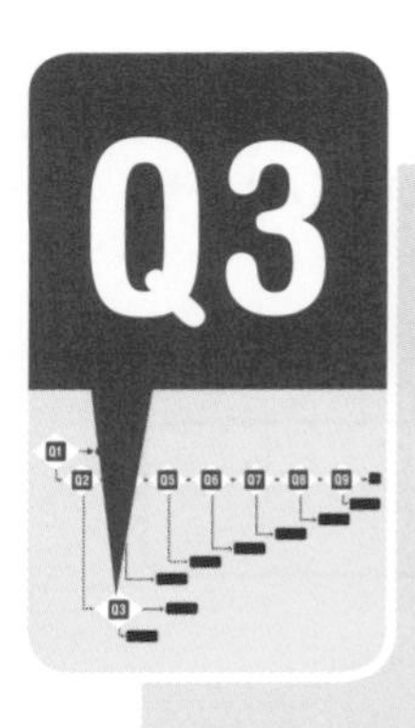

患部に異物による刺激や圧迫がないか？

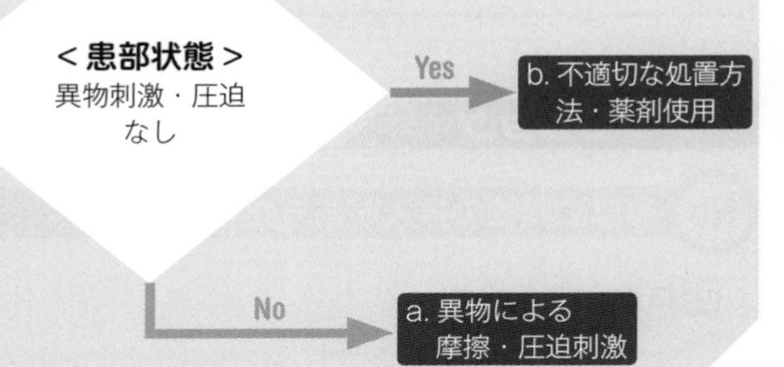

ゴール 治癒阻害要因の仕分けと適切な状況改善を図る！

カテーテルなどの異物（医療材料）による患部への刺激や圧迫の有無を確認します。それにより，治癒を妨げている原因を「異物（医療材料）による摩擦・圧迫刺激」と，「不適切な処置方法・薬剤使用」に分けて判断し，改善を図ります。

アセスメントテクニック

進め方 治癒阻害要因を確認する

STEP 1 刺激や圧迫の有無を確認

カテーテルなどの異物（医療材料）による患部への刺激や圧迫の有無を確認します。

STEP 2 処置方法と薬剤は適切か確認する

創傷の状態に適した処置方法と薬剤が用いられているかも確認します。

理　由

STEP 1 異物（医療材料）による刺激や圧迫がない場合

異物（医療材料）が挿入されていても，異物（医療材料）による患部への刺激や圧迫がない場合，患部の治癒を妨げている原因として「不適切な処置方法・薬剤使用」が考えられます。

創傷の状態は変化します。当初は適切であった処置方法と薬剤も，変化に応じた見直しが必要になります。現時点で適した処置方法と薬剤となっているか，確認してみましょう。

STEP❷ 異物（医療材料）による刺激や圧迫がある場合

異物（医療材料）による患部への刺激や圧迫がある場合には，「異物（医療材料）による摩擦・圧迫刺激」が，患部の治癒を妨げている原因と考えられます。

CHECK BOX

□ 患部に異物（医療材料）による刺激や圧迫がないか

アクション

No 異物による摩擦・圧迫刺激と判断したら！

医師に報告するとともに，異物（医療材料）による摩擦・圧迫刺激の改善について検討します。

医師への報告	その場で行う看護ケア	教育指導
次の項目を確認して報告し，異物（医療材料）による摩擦・圧迫刺激の改善について指示を仰ぎます。 ①患部の状態 ②処置の状態	①適切な固定方法・処置方法への変更 ②皮膚保護剤使用の検討 ③患部処置 ④清潔援助	①情報提供 ②自己管理方法指導 ③家族指導

Yes 不適切な処置方法：薬剤使用と判断したら！

医師に報告するとともに，処置方法・薬剤使用について再検討します。

医師への報告	その場で行う看護ケア	教育指導
次の項目を確認して報告し，処置方法・薬剤使用などの指示を仰ぎます。 ①患部の状態 ②処置の状態	①患部処置 ②適切な処置方法への変更 ③清潔援助	①情報提供 ②自己管理方法指導 ③家族指導

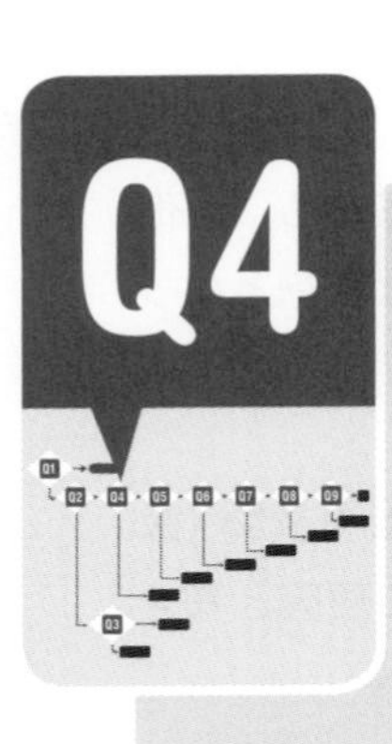

患部に感染徴候がないか？

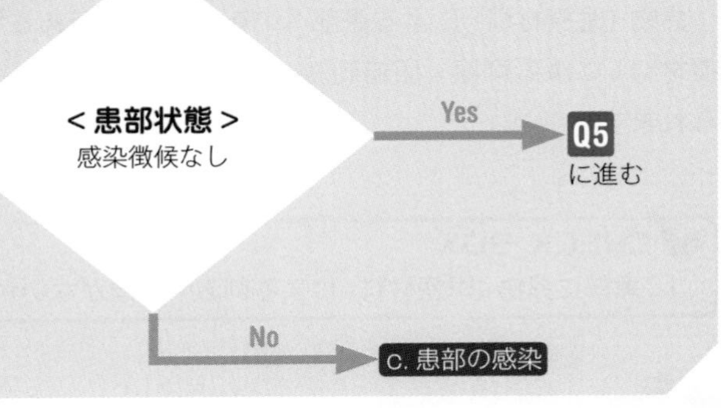

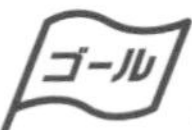

感染徴候の有無を確認する！
感染は創傷治癒の大敵です。

治癒方向に向かっていない創傷で，異物（医療材料）挿入がない場合，ここで感染徴候の有無を確認します。

アセスメントテクニック

進め方 さまざまな感染徴候の有無を確認る

患部とその周辺に，次のような感染徴候の特徴があるかどうかを確認します。

- 滲出液の急激な増加
- 滲出液の色の変化
- 滲出液のにおいの変化
- 患部周囲の発赤の有無
- 患部周囲の腫脹の有無
- 局所の疼痛の有無
- 局所の熱感の有無

理由

STEP 1 感染徴候がない場合

Q5に進んでさらにアセスメントを継続します。

STEP 2 感染徴候がある場合

医師に報告して早急な医療につなげると同時に，感染の発生・拡大予防など，その場でできる看護を実践します。

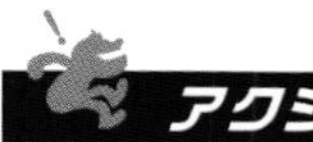

CHECK BOX

□ 患部に感染徴候がないか

アクション

No 患部に感染の可能性があると確認したら！

患部に感染徴候が認められたら，医師に報告して早急な医療につなげます。

医師への報告	その場で行う看護ケア	教育指導
次の項目を確認して報告し，早急な医療につなげます。 ①患部の状態 ②処置の状態	①患部処置 ②清潔援助 ③継続可能な処置方法の検討	①情報提供 ②自己管理方法指導 ③家族指導

Yes 患部に感染徴候が認められなかったら！

Q5に進んでください。

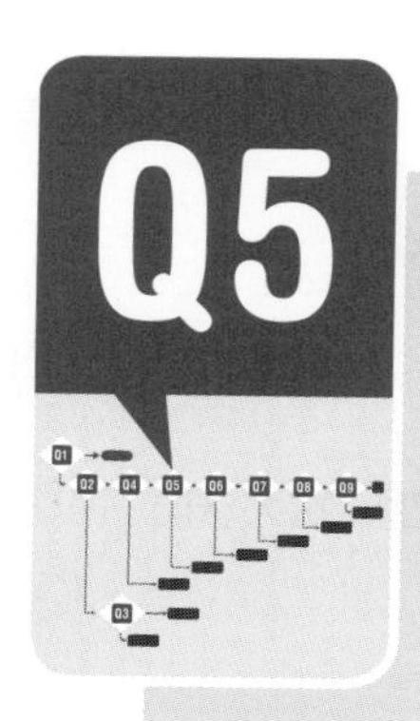

Q5 患部に圧迫がないか？

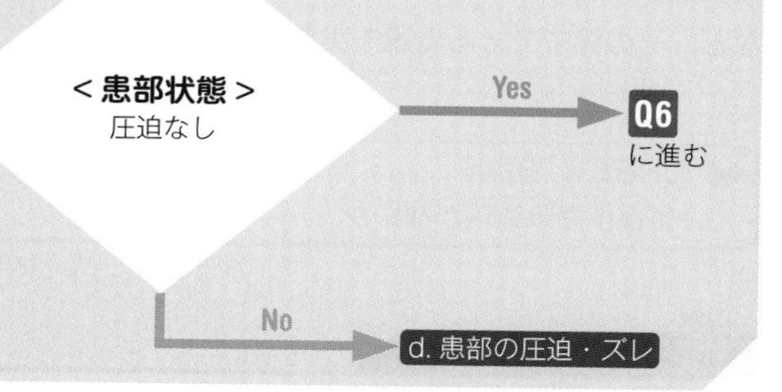

ゴール **創傷治癒に必要な血流が保たれているかを確認！**

創傷治癒には，酸素と栄養を運ぶ血流が欠かせません。ここでは，創傷部分の血流を妨げる圧迫の有無を確認します。

アセスメントテクニック

進め方 患部の圧迫とポケットの有無を確認する

患部の圧迫の有無を確認します。また，圧迫にズレが加わって生じる「ポケット」の有無についても確認します。ポケットは，創傷組織の細胞が壊死し，皮膚の下に深い穴があいた状態で，褥瘡が代表的な例です。

理 由

STEP 1 患部に圧迫がない場合

患部に圧迫がない場合には，Q5に進んでさらにアセスメントを継続します。

STEP 2 患部に圧迫がある場合

患部に圧迫がある場合は，ポケットの有無も確認し，圧迫の原因についてもアセスメントします。原因に応じて改善を図り，褥瘡などポケットが発生している場合には，適切な処置と感染の発生，および拡大予防を行います。

プラスα 圧迫原因のアセスメント

圧迫の原因は,「患者さん自身の体重によって患部周辺が圧迫されている場合」と,「不適切な処置方法により患部が圧迫されている場合」に大別されます。

①患者さん自身の体重によって患部周辺が圧迫されていないかを確認する

自身の重さによる圧迫は,体重の軽重ではなく,体圧分散ができているかどうかが問題です。例えば,以下のような場合には自身の重さによる圧迫が生じやすく,悪化しやすいリスク要因となります。

- 臥床や車いすなどで,長時間,同一体位を余儀なくされている
- 麻痺や意識障害などで自力での体圧分散ができない
- やせていて,クッションとなる脂肪が少なく,骨が突出している

②不適切な処置方法により患部が圧迫されていないか確認する

例えば,次のような状態に陥っていないかを確認してみましょう。

- 患部に多量のガーゼをあて,弾力性のあるテープで圧迫固定している
- ガーゼ交換時に,ガーゼの模様が創に残っている
- ガーゼ交換時に,ガーゼの厚み分だけ患部がへこんでいる

CHECK BOX

□ 患部に圧迫がないか

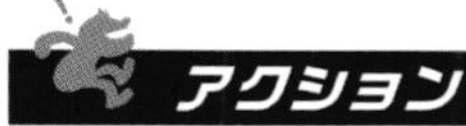

アクション

No 患部に圧迫・ズレがあったら!

患部の状態および処置の状態を確認し,圧迫・ズレの改善を図ります。その際には,体圧分散機能のあるマットレスや枕などの介護用品の活用も視野に入れ,心身および家屋・経済・介護状態などを包括した患者さんの状態を考慮しながら,家族やケアマネジャー,福祉用具専門相談員などと相談するとよいでしょう。また,感染の発生・拡大予防にも努めます。

その場で行う看護ケア	教育指導
①適切な固定・処置方法の提案	①情報提供
②患部処置	②自己管理方法指導
③ケアマネジャーへ調整依頼	③家族指導

Yes 患部に圧迫がなかったら!

Q6に進んでください。

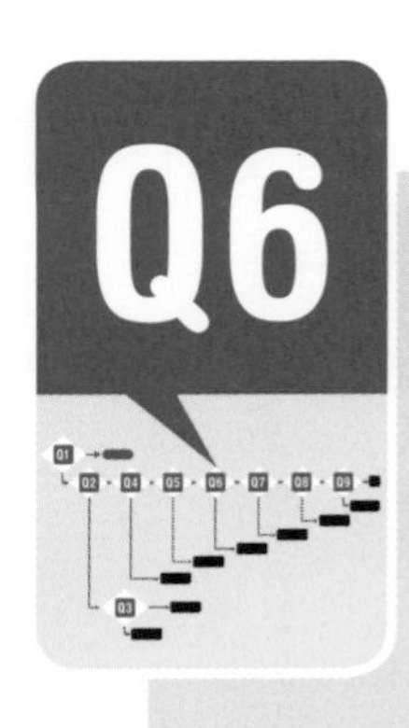

Q6 患部に汚染がないか？

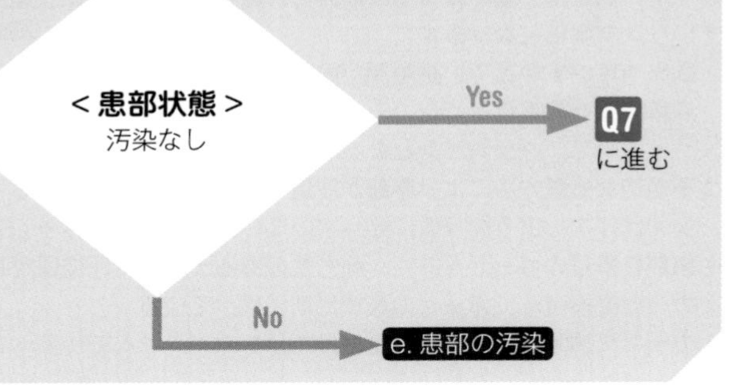

ゴール 創傷部位が清潔に保たれているかを精査する！

患部の汚染は創傷治癒の阻害因子です。ここでは，皮膚トラブルの治癒を妨げている原因が「汚染」であるかどうかを確認するのが目的です。

また，同時にこれは，清潔を維持するケアが実施されているかの確認でもあります。なぜなら，陰部や肛門周囲の創傷のように汚染が避けられない部位があります。そうした汚染が避けられない部位での皮膚トラブルがなかなか改善しない場合には，汚染状態に対してできる限りの清潔を維持できるケアが実施されているかどうかを確認する必要があるからです。

アセスメントテクニック

進め方 患部とその周辺が汚染されていないかを確認

患部とその周辺が汚染されていないかを確認します。

STEP 1 汚染確認のチェックポイント

以下に列記した部分を観察し，汚染の有無を確認します。

・便
・尿
・膿

・滲出液
・血液
・痰
・唾液
・腸液
・汗
・吐物
・垢の付着
・その他（皮膚に固定テープの粘着のりや以前に塗った軟膏がそのままになっていないか）

STEP❷ 汚染がある場合

これまで行ってきた処置方法を見直し，改善した対応策を実施して，患部の清潔維持を図ります。

CHECK BOX
□ 患部に汚染がないか

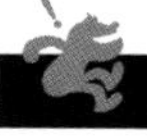

アクション

No 患部に汚染があると判断したら！

患部の状態を確認し，これまでの処置方法の見直しと新たな処置の提案を行い，その実施のためにケアマネジャーと連携するなど，多方面から清潔維持の実施を図ります。

その場で行う看護ケア	教育指導
①新たな洗浄までの時間・方法・回数・手順の提案 ②患部処置 ③ケアマネジャーへ調整依頼	①情報提供 ②自己管理方法指導 ③家族指導

Yes 患部に汚染がなかったら！

Q7に進んでください。

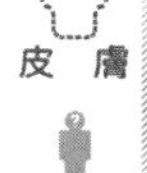

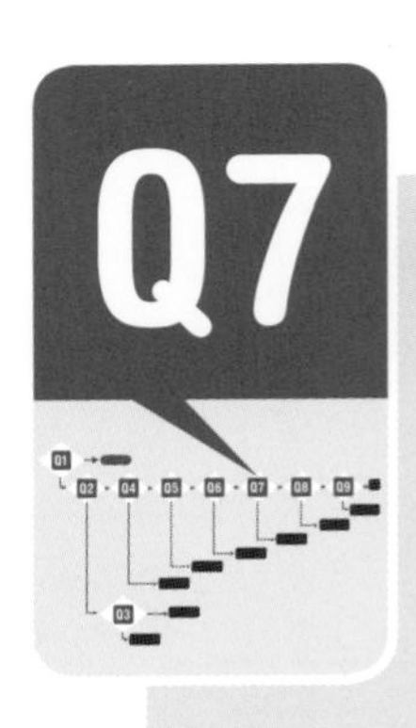

Q7 患部に搔き傷がないか？

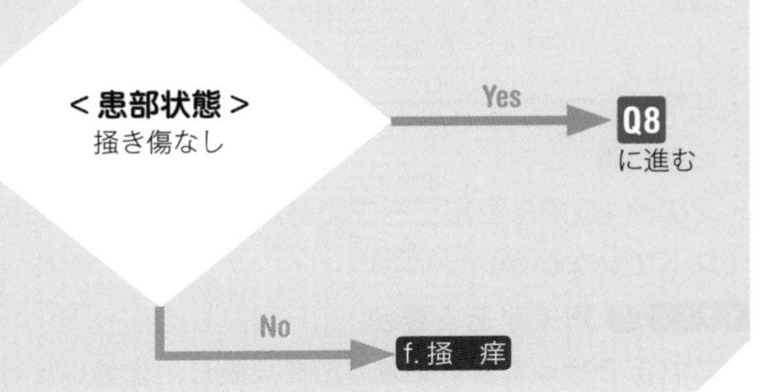

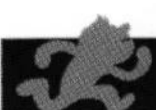

搔き傷の有無を確認して症状を緩和する！

患部に痒みがあるとなかなか自制できません。「痒い→搔く→皮膚に傷ができる→治癒過程で搔痒感出現→搔く……」という悪循環を断ち切らないと，治癒は遅延するばかりです。

そこで，皮膚トラブルの治癒を阻害する要因として搔き傷の有無を確認し，速やかで適切なケアで症状の緩和につなげることが，ここでの目的です。

アセスメントテクニック

進め方 搔き傷やその痕跡の有無を確認する

皮膚の搔き傷や，搔き傷による衣類や寝具への血液の付着などを確認します。

プラスα なぜ痒くなるのか？

「乾燥」「肌に接触しているものの刺激」「アレルギー」「糖分過多」「疲労」「睡眠不足」など，搔痒感の原因はさまざまです。なかでもとりわけ多いのが「乾燥」で，高齢者の場合は脱水に傾きやすく，肌の保湿力が低下している傾向があるため，搔き傷が生じがちです。

また，昼間は我慢していても，眠っている間に無意識のうちに搔いてしまうことがあります。寝具で身体が温められると，毛細血管が拡張して神経伝達物質が放出され，搔痒感が増強するからです。

理由

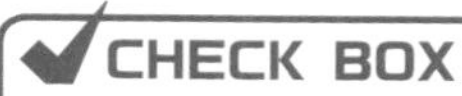

STEP 1 掻き傷がない場合

Q8に進んでさらにアセスメントを継続します。

STEP 2 掻き傷がある場合

掻痒感に対する速やかで適切な緩和ケアを行います。

CHECK BOX

□ 患部に掻き傷がないか

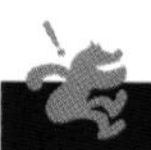

アクション

No 掻き傷の原因を掻痒と判断したら！

掻痒感の改善を図り，掻き傷による皮膚トラブルの予防や治癒遅延の悪循環を断ち切ります。

掻痒感がなかなか改善できない場合には，医師に報告して薬物使用も検討しましょう。

その場で行う看護ケア	教育指導
①保湿 ②処置用品（ガーゼ・テープなど）の見直し ③衣服調整 ④清潔の援助 ⑤掻痒感増強時は部分的に冷却 ⑥改善されない掻痒は医師に報告し，抗アレルギー剤などの薬物使用も検討	①情報提供 ②自己管理方法指導 ③家族指導

Yes 患部に掻き傷がなかったら！

Q8に進んでください。

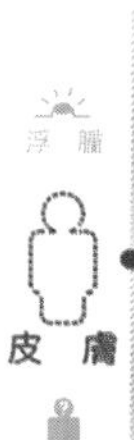

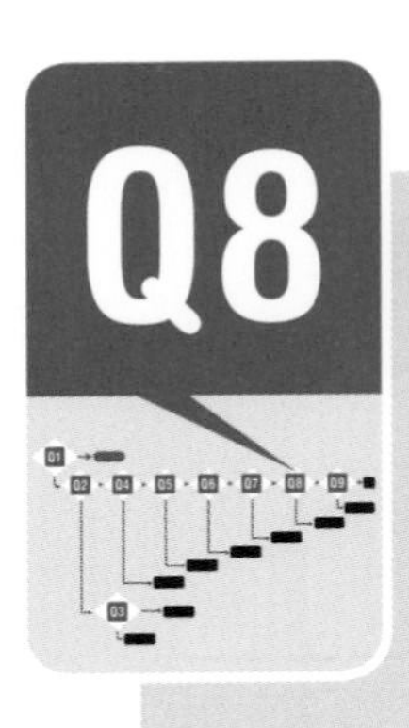

四肢に末梢の冷感がないか？

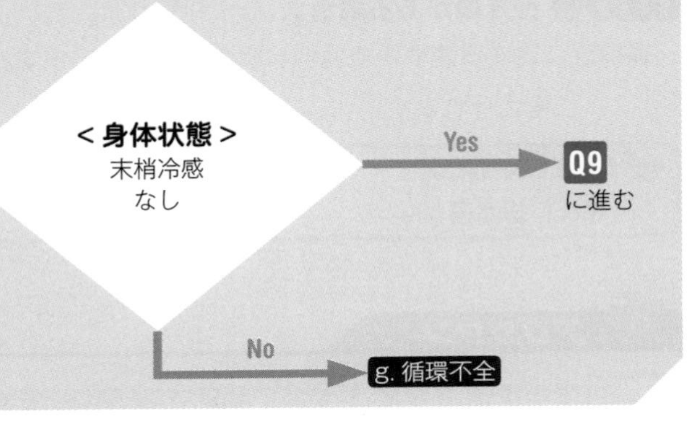

ゴール 全身の循環状態に問題がないかを確認する！

創傷部分の血流が妨げられると治癒に向かいません。Q3とQ5では患部に焦点をあてて，局所の血流が生じているかどうかを精査しましたが，ここでは四肢の末梢の冷感の有無を問うことで，全身の循環状態に問題がないかを確認します。

アセスメントテクニック

進め方 四肢の末梢に触れて冷感の有無を確認

看護師自身の手を温めてから患者さんに触れ，四肢の末梢の冷感がないかを確認します。

プラスα なぜ，四肢の末梢の冷感を確認すると循環状態がわかるのか？

循環状態の判断基準となるのは，血圧測定値と目で見て確認するチアノーゼの有無，そして触って確認する末梢冷感の有無です。

血圧値が問題になるほどの状態であれば緊急対応となりますし，チアノーゼは部屋の採光に左右されて判断が難しい場合があります。

在宅という環境であれば，看護師が直に手で触って四肢の末梢の冷感を確認する方法が最善と考えられます。

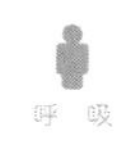
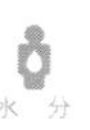

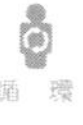
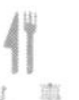

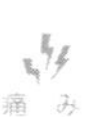

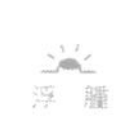
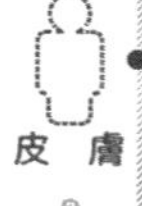
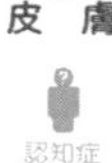

理由

STEP 1 末梢冷感がない場合

Q9に進んでさらにアセスメントを継続します。

STEP 2 末梢冷感がある場合

四肢の末梢に手で触れて，ひやっとしたら，患部を含めた全身に血流障害があると考えられます。

心機能の低下による全身の循環不全として，血流を促進するケアを行います。

CHECK BOX

□ 四肢の末梢の冷感がないか

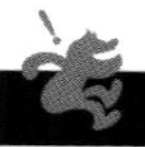

アクション

No 循環不全と判断したら！

四肢の末梢に冷感がある場合は，血流を促進させるために，生活面での調整や工夫が必要です。

それでも改善が見られない場合には，医師に報告し，指示を確認しましょう。

その場で行う看護ケア	教育指導
①保温 ②衣服調整（薄着だけではなく，衣服の締め付けにも注意） ③室温調整 ④温かい飲み物や食べ物を摂取・献立の工夫 ⑤運動（他動・自動） ⑥マッサージ（禁忌疾患に注意・患部を避ける）	①情報提供 ②自己管理方法指導 ③家族指導

Yes 四肢に末梢冷感がなかったら！

Q9に進んでください。

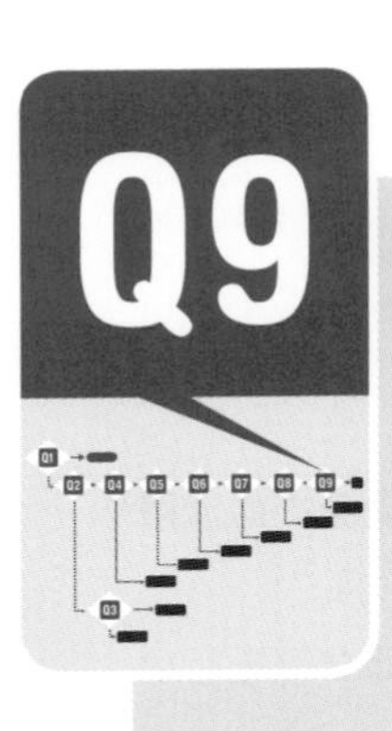

発症から1週間以内か？

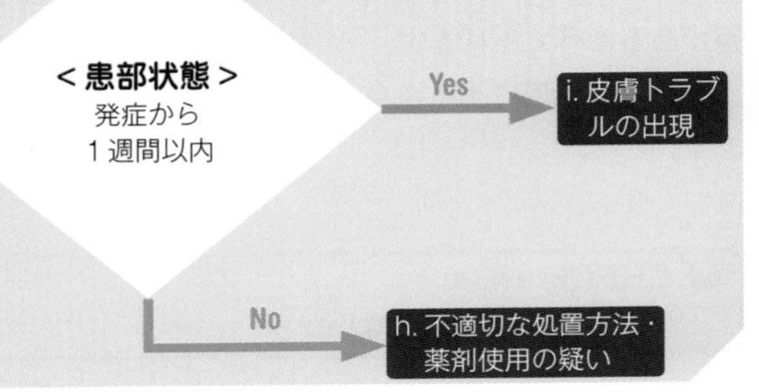

ゴール 適切な看護につなげるために！

Q1～Q8までに，皮膚障害に対するさまざまな治癒阻害因子が排除されました。想定できる治癒阻害因子が排除されても，なお患部の状態が治癒に向かっていない場合には，「発症から1週間以内の新しい皮膚トラブルである」か，「不適切な処置方法・薬剤使用の疑い」の可能性が高いといえます。皮膚トラブルのフローチャートの最終段階では，これらの仕分けを行い，それぞれ適切な看護につなげます。

アセスメントテクニック

進め方 1週間以内に発症した新しい傷かを確認する

STEP 1 患部の観察

患部の状態を観察します。

STEP 2 新しい傷なのかを見極める

皮膚トラブルが新しく生じたものかどうかを見極めます。ここでは「1週間以内に生じた傷」を「新しい」としています。

プラスα なぜ，新しくできた傷なのかを確認するのか？

適切な看護につなげるためには，「1週間以内に生じた新しい傷」が，「すでに医師が知っていて治療対象となっているのか」を確認しなければならないからです。

理由

STEP 1 発症から1週間以内の場合

新しい皮膚トラブルの出現として対応します。

STEP 2 発症から1週間以上経過している場合

患部の状態に対して処置方法・薬剤使用が適切ではない疑いがあると考えられるので，見直して改善を図ります。

プラスα 発症1週間以上経過の場合，なぜ，改善が必要なのか？

治療開始時点では「適切な処置方法・薬剤」であっても，病期（回復状態）の変化に対応せずに漫然と継続していれば，「不適切な処置方法・薬剤」になり得ます。患部の病期の再評価，および処置方法・薬剤の再検討が必要です。

CHECK BOX

□ 発症から1週間以内であるか

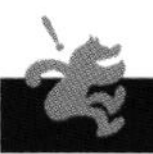

アクション

No 処置方法・薬剤使用に見直しが必要と判断したら！

不適切な処置方法・薬剤使用の疑いがあるとして，Q1～Q8までのアセスメント結果を医師に報告し，早急な医療につなげます。

その場で行う看護ケア	教育指導
①患部処置	①情報提供 ②自己管理方法指導 ③家族指導

Yes 新しい皮膚トラブルの出現と判断したら！

発症から1週間以内の新しい皮膚トラブルとして，Q1～Q8までのアセスメント結果を医師に報告し，早急な医療につなげます。

その場で行う看護ケア	教育指導
①患部処置	①情報提供 ②自己管理方法指導 ③家族指導

3 「認知症」のアセスメント

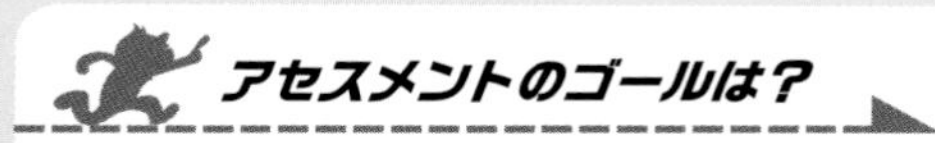

認知症の徴候を把握し，迅速な医療受診や適切な生活支援につなげます。

■認知症とは

認知症は，脳の中に病的な変化が起こり，徐々に日常生活・社会生活が営めない状態になっていく進行性の病気です。アルツハイマー型やレビー小体型などいくつかのタイプがあり，それぞれに特徴的な症状があります。

65 歳以上の認知症高齢者数と有病率の将来推計についてみると，2012 年は認知症高齢者数が 462 万人と，65 歳以上の高齢者の約 7 人に 1 人（有病率 15.0%）でしたが，2025 年には約 5 人に 1 人になるとの推計もあります。

■認知症のフローチャートを設けた理由

ここでは，「生活をするためのしくみ」のフローチャートにおいて，「認知症の疑いあり（知的水準の低下あり）」と判断された人を対象としてアセスメントを進めていきます。「食事をする」「トイレに行く」「入浴する」「外出する」といった日常的な生活行動が，認知症によって阻害されているのであれば，それらを改善するための看護介入が必要だからです。

■看護介入のポイント

介入のポイントは三つあります。一つ目は，「医療的なアプローチの有無」です。認知症の疑いがありながらもまだ医療的なアプローチがない場合には，認知症の客観的指標を用いた評価を行い，早急に服薬などの治療につなげます。二つ目は，認知症の服薬治療をしている場合に，きちんと服薬できるように支援することです。そして三つ目が，認知症を疑うきっかけとなった「症状」，すなわち，日常生活を阻害する行動障害に対する支援です。

■認知症の行動障害

認知症の行動障害（behavioral psychological symptoms dementia：BPSD）は，道具使用の失行，人物誤認，異食，被害妄想，清潔の拒否などさまざまあります。こうした行動障害は，人生観や記憶など，その人を形づくるすべてのものと現在の環境が複雑に絡まりあって発生します。また，同じような介護状況や環境であっても，人によって行動障害の程度や内容は異なります。したがって，「A という原因や B という環境で C が起こるのでこう対応する」というマニュアル的な対応はできません。

しかし，現場で切実に求められるのはこの部分。そこで，それぞれの生活行動の中でよく見られる「行動障害」を一覧にし，それぞれの対応例を添えました（p338・339）。これを土台に，現場での実践データを蓄積していってください。

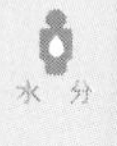

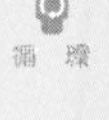

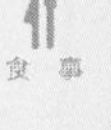

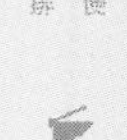

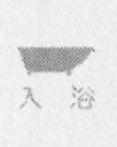

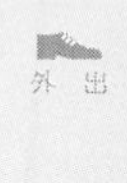

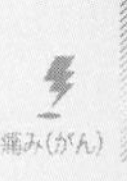

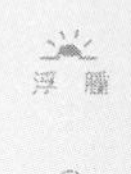

「認知症」のフローチャート

生活をするためのしくみ
フローチャート
「認知症のフローへ」

Yes

Q1

❶「認知症」の診断あり
OR
❷受信継続中
／検討中

Yes

No

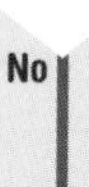

Q2

「長谷川式テスト」で
20点以上である

Yes

No

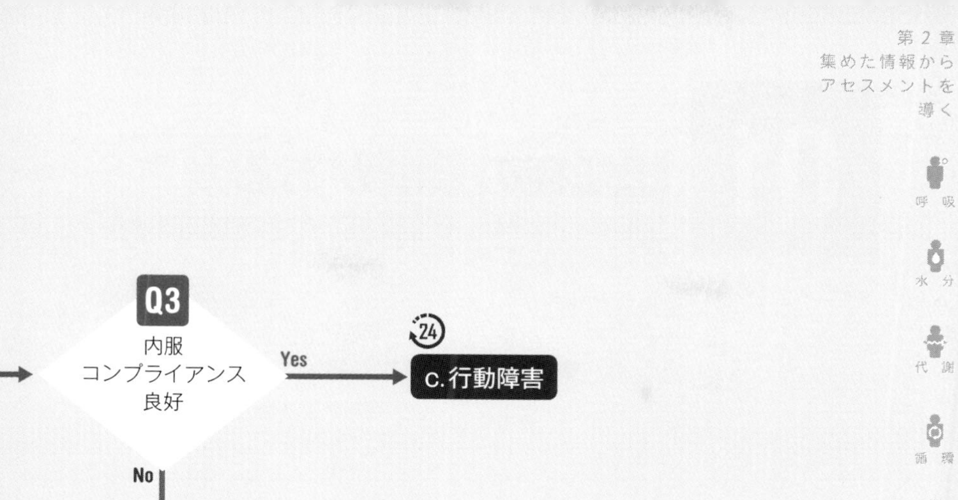

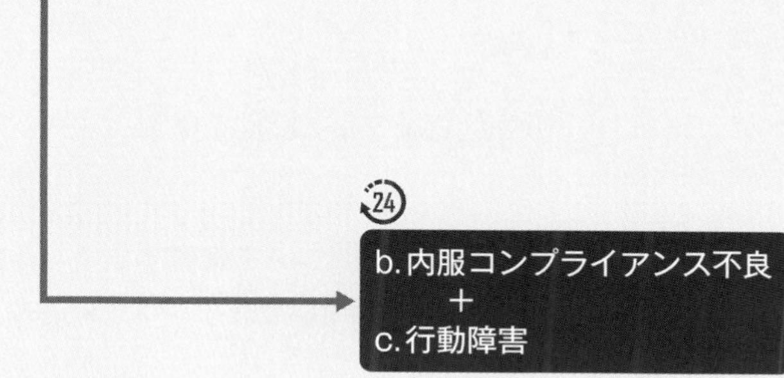

経過観察

24

a.認知症の疑い
＋
c.行動障害

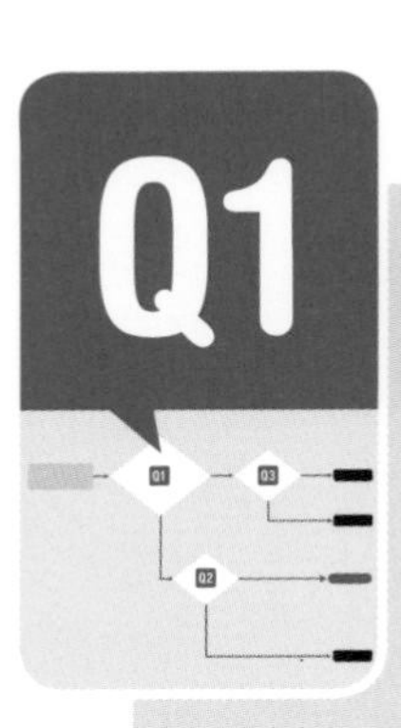

認知症の診断があるか？ または受診継続/検討中か？

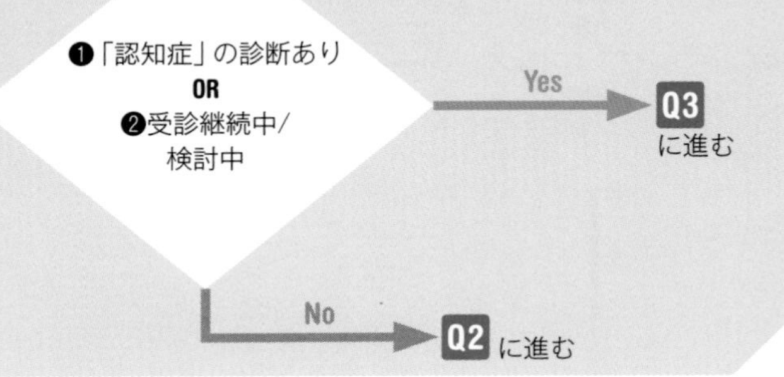

ゴール 医療的なアプローチの状況について確認する！

認知症が疑われる患者さんについて，まずは医療的なアプローチの状況を確認します。

アセスメントテクニック

進め方 確定診断がされているのかを出発点にする

STEP❶ 確定診断の有無を確認

患者さんが「認知症」の確定診断を受けているかどうかを確認します。

STEP❷ 確定診断が出ている場合

受診後に服薬治療を行っているのかなど，「医療継続中なのかどうか」も確認します。

STEP❸ まだ認知症について受診をしたことがない場合

受診検討中なのかを確認します。

例えば，「認知症かもしれないと不安になることはありますか？」「もの忘れについて，医師からは何と言われていますか？」「もの忘れ外来などの受診を勧められたことがありますか？」「認知症の治療を受けたことはありますか？」「認知症の薬を飲んだことがありますか？」などと聞いていき，確認します。

プラスα　認知症の疑いのある患者さんへの配慮

認知症の疑いのある患者さんに確認するときには，患者さんの自尊心を傷つけないような配慮が必要です。本人に確認する場合には「もの忘れ外来を受診したことがありますか？」「そこでお薬をもらって飲んでいますか？」など，尋ね方に注意しましょう。

また，患者さんに認知症の疑いがあると感じている家族に対しては，精査と治療のために医療が必要であることを伝え，不安を軽減するように努めます。逆に，認知症を想定外のことと感じている家族には，認知症の疑いがあることを慎重に告げるように努めましょう。

理由

STEP 1　3つのチェック項目から医療的アプローチの有無を確認

・「認知症」の確定診断を受けているか

・「認知症」の受診継続中であるか

・「認知症」の受診を検討中であるか

STEP 2　医療的アプローチがある場合

いずれかに該当する場合には，「医療的アプローチがある」と判断して Q3 に進みます。

STEP 3　医療的アプローチがない場合

いずれにも該当しない場合には Q2 に進み，「長谷川式テスト」を実施します。

CHECK BOX

□「認知症」の確定診断を受けているか
□「認知症」の受診継続中であるか
□「認知症」の受診を検討中であるか

アクション

No　認知症への医療的アプローチがなかったら！

Q2 に進んでください。

Yes　認知症への医療的アプローチがあったら！

Q3 に進んでください。

Q2 「長谷川式テスト」で20点以上か？

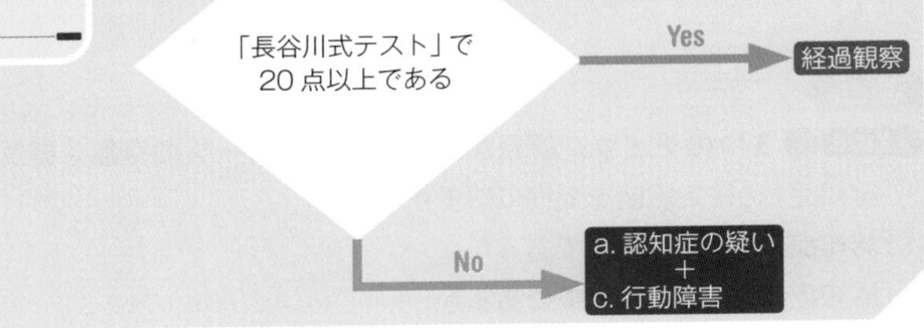

ゴール 客観的に評価して受診か経過観察かを見極める！

認知症が疑われていてまだ医療的なアプローチのない患者さんに対し，長谷川式テストを用いて客観的に評価し，その結果によって，必要な場合にはスムーズな受診につなげるのがここでの目的です。

アセスメントテクニック

進め方 長谷川式テストの実施

患者さん本人の了解を得て長谷川式テストを実施します。なお，ここで用いるのは「改訂長谷川式簡易知能評価スケール（HDS-R）」です。

長谷川式テストの結果，総得点が19点以下であればNoへ。「認知症の疑いがある」と考えられ，そのために何らかの「行動障害（BPSD）」が生じている可能性があります。20点以上なら，Yesに進んでください。

理由

STEP 1 「認知症の疑い」は「確定」ではない

長谷川式テストは30点満点で，19点以下を「認知症の疑い」とします。しかし，「20点以上だから大丈夫」ということではありません。結果は，患者さんの教育・教養的背景や生活環境などで左右されますし，気持ちが落ち込んでいるなどうつっぽい状態やせん妄状態などでも点数が低い場合

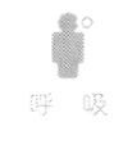

があります。これだけで認知症と確定することはできません。

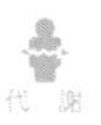

STEP 2 20点以上は経過観察

20点以上の場合には,「経過観察」を続けます。

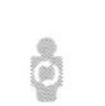

STEP 3 19点以下は速やかな受診と薬物療法を

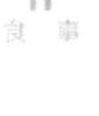

19点以下の場合には,速やかな受診と薬物療法,そして「行動に応じた危険予測」と社会資源を活用した家族支援など,多角的な視点で看護に取り組まなくてはなりません。まずは患者さん本人や家族に対し,「認知症の疑いがある」ことを伝えて受診を勧めます。また家族に対しては,認知症によって起こり得る「認知症の行動障害(行動・心理症状(BPSD))」(p338・339参照)についての説明と,適切な介護方法の提案をします。

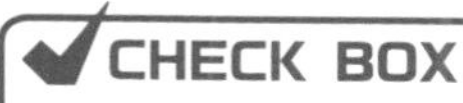

CHECK BOX

□「長谷川式テスト」で20点以上か

プラスα 長谷川式テストを行う際に必要な患者さんや家族への配慮

「認知症の検査をします」といきなり言うと,患者さん本人はもとより,家族も不快に思うことがあります。「最近,もの忘れが気になったり,不安になったりしたことはありませんか?」などと前置きをしてから,「もの忘れについての簡単な質問をしたいのですが,ご協力いただけますか?」などと説明をして,了解を得ましょう。

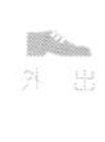

プラスα テスト実施のための注意

患者さんがリラックスして答えられるように配慮します。中断しないように,患者さんがトイレを済ませてから始めます。また,寝起き直後や眠そうなとき,空腹時,食事直後等,患者さんがテストに集中できないときや体調不良時は実施を避けましょう。

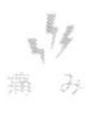
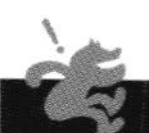

アクション

No 認知症の疑いがあると判断したら!

「認知症の疑いがある」ということは,患者さん本人だけではなく,家族にとっても受け入れがたい場合が少なくありません。そうした心情を理解し,反応を受け入れたうえで,「認知症は病気である」ということと,「治療の開始時期がその後の生活の質を大きく左右する」ことを説明し,適切な医療受診の必要性を伝えましょう。

医師への報告	その場で行う看護ケア	教育指導
長谷川式テストの結果と下記の精神症状の有無や程度を確認して報告し，指示を仰ぎます。 ①眠気　□ある（程度：　）□ない ②ふらつき　□ある（程度：　）□ない ③嘔気　□ある（程度：　）□ない ④脱力　□ある（程度：　）□ない ⑤興奮　□ある（程度：　）□ない	①受診を勧める ②症状に対応した生活調整・支援 ③精神的支援 ④家族支援 ⑤薬剤管理 ⑥関係機関と連携・調整	①情報提供 ②家族指導

No 行動障害（BPSD）があると判断したら！

認知症に伴って現れる症状のなかには，患者さんに危険をもたらすおそれのあるものもあります。症状に応じた危険予測を含めた適切な介護方法の提案か，薬物治療による症状緩和や介護を担う家族への支援を行います。

医師への報告	その場で行う看護ケア	教育指導
長谷川式テストの結果と「認知症の疑いがある」ことを伝え，適切な医療につなげます。 ①眠気　□ある（程度：　）□ない ②ふらつき　□ある（程度：　）□ない ③嘔気　□ある（程度：　）□ない ④脱力　□ある（程度：　）□ない ⑤興奮　□ある（程度：　）□ない	①症状に対応した生活調整・支援 ②精神的支援 ③家族支援 ④薬剤管理 ⑤関係機関と連携・調整	①情報提供 ②家族指導

Yes 長谷川式テストが 20 点以上だったら！

引き続き，経過観察をしていきます。

長谷川式テスト

1	お歳はいくつですか？（２年までの誤差は正解）		０　１
2	今日は何年何月何日ですか？ 何曜日ですか？（年月日，曜日が正解でそれぞれ１点ずつ）	年 月 日 曜日	０　１ ０　１ ０　１ ０　１
3	私たちが今いるところはどこですか？ （自発的にでれば２点，５秒おいて家ですか？　病院ですか？　施設ですか？　のなかから正しい選択をすれば１点）		０　１　２
4	これから言う３つの言葉を言ってみてください。あとでまた聞きますのでよく覚えておいてください。 （以下の系列のいずれか１つで，採用した系列に○印をつけておく） 1：a）桜　b）猫　c）電車，　2：a）梅　b）犬　c）自動車		０　１ ０　１ ０　１
5	100から７を順番に引いてください。 （100−7は？，それからまた７を引くと？ と質問する。最初の答えが不正解の場合，打ち切る）	(93) (86)	０　１ ０　１
6	私がこれから言う数字を逆から言ってください。 （6-8-2，3-5-2-9を逆に言ってもらう，３桁逆唱に失敗したら，打ち切る）	2-8-6 9-2-5-3	０　１ ０　１
7	先ほど覚えてもらった言葉をもう一度言ってみてください。 （自発的に回答があれば各２点，もし回答がない場合，以下のヒントを与え正解であれば１点） a）植物　b）動物　c）乗り物		a：０　１　２ b：０　１　２ c：０　１　２
8	これから５つの品物を見せます。それを隠しますのでなにがあったか言ってください。 （時計，鍵，タバコ，ペン，硬貨など必ず相互に無関係なもの）		０　１　２ ３　４　５
9	知っている野菜の名前をできるだけ多く言ってください。（答えた野菜の名前を右欄に記入する。途中で詰まり，約10秒間待っても出ない場合にはそこで打ち切る） 0〜5＝0点，6＝1点，7＝2点，8＝3点，9＝4点，10＝5点		０　１　２ ３　４　５
		合計得点	

（加藤伸司他：改訂長谷川式簡易知能評価スケール（HDS-R）の作成．老年精神医学雑誌，2．1339-1347，1991．より）

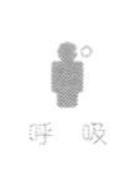

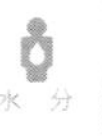

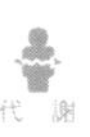

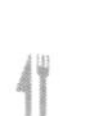

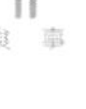

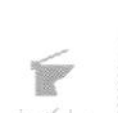

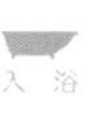

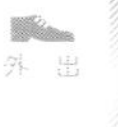

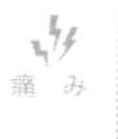

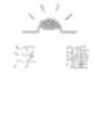

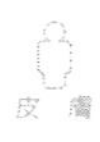

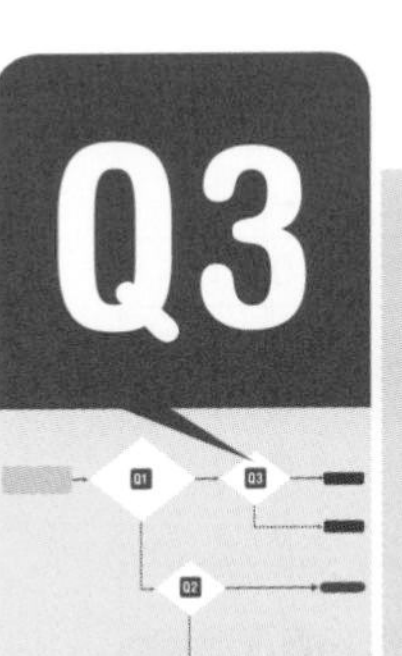

Q3 内服コンプライアンスは良好か？

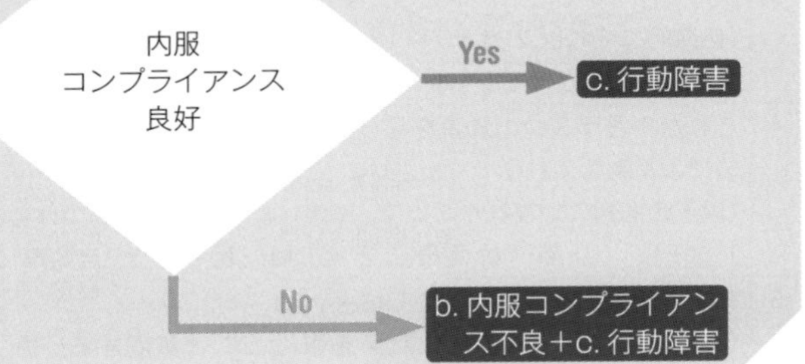

ゴール 適切な対応をするために！

内服コンプライアンスの確認を通じて，出現している症状が「内服・薬剤使用中にもかかわらず現れている認知症の行動障害（行動・心理症状（BPSD））」なのか，あるいは「不適切な薬剤の使用や管理によるBPSD」なのかを見極め，それぞれに適切な対応をするための問いです。

アセスメントテクニック

進め方 認知症の内服コンプライアンスを確認する

認知症の症状に対して処方された内服薬（アルツハイマー型認知症治療薬，抗精神病薬など）が確実に服用できているかを確認します。

理 由

STEP 1 内服コンプライアンスが良好の場合

内服コンプライアンスが良好である場合には，そもそもの出発点である「認知症の疑いがある」症状を，「主治医の指示通りに内服・薬剤使用していても現れているBPSD」と考え，その患者さんに適した対応を探ります。

STEP 2 内服コンプライアンス不良の場合

医師の指示通りに服薬できていない場合には，「内服コンプライアンス不良によるBPSDが出現している」と判断します。

CHECK BOX

□ 内服コンプライアンスは良好か

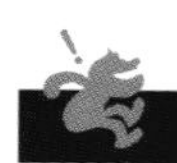

アクション

No 内服コンプライアンス不良と判断したら！

認知症の治療薬が処方されていても，きちんと内服できていないと治療の効果がないばかりか副作用が強く出る危険性があるので，速やかに医師に報告するとともに，内服管理方法の調整・改善を図ります。なお，独居はもとより，同居家族がいても老老介護の場合などでは，内服管理方法の調整・改善にあたっては，患者さんの自尊心や認知能力に配慮しながら，次の例などを参考にして確実に服薬できる方法を探りましょう。

＜例＞

・一包化して間違いなく飲めるようにする

・「服薬ボックス」，あるいは「おくすりカレンダー」を利用する（看護師が薬をセットし，ホームヘルパーが確認するなどの方法を採用する）

・訪問介護やデイサービス利用時に服薬する（決められた時間に服薬できなくても影響がないか，事前に医師に確認する）

・訪問薬剤指導を利用する

医師への報告	その場で行う看護ケア	教育指導
報告の際には，下記の項目も確認して伝えてください。 ①眠気　□ある（程度：　　）□ない ②ふらつき　□ある（程度：　　）□ない ③嘔気　□ある（程度：　　）□ない ④脱力　□ある（程度：　　）□ない ⑤興奮　□ある（程度：　　）□ない	①服薬方法確認・提案・調整 ②症状に対応した生活調整・支援 ③精神的支援 ④家族支援 ⑤薬剤管理 ⑥関係機関と連携・調整	①情報提供 ②家族指導

No 行動障害（BPSD）があると判断したら！

p338・339 の認知症の「行動障害（BPSD）のケース」一覧表に掲載された対応例を参考に，原因と対応例を探っていきましょう。

また，どのような対応を試みても認知症の行動障害（BPSD）が落ち着かない，あるいは悪化する場合には，薬物療法も考慮の対象となります。

医師への報告	その場で行う看護ケア	教育指導
報告の際には下記の項目も確認して伝えてください。 ①眠気　□ある（程度：　）□ない ②ふらつき　□ある（程度：　）□ない ③嘔気　□ある（程度：　）□ない ④脱力　□ある（程度：　）□ない ⑤興奮　□ある（程度：　）□ない	①症状に対応した生活調整・支援 ②精神的支援 ③家族支援 ④薬剤管理 ⑤関係機関と連携・調整	①情報提供 ②家族指導

Yes 内服コンプライアンス良好でも BPSD があると判断したら！

BPSD は，人の性格や環境や心理状態によって出現するため，原因は一律ではありません。

p338・339 の認知症の「行動障害（BPSD）のケース」一覧表に掲載された対応例を参考に，その患者さんの原因と対応例を探っていきましょう。

また，どのような対応を試みても BPSD が落ち着かない，あるいは悪化する場合には，薬物療法も考慮の対象となります。

医師への報告	その場で行う看護ケア	教育指導
報告の際には下記の項目も確認して伝えてください。 ①眠気　□ある（程度：　）□ない ②ふらつき　□ある（程度：　）□ない ③嘔気　□ある（程度：　）□ない ④脱力　□ある（程度：　）□ない ⑤興奮　□ある（程度：　）□ない	①症状に対応した生活調整・支援 ②精神的支援 ③家族支援 ④薬剤管理 ⑤関係機関と連携・調整	①情報提供 ②家族指導

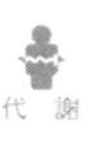
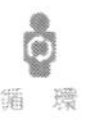
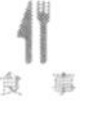

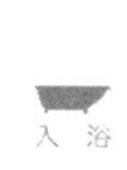
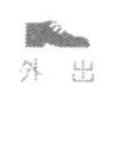
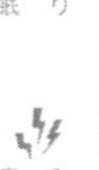
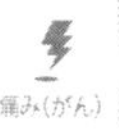

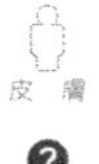

表　行動障害(BPSD)のケース

番号	場面	行動障害（BPSD）
C-1	食事	□食事の手順がわからない
		□箸やスプーンなどの使い方がわからない
		□目の前のものばかり食べる
		□紙オムツを食べる
		□食後に「食べてない」と言う
		□食べたくないと頑なに断る
		□他の人のものを食べたがる
		□食べ物で遊ぶ
		□その他（　　　　）
C-2	トイレ	□トイレの位置がわからない
		□トイレの使用方法がわからない
		□便器の水に手を入れる
		□トイレに物を詰め込む
		□失禁をする
		□汚物を持ち帰る
		□その他（　　　　）
C-3	入浴	□入浴をしたがらない
		□脱衣を頑なに拒む
		□着衣の手順がわからない
		□泡だらけのまま浴室を出ようとする
		□介助を拒否する
		□その他（　　　　）
C-4	外出	□杖を使わずに歩こうとする
		□障害があっても，こだわりの道順を進もうとする
		□いつまでも帰ろうとしない
		□座り込んで動かない
		□部屋から出たり入ったり，落ち着かない
		□その他（　　　　）
C-5	その他	□物を集めてしまい込む
		□ひきこもる
		□時間や日付がわからない
		□季節や温度がわからない
		□物が盗られたと大騒ぎをする
		□ぼーっとしている
		□何かをつまむ動作を繰り返す
		□自発的な発語が出にくい
		□発語と状況の意味・目的が合わない
		□言葉が理解できない
		□何かを訴えているが言葉にならない
		□ベッド柵を乗り越える
		□ガスや電気の消し忘れ，鍵を忘れるなどがある
		□昼夜逆転
		□「帰りたい」と帰宅願望がある
		□徘徊
		□嫁を妻と間違える
		□息子を「知らない人」と怖がる
		□奇声をあげる
		□急に怒り出す
		□物を投げる
		□動物を虐待する
		□誰かが悪口を言っていると言い張る
		□誰かが忍び込んでいると言い張る
		□看護師に抱きつこうとする
		□その他（　　　　）

考えられる原因・対応
食事動作が始められない（わからない）。または食事をしたくない
道具の使用方法がわからない。または食べる行為の失行
注意が目前に偏る。または視野欠損などの疾患との鑑別
異食。危険物を認識できない。安全の確保
近時記憶の障害。自覚（満腹・空腹）情報の伝達障害
「面倒」などの理由，または食事行為の失行。不安
本能的な捕食行動。欲動行動。
道具（食べ物）の使用方法がわからない。または食べる行為の失行
場所の見当識障害
道具の使用目的が曖昧になる。実行機能の障害
道具の使用目的が曖昧になる。実行機能の障害
道具の使用目的が曖昧になる。実行機能の障害
機能的な失禁，または場所の見当識障害など他の理由
認知機能の低下。時間をおいて気分の良い時に声をかける
「面倒」などの理由，または入浴行為の失行
着脱の失行。衣類の意味がわからない。失行している部分の見極め
着脱の失行。衣類の意味がわからない。失行している部分の見極め
入浴行為の失行。失行している部分の見極め
拒否する理由を考える。被害的な感情が想起していることもある
道具使用の失敗。習慣化した動作を忘れる。配慮のある声かけ
海馬の萎縮は不安を大きくさせ自己主張を強くする
海馬の萎縮は不安を大きくさせ自己主張を強くする。居場所の確保
自分の行動の目的や場所や意味がわからなくなる
焦燥感。体力消耗を考慮する
不安。性格の先鋭化（こだわりが強くなる）
うつとの鑑別。その時の感情を受け入れる。無理強いしない
見当識障害。おおまかな季節感を確認する程度にする
見当識障害。否定せず散歩や写真などで見当識を確認する
物とられ妄想。不安による執拗な訴え。見つけることを最優先する
寝ぼけているのかせん妄かを判断
周囲と隔絶した自分の世界にいる。疾患との鑑別
脳の萎縮・変性によって生じる失語。短く念を押すような声かけ
脳の萎縮・変性によって生じる失語。実害がなければ見守る
脳の萎縮・変性によって生じる失語。こちらの言葉を理解できているか確認
失語。ジャーゴン（新造語）。言葉以外から訴えを読み取る
その時の気持ちに対応する（空腹，口渇，排泄など）
記憶障害による危険。不安の軽減。家族指導
過覚醒の可能性。疲労の蓄積がないか確認。水分・栄養補給
短期記憶障害。納得できる「決定の先送り」を考える
混乱している気持ちを理解。孤独感を感じさせない配慮
認知機能低下による人物誤認。間違えられた側への配慮
認知機能低下による人物誤認。間違えられた側への配慮
易怒的行動。幻聴，ジレンマ。安全確保
易怒的行動。幻聴，ジレンマ。安全確保
易怒的行動。幻聴，ジレンマ。安全確保
易怒的行動。幻聴，ジレンマ。人間性とは切り離す。薬物療法
被害妄想。否定的感情の理由を考える。話題を変えて否定的感情の連鎖を断つ
被害妄想。幻視。孤独感，生活上の混乱がないか検討
欲動障害。抱きつかれた側の自身の感情を意識する

付録

訪問看護アセスメント・業務支援システム「看護のアイちゃん」

Yes

≫標準化・可視化したツール

「看護は目に見えにくい」とよく言われます。

確かに，行為としての看護ケア，例えば，創傷処置・清潔ケアなどは外から見てもわかりやすいといえます。

しかし，その他大多数の時間を要する看護師の観察・アセスメントの部分は，行っている自分以外の他者に伝えることがとても難しいものです。

さらに，訪問看護のように，基本的に自分一人で訪問し看護を行うという場合，観察に漏れがなかったのか，患者さんの生活に，そしてご希望に即した提案ができたのかどうか，不安が常に付きまといます（この不安は訪問看護業界の人手不足の一因でもあります）。

こういった不安を軽減させるため，この伝わりにくい頭の中で行っていることを標準化，可視化し，さらに業務ツールの中に落とし込みをしたもの，それが「看護のアイちゃん」なのです（**図1**）。

図1

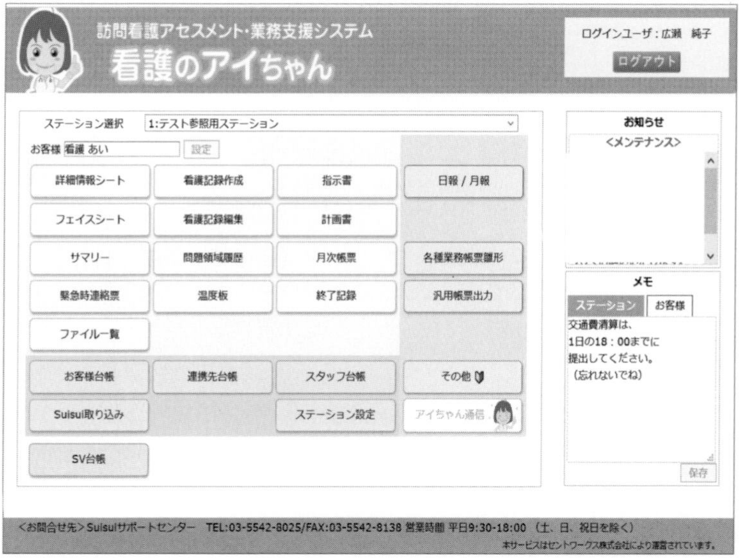

フローチャートの活用と標準看護計画

「看護のアイちゃん」では，日々の訪問記録の冒頭に『アセスメントフローチャート』を置いています。訪問のたびにアセスメントの思考を確認することにより，モニタリングと同時に，知らず知らずのうちに臨床推論を解くトレーニングをしていることになるのです。

また，「コメント機能」として，患者さんの判断の基準やコツを登録する場所も設けています。これにより，シンプルなフローチャートでありながらも，すべての方にカスタマイズされた判断フローへつくり込むことが可能となったのです（図2）。

図2

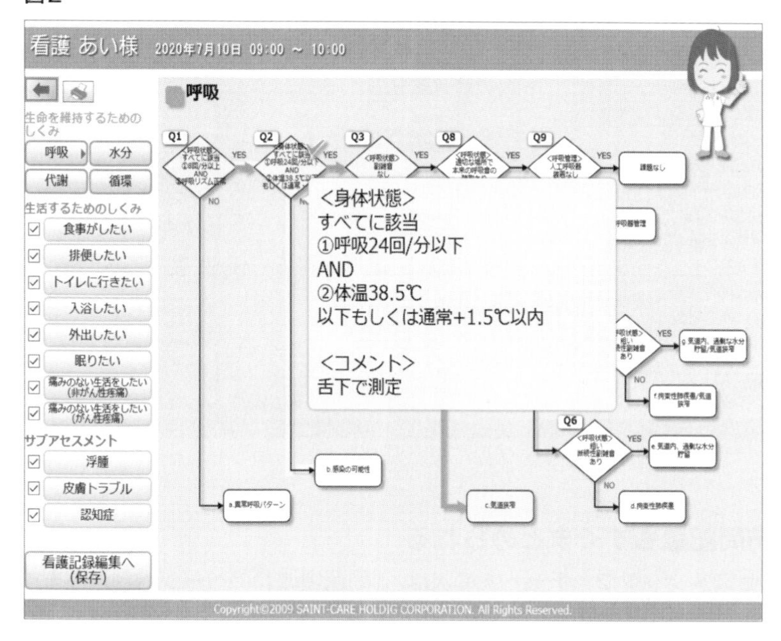

さらに設問を進め問題領域を確定すると，標準的な看護計画（プロトコル）が紐づいています。後にこの内容が訪問看護計画書に連動，すなわち，日々のアセスメント内容が反映された看護計画書（雛形）が，自動で作成できるということなのです（計画立案の際には，この雛形に文言の修正・追記を行い完成させます）（図3）。

図3

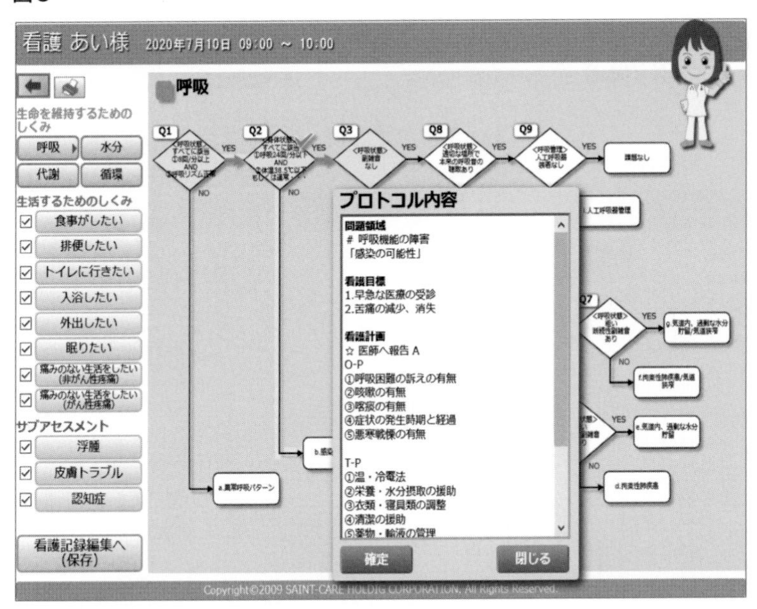

》訪問記録もすぐまとめられる

アセスメントフローチャートの次は，「問題領域」のページへと進みます。

ここは頭の中の下書きページ。フローチャートで選択した判断材料・提案内容・反応などの情報を，言語化するページです。ベテランの方ほど『面倒くさい』と抵抗が強い部分ですが，言葉にしなければ頭の中の情報は伝わりません。

また，言語化することが習慣になると，他者への提案や報告が驚くほどスムーズになるという大きな特典もついてくるのです（さらには結果が出やすくなるので，スタッフのモチベーションアップにも効果的！）。

そして，画面右上の「前回記録参照」をクリックすると，前回の記録を同画面上で参照できるという機能も搭載しています（図4）。

図4

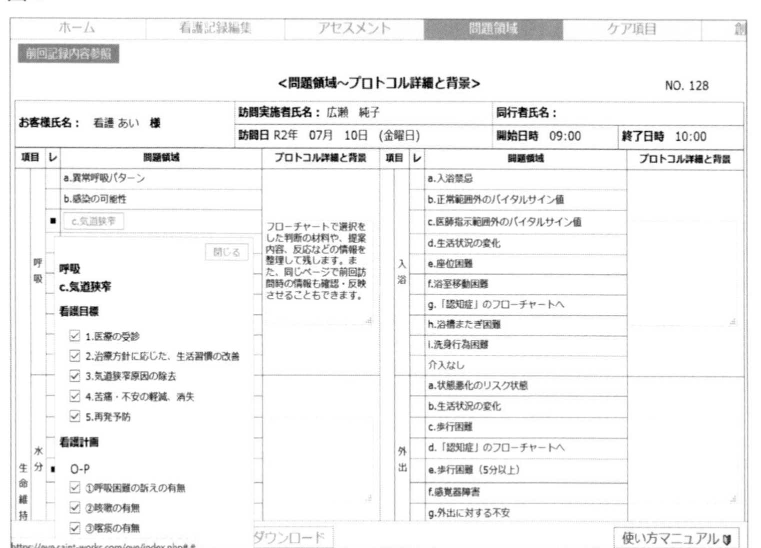

最後に，「ケア項目」のページでバイタルサインや行ったケア項目，さらには今回の訪問時のトピックス（問題領域のページに入力した文章からコピー＆ペーストがお勧めです），連携・連絡事項を入力すると，訪問記録が完成します（1回の訪問記録時間は約5分）（図5）。

なお，システムの便利機能として，トピックス情報とバイタルサインの上限値と下限値を訪問看護報告書に，トピックス，連携，連絡事項を日報・月報に連動，フェイスシートはサマリーへ連動など，業務の流れに沿った機能が満載です。また，写真取り込み機能やメモ機能など，タブレットを意識した機能も付いています。

図5

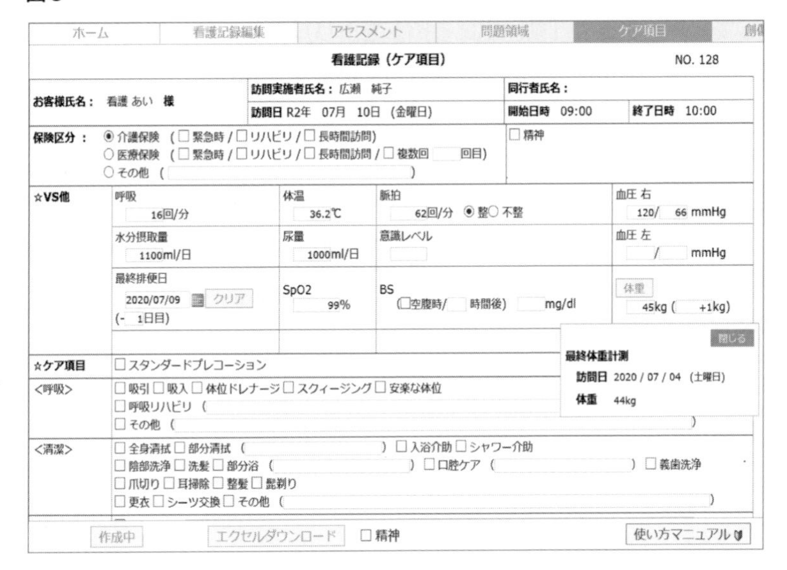

》アセスメントは看護の財産

「看護のアイちゃん」は，『看護の場にいた「私」が考えたことは，自身で責任をもって言語化する。同様の内容を複数個所に写すという作業は，システムで行う』という視点でつくられたソフトなのです。

「毎回アセスメントをするなんて手間がかかる！」という声を耳にすることもありますが，実は皆さん必ずアセスメントをしています（と，信じています）。どんなに状態が落ち着いている方であっても，生活状況を聞き，バイタルサイン測定をしているのではないでしょうか。そのとき，頭の中で考えていること，それがアセスメントです。

アセスメントは看護の財産。せっかくの財産を，しっかり伝わる形で残すお手伝いを「看護のアイちゃん」ができればと考えています。手を動かすだけの処置屋さん看護師でも，観察したことを伝えるだけの報告屋さん看護師でもない，アセスメントをして提案ができるプロの看護師が増えることを心から願っています。

索引

著者紹介

山内豊明（やまうちとよあき） 【第1章・第2章】

放送大学大学院文化科学研究科生活健康科学教授
名古屋大学名誉教授
1985年新潟大学医学部医学科卒業，1991年同大学博士課程修了，医学博士。内科医・神経内科医として臨床経験後，カリフォルニア大学医学部勤務。1996年ペース大学看護学部卒業，1997年同大学院看護学修士課程修了，同年米国ナースプラクティショナー免許取得，1998年，ケース・ウェスタン・リザーブ大学看護学部大学院博士課程修了，看護学博士。2002年より名古屋大学大学院医学系研究科基礎・臨床看護学講座教授。2018年より現職。主な著書に『フィジカルアセスメントハンドブック―目と手と耳でここまでわかる』（医学書院，2005年）など多数。

広瀬純子（ひろせじゅんこ） 【第2章・付録】

セントワークス株式会社営業部課長　看護師
昭和大学病院病棟看護師として看護師人生をスタート。その後，「もっと人に深くかかわりたい」という想いから訪問看護の門をたたく（現・セントケアグループ）。10年の現場経験の後，「看護のアイちゃん　プロジェクト」の一員に抜擢。現場の熱い情熱を随所に盛り込んだソフトをつくり上げた。現在は，「看護のアイちゃん」関連の仕事を一手に引き受け（営業・導入・サポート・セミナー講師・システム開発助言etc.），全国を飛び回っている。

訪問看護アセスメント・ハンドブック

Yes

2020年9月20日　初版発行
2024年3月30日　初版第3刷発行

著　者　山内豊明・広瀬純子

発行者　荘村明彦

発行所　中央法規出版株式会社
〒110-0016東京都台東区台東3-29-1　中央法規ビル
TEL 03-6387-3196
https://www.chuohoki.co.jp/

編集協力　山田千夏・茂木登志子
装幀・本文デザイン　mg-okada
本文イラスト　イオジン（小牧良次）
印刷・製本　永和印刷株式会社

ISBN　978-4-8058-8206-1
定価はカバーに表示してあります
落丁本・乱丁本はお取り替えいたします

本書の内容に関するご質問については，下記URLから「お問い合わせフォーム」にご入力いただきますようお願いいたします。
https://www.chuohoki.co.jp/contact/